看取りケア
プラクティス×エビデンス

編集 宮下 光令・林 ゑり子

今日から活かせる72のエッセンス

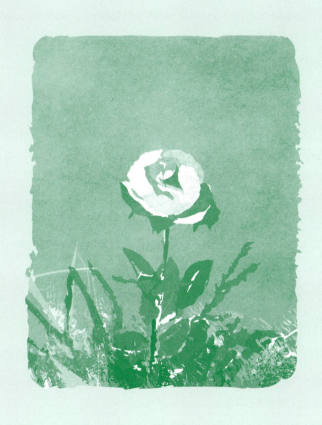

南江堂

● 執筆者一覧 ●●●

〈編　集〉
　宮下　　光令　　東北大学大学院医学系研究科保健学専攻緩和ケア看護学分野　教授
　林　　ゑり子　　藤沢湘南台病院看護部／がん看護専門看護師

〈執　筆〉（執筆順）
　宮下　　光令　　東北大学大学院医学系研究科保健学専攻緩和ケア看護学分野　教授
　宇野　さつき　　医療法人社団新国内科病院看護部／がん看護専門看護師
　林　　ゑり子　　藤沢湘南台病院看護部／がん看護専門看護師
　髙田　弥寿子　　国立循環器病研究センター看護部／急性・重症患者看護専門看護師
　齋藤　　　凡　　東京大学医学部附属病院看護部
　宮下　　真子　　東北文化学園大学医療福祉学部看護学科老年看護学領域　講師
　霜山　　　真　　宮城大学看護学群看護学類成熟期看護学系　助教
　長谷川美智子　　京都民医連中央病院看護部／老人看護専門看護師
　木下　　里美　　関東学院大学看護学部　教授
　名古屋　祐子　　宮城県立こども病院看護部／小児看護専門看護師
　小林　　光恵　　エンゼルメイク研究会　代表
　廣瀬　　寛子　　戸田中央総合病院カウンセリング室
　關本　　翌子　　国立がん研究センター東病院看護部　副看護部長／がん性疼痛看護認定看護師
　南口　　陽子　　大阪大学大学院医学系研究科保健学専攻がん教育研究センター　特任助教／
　　　　　　　　　がん看護専門看護師
　荒尾　　晴惠　　大阪大学大学院医学系研究科保健学専攻　教授
　黒澤　　亮子　　東邦大学医療センター大森病院看護部／がん看護専門看護師
　近藤　めぐみ　　京都大学大学院医学研究科人間健康科学系専攻緩和ケア・老年看護学分野
　髙尾　　鮎美　　JCHO大阪病院看護部／がん看護専門看護師
　浅海　くるみ　　東邦大学看護学部がん看護学研究室　非常勤研究生
　清水　　陽一　　東北大学大学院医学系研究科保健学専攻緩和ケア看護学　博士後期課程
　　　　　　　　　国立がん研究センター中央病院看護部／がん看護専門看護師
　柏木　　夕香　　新潟県立がんセンター新潟病院緩和ケアセンター／がん看護専門看護師
　山下　　亮子　　大阪大学大学院医学系研究科保健学専攻　招へい研究員
　山本　　瀬奈　　博愛会　相良病院看護部・臨床研究センター
　加藤　　裕規　　京都大学大学院医学研究科人間健康科学系専攻緩和ケア・老年看護学分野
　前滝　　栄子　　京都大学医学部附属病院看護部／がん看護専門看護師
　平野　　和恵　　がん研有明病院緩和ケアセンター医療連携部／緩和ケア認定看護師

北得　美佐子	関西医療大学保健看護学部保健看護学科　准教授
風間　郁子	筑波大学附属病院看護部／がん看護専門看護師
波多江　優	ＪＡ神奈川県厚生連相模原協同病院患者総合・がん相談支援センター／がん看護専門看護師
松村　優子	京都市立病院看護部／がん看護専門看護師
青山　真帆	東北大学大学院医学系研究科保健学専攻緩和ケア看護学分野　助教
牟田　理恵子	筑波大学大学院人間総合科学研究科看護科学専攻
本間　織重	昭和大学病院看護部／がん看護専門看護師
縄井　一美	ＪＡ神奈川県厚生連相模原協同病院医療技術部　臨床心理士

序 文

「看取りのケアの根拠？ エビデンス？ 看取りのケアは個別性が一番大事なのでは？」「でも，看取りでは日々悩むことが多いので，もし，しっかりとした根拠があるなら知りたいな」このような動機で本書を手にされた方も多いのではないかと思います．多くの臨床の人に伝えたい！という気持ちで本書の企画は始まりました．その頃，たまたま，看護師が疑問を投書するネット上の掲示板のようなサイトで「私の病棟では死が近くなると血圧を維持するために下肢挙上するのですが，意味はあるのでしょうか？」という質問を見ました．若い方は知らないかもしれませんが，私が臨床に出ていた 20 年前では日常的に行われている病院も少なくなく，私も日々，せっせと下肢を挙上していました．「さすがにいまどきはないだろう」と思っていたのですが，このことを SNS に挙げたところ，「うちの病院でもたまに見ます」と有名な大学病院の方も含めて反応があり，驚きました．看護の世界には神話か都市伝説のようなケアが口伝されており，根拠ある看取りのケアを解説する本が必要と再認識した次第です（この質問に関しては 193 ページ参照）．

では，神話や都市伝説と思しきケアはすべて正しくないのでしょうか？ 経験豊富な看護師が「この患者さんは鼻が尖ってきたから，もう数日で亡くなるかもしれない」と言っているのを聞いたことはありますか？ ときどき聞いた話です．当時の私には今ひとつピンと来ませんでしたが，最近の海外の研究で「あと数日である」ことを非常に正確に予測する指標のひとつが「ほうれい線が垂れてくる」ことであるという研究成果が発表されました（7〜8 ページ Hui の論文参照）．ほうれい線が垂れると相対的に鼻が高くみえますので，それが「鼻が尖ってくる」と表現されたのかもしれません．まだエビデンスという言葉すら普及していない時期の先輩看護師の観察力の鋭さに感嘆しました．

言うまでもなく看取り期のケアは個別性を重視すべきアートという側面が強いと思います．しかし，様々な研究から，エビデンス，個々の看護行為の裏づけとなる根拠や科学的研究成果もどんどん発表されています．本書はこのエビデンスとアートを結び付け，「今日からの臨床に活かせる実践（プラクティス）」の道しるべを提供することを目的に企画しました．主にエビデンス面は遺族調査などを専門に研究している宮下が，プラクティス面はがん看護専門看護師として臨床経験が豊富な林が担当しました．また，各セクションではすでによく知られていることをまとめるのではなく，徹底的に国内外の研究を調べ最新のエビデンスを掲載するために，若手の研究者・臨床家を中心に執筆を依頼しました．

臨床における看取りのケアでは，エビデンスだけではなく，目の前の患者さんにそれをどう適用するか，患者さん，ご家族にどのように実践するかが重要となるため，本書では第 1 部「看取りのケアのキホン（基本編）」で基本となる知識や考え方を解説したうえで，第 2 部「実践！ 看取りケア（応用編）」で臨床で頻繁に遭遇しうる個々の場面において，「根拠と研究のエビデンス」「ケアのポイント」を解説しています．「ケアのポイント」では患者の個別性に対応できるよう，「ケアの選択肢」をできるだけ多く掲載することにしました．個々のケアのポイントはそれほど

目新しいものではありませんが，それが根拠や研究のエビデンスに基づいたものであることを知ることによって，自信をもってケアを実践できることを期待しています．

　本書は現時点での「最先端のエビデンス」を集めたつもりですが，まだエビデンスに乏しい領域もあり，今後の研究の発展によって修正が必要になる項目も出てくると思います．また，読者の方から「臨床現場ではこのようなことで困っているが，エビデンスはどうなのか？」などとお知らせいただければ，エビデンスを調べ，必要なら新しく研究を行い，本書の改訂版を出すことを夢見ております．本書が看取りのケアの臨床で日々悩みつつも患者さん，ご家族のため頑張っている看護師の方々への道しるべのひとつとなることを祈っています．

2018年1月

宮下　光令
林　ゑり子

目　次

【第1部】看取りのケアのキホン（基本編）

第Ⅰ章．看取りのケア　〜基礎の基礎〜 …………………………3
1. 看取りのケアの基礎知識 ………………………宮下　光令 ……3
2. 家族へのケアの基礎知識 ………………………宮下　光令 ……14
3. 患者・家族とともに行う看取りのケア　〜よりよい看取りをめざして〜
　　…………………………………………………宇野　さつき ……19

第Ⅱ章．症状コントロール　〜患者の苦痛を緩和する〜 …………………29
1. 疼痛 ……………………………………………林　ゑり子 ……29
2. 呼吸困難 ………………………………………林　ゑり子 ……34
3. 消化器症状 ……………………………………林　ゑり子 ……41
4. せん妄 …………………………………………林　ゑり子 ……46
5. 苦痛緩和のための鎮静 ………………………林　ゑり子 ……50

第Ⅲ章．疾患別にみる看取り期の特性 …………………………53
1. がん ……………………………………………林　ゑり子 ……53
2. 心不全 …………………………………………髙田　弥寿子 ……57
3. 腎不全 …………………………………………齋藤　凡 ……60
4. 神経疾患（ALS，パーキンソン病，脳卒中） …宮下　真子 ……63
5. COPD …………………………………………霜山　真 ……66
6. 認知症 …………………………………………長谷川　美智子 ……69
7. ICU/救急（急性期の看取り） …………………木下　里美 ……72
8. 小児疾患（子どもの看取り） …………………名古屋　祐子 ……75

第Ⅳ章．死亡後の処置，整容　〜お別れ支度のお手伝い〜 ……………79
1. 死亡後の経時的身体変化と扱い方 ……………小林　光恵 ……79
2. 死亡後の処置（エンゼルケア） ………………小林　光恵 ……84
3. エンゼルメイク（身だしなみの整え） ………小林　光恵 ……89
4. 家族への声かけとかかわり方 …………………小林　光恵 ……93

第Ⅴ章．家族のグリーフ　〜お別れ支度のお手伝い〜 ………………97
1. 悲嘆と遺族の心理過程 ………………………広瀬　寛子 ……98

目次

 2. 遺族会，手紙（遺族に向けた手紙），遺族訪問，地域のリソース ……**広瀬 寛子**……103

第Ⅵ章. デスカンファレンス ～看護師のグリーフ～ ……109
 1. デスカンファレンスの意義 ……**關本 翌子**……109
 2. デスカンファレンスの進め方 ……**關本 翌子**……111
 3. デスカンファレンスの実際 ……**關本 翌子**……116
 4. 看護師のグリーフ ……**關本 翌子**……122

【第2部】実践！ 看取りケア（応用編）

第Ⅰ章. 看取りに向けたケア ……129
①からだの変化 ……129
 1. 食べられない患者にできるケアは？ ……**南口 陽子，荒尾 晴惠**……129
 2. 大量腹水の患者にできるケアは？ ……**黒澤 亮子**……134
 3. 脱水は苦痛なのか？ ……**近藤 めぐみ**……137
 4. 顔のうっ血がある患者のケアは？ ……**髙尾 鮎美**……140
 5. 脆弱化した皮膚のケアは？ ……**浅海 くるみ**……144
 6. 死前喘鳴に吸引は有効か？ ……**清水 陽一**……148
 7. 目の乾燥のケアは？ ……**柏木 夕香**……153
 8. 口渇・口腔乾燥に有用なケアは？ ……**近藤 めぐみ**……156
 9. 聴覚は最後まで残るのか？ ……**山下 亮子**……160
 10. お迎え現象はどれくらいの患者が経験するのか？ ……**宮下 光令**……163

②治療やケア ……167
 1. 体位変換はルーティンで必要か？ ……**近藤 めぐみ**……167
 2. 輸液は絞るべきか？ ……**山本 瀬奈，荒尾 晴惠**……170
 3. 入浴はできるのか？ ……**髙尾 鮎美**……174
 4. 血管に点滴の針が入らないときは？ ……**加藤 裕規**……177
 5. 鎮静は寿命を縮めるか？ 安楽死なのか？ ……**山本 瀬奈，荒尾 晴惠**……181
 6. 臨死期の心電図モニターは必要か？ ……**南口 陽子，荒尾 晴惠**……185
 7. 臨死期の排泄ケアは？ ……**加藤 裕規**……190
 8. 血圧維持のための足上げの効果はあるのか？ ……**清水 陽一**……193
 9. 介護施設の看取りの特殊性は？ ……**加藤 裕規**……197

③家族ケア ……201
 1. せん妄に対して家族が求めるケアは？ ……**浅海 くるみ**……201

2. 看取りが近いにもかかわらず付き添いを離れたいという家族への対応は？
　　　　　　　　　　　　　　　　　　　　　　　　　　　　　　　前滝　栄子……206
　3. 家族内の葛藤・衝突がある場合，どう対応するか？……………前滝　栄子……210

第Ⅱ章. 死亡時の対応と死亡確認……………………………………………………213
　1. 心肺蘇生時には家族が立ち会うべきか？……………………………木下　里美……213
　2. 死亡時の立会と死亡確認は？…………………………………………浅海　くるみ……216
　3. 自宅で急変して亡くなった！　救急車を呼んではいけない？……平野　和恵……219
　4. 死亡確認時に気をつけることは？……………………………………平野　和恵……223
　5. お別れの時間を確保していますか？　～すぐにエンゼルケアを始めるべきか～
　　　　　　　　　　　　　　　　　　　　　　　　　　　　　　　林　ゑり子……226

第Ⅲ章. 死後処置（エンゼルケア）………………………………………………231
　1. 湯かんを行う場合の考え方は？………………………………………北得　美佐子……231
　2. ご遺体のかたちを整える………………………………………………山下　亮子……235
　3. 詰め物は有効か？………………………………………………………清水　陽一……239
　4. 排便・排尿の対応は？…………………………………………………風間　郁子……243
　5. ルート抜去部の変色に対する対応は？………………………………柏木　夕香……246
　6. 死亡退院時の服装は？…………………………………………………波多江　優……249
　7. 死後処置は家族といっしょにするべきか？…………………………松村　優子……253

第Ⅳ章. グリーフケア…………………………………………………………………259
　1. 遺族が一番つらい時期っていつごろ？………………………………青山　真帆……259
　2. 一般病棟でもできるグリーフケアは？………………………………青山　真帆……262
　3. 遺族へのよいお手紙，悪いお手紙とは？……………………………牟田　理恵子……265
　4. 遺族が求めるよい遺族会とは？………………………………………牟田　理恵子……269
　5. 「気になるな」と思ったご遺族にどうアプローチするか？…………青山　真帆……274

第Ⅴ章. デスカンファレンス　～看護師への支援～………………………277
　1. 意見が出ないときは？…………………………………………………黒澤　亮子……277
　2. ショックを受けている新人への支援は？……………………………髙尾　鮎美……280
　3. カンファ中に受け持ち看護師が泣き出したら？……………………髙尾　鮎美……283
　4. すべてを解説したがる医師にどう対応する？………………………木下　里美……286
　5. 自死例にどう対応する？………………………………………………松村　優子……289
　6. 看護師の不調　誰にどうアドバイスをもらう？……………………本間　織重……293
　7. 看護師が精神科を受診すべきときとは？………………縄井　一美，波多江　優……296

索引………………………………………………………………………………………………299

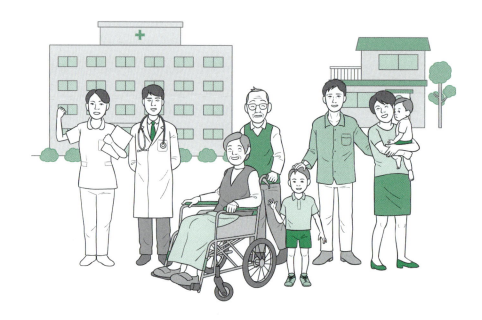

第1部
看取りのケアのキホン（基本編）

I. 看取りのケア　〜基礎の基礎〜

1. 看取りケアの基礎知識

Essence 01

- 本書では原則としてがん患者の死亡前2週間〜死亡時（看取り期，臨死期），および死別後の患者・家族へのケアに焦点を当てる．
- 看取り期のケアの考え方は苦痛の緩和とそれまで行ってきた治療やケアの修正，家族ケアが主である．さらに死別後の悲嘆や遺族ケアにも配慮する．
- 看取り期における看護師の役割は「患者に対する身体症状，精神症状を含めた全人的な苦痛のアセスメントとケア」と「家族への説明とケア」である．

看取り期

看取り期のケアに関しては「緩和ケア」「ターミナルケア（終末期ケア）」「ホスピスケア」「エンドオブライフケア」などの言葉が従来，用いられてきた（表1）[1]．緩和ケアの一番の特徴は，

表1　緩和ケアと類似する言葉の整理

	ターミナルケア（終末期ケア）	ホスピスケア	緩和ケア	サポーティブケア（支持療法）	エンドオブライフケア
ポイント	効果がなく苦痛を与えるだけの延命治療を中止し，人間らしく死を迎えることを支える	全人的なケアを行う（その人の身体的・精神的・社会的側面などを総合的に捉えてケアを行う）	病気の進行度には関係なく，その人の苦痛を和らげることに焦点を当てる	治療に伴う副作用を軽減する	人生を完成させる時期に，よりよく生きることを支える
対象疾患	疾患によらない	日本ではがんを中心に発展（国際的にはがん以外でも適用される）	日本ではがんを中心に発展（国際的にはがん以外でも適用される）	主にがん	疾患によらない
対象年齢	やや高齢者を対象にすることが多い	年齢によらない	年齢によらない	年齢によらない	高齢者を対象とすることが多い
病気の進行度	治癒が望めない時期〜終末期	治癒が望めない時期〜終末期	治療中〜終末期まで（近年では診断時から適用される）	治療中のことが多い	病気だけでなく単に高齢などでも「人生を完成させる時期」と自覚した時期から開始される数年単位で捉えられることも多い

注）左からよく使われるようになった年代の順に並べた．それぞれの説明はわかりやすさや特徴を重視したため，実際にはそれぞれはここに示したより重なり合う概念である．
（宮下光令．ナーシング・グラフィカ—成人看護学（6）：緩和ケア，第2版，宮下光令（編），メディカ出版，大阪，2016；p.18 [1]より許諾を得て転載）

表2　各ターミナルステージにおける患者と家族のケア

ターミナル ステージ	生命予後	患者に対するケア	家族に対するケア
ターミナル前期	6～1ヵ月	○痛みのコントロール ○その他の症状緩和 ○緩和治療 ○精神的に支える ○身辺整理への配慮	○病名告知に関する悩みへのケア ○高齢者や子どもへの病名 ○告知および病名説明 ○死の受容への援助
ターミナル中期	数週間後	○コルチコステロイドの使用 ○高カロリー輸液の中止 ○日常生活の援助 ○霊的苦痛への援助	○予期悲嘆への配慮 ○延命と苦痛緩和の葛藤への配慮
ターミナル後期	数日	○安楽ポジションの工夫 ○持続皮下注入 ○混乱への対応 ○鎮静の考慮	○看病疲れへの配慮 ○蘇生術についての話し合い
死亡直前期	数時間	○人権を持った人として接する ○死前喘鳴への対応 ○非言語的コミュニケーション	○死亡直前の症状の説明 ○家族にできることを伝える ○聴覚は残ることを伝える

(恒藤　暁．最新緩和医療学，最新医学社，大阪，1999 [3]) より引用)

身体的苦痛，精神的苦痛や社会的苦痛，スピリチュアルペインなどの全人的苦痛の緩和に焦点を当てることであり，近年では緩和ケアは抗がん治療中の早期段階から適応され，死別後の家族を支えるケアまで含む広い概念として定義されている [2]．緩和ケアは多職種によるチームで行われることも特徴のひとつである．

　一方，終末期ケアとはターミナルケアとも呼ばれ，治療が望めない時期から死亡時または死別後までのケアを指すことが多い．歴史的には終末期ケアは効果がなく苦痛を与えるだけの延命治療を中止し，人間らしい尊厳のある死を迎えることを支えることを目的として発展した．表2はターミナル期を4つの時期に分けて家族に患者・家族に対するケアの焦点を整理したものである [3]．近年ではエンドオブライフケアという言葉も用いられており，使用される状況で若干の違いがあるものの，老年期から死亡までの長い期間を指す場合も多い．

　本書では原則としてがん患者の死亡前2週間～死亡時，および死別後の患者・家族へのケアに焦点を当てる．この時期は看取り期もしくは臨死期といわれることが多く，患者は徐々に食事や日常生活が以前のようにできなくなり，意識状態や認知機能の低下がみられることも多い．前述のターミナル中期以降の時期であるが，ケアの焦点は延命治療の中止だけでなく，苦痛の緩和をはじめとした全人的なケアも含むため，本書の扱う範囲は死亡前2週間～死別後までの緩和ケアあるいは終末期ケアであり，より死に近い時期として看取り期（臨死期）という言葉を用いる．

看取り期における患者の心身の変化，死の徴候，予後の予測

　死亡前までの心身の状態の変化はその原因となる疾患や状態によって異なることが知られており，がんは比較的，看取り期までは日常生活を通常どおり行えていることが多い疾患といわ

表3 看取り期にみられる徴候（OPCARE9 プロジェクトより）

死が近づいていることを示す徴候
- ほぼ寝たきりの状態，または起き上がることが非常に困難
- 非常に衰弱している
- 食べたり飲んだりできなくなる
- 嚥下が難しくなる
- 眠っていることが多くなる

数日〜数時間以内に亡くなる可能性を示す徴候
- 末梢から皮膚が冷たくなる
- 皮膚が冷たくじっとりしている
- 四肢末梢の皮膚や口唇にチアノーゼが出現する
- 尿量が減る
- 意識レベルが低下していく
- 喘鳴が聞こえる
- 呼吸のパターンが不規則になる（チェーン・ストークス呼吸など）
- 顔色が青白くなる
- 顔面の筋肉が弛緩し，鼻がより際立つようになる

（森田達也，白土明美．死亡直前と看取りのエビデンス，医学書院，東京，2015: p.4 [5] より許諾を得て転載）

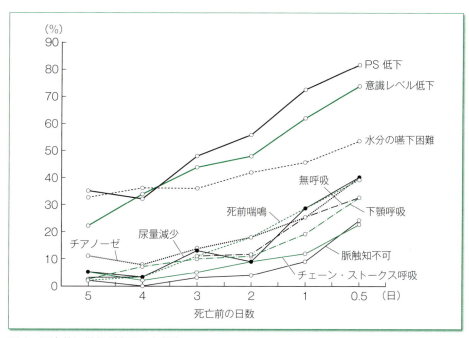

図1 死亡前に徴候が出現した頻度
PS：performance status
（文献5, 6を参考に著者作成）

れている．

　表3はOPCARE9プロジェクトという国際的なプロジェクトで死が迫っていることを示す徴候の専門家の合意による類型化を試みたものである[4,5]．一般的に経口摂取が困難になり，意識レベルが低下してくると「あと数日かな」と感じるであろう．それに呼吸状態や全身状態の不可逆的な悪化を伴うことが多い．図1はHuiらによって米国とブラジルの緩和ケア病棟で死亡前

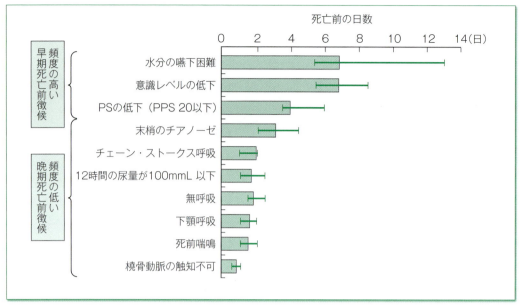

図2 死の徴候が出現してから死亡までの日数
（森田達也，白土明美．死亡直前と看取りのエビデンス．医学書院，東京，2015: p.10 [5]）より許諾を得て転載・一部改変）

の患者の状態を毎日看護師が記録した前向き研究の結果である[5,6]．のちに解説する日本の緩和ケア病棟のデータはカルテの記録を用いた後ろ向き研究なので，こちらのほうが正確性は高いと考えられる．図1から看取り期の徴候はPS (performance status) の低下，意識レベルの低下，水分の嚥下困難など，比較的多くの患者に共通して起こる徴候と必ずしも多くの患者に共通していない徴候に分けられることがわかる．また，このなかでも，死前喘鳴，下顎呼吸，チアノーゼ，橈骨動脈の触知不能などは死亡前1日程度から割合が急上昇し，「そろそろかな」といつ亡くなっても不思議ではないことを示す徴候である．図2は日本の緩和ケア病棟のデータに基づく，死の徴候が出現してから死亡までの日数であり，図1とほぼ同様の傾向にある．これらは家族や大切な人を患者に付き添ってもらうタイミングを考えるうえでも重要である．

　近年，国内外で看取り期に正確に予後を予測する研究が発展してきた．看取り期の予後の予測は患者に対する治療やケアの変更を判断する情報となるだけでなく，家族に対してこれからどのようなことが起こりうるかを説明したり，会いたい人に会っておいてもらう，家族にできるだけ付き添ってもらうなどの家族ケアの側面からも重要である．表4は緩和ケア領域で全身状態を評価するためのスケールであるPPS (Palliative Performance Scale) と呼ばれるものである．がん医療ではECOGのPerformance Scaleという0〜4の5段階のスケールが用いられることが多いが，看取り期のADLや全身状態の評価には10段階のPPSのほうが適切と考えられ，ADLという側面からある程度予後を判断する基準となりうる．

　表5は簡易的な予後予測スケールであるPPI (Palliative Prognostic Index) である．PPIは日本で開発されて海外でもその有用性が高く評価されている．前述のPPSを用いつつ，表にあるような得点ルールで合計点を算出し，日本の緩和ケア病棟におけるデータでは6点以上の場合に

表4 PPS (Palliative Performance Scale)

%	起居	活動と症状	ADL	経口摂取	意識レベル
100	100%起居している	正常の活動が可能 症状なし	自立	正常	清明
90	100%起居している	正常の活動が可能 いくらかの症状あり	自立	正常	清明
80	100%起居している	いくらかの症状はあるが、努力すれば正常の活動が可能	自立	正常	清明
70	ほとんど起居している	何らかの症状があり通常の仕事や業務が困難	自立	正常または減少	清明
60	ほとんど起居している	明らかな症状があり趣味や家事を行うことが困難	時に介助	正常または減少	清明または混乱
50	ほとんど坐位か横たわっている		しばしば介助	正常または減少	清明または混乱
40	ほとんど臥床	著明な症状がありどんな仕事もすることが困難	ほとんど介助	正常または減少	清明または混乱または傾眠
30	ほとんど臥床	著明な症状がありどんな仕事もすることが困難	全介助	減少	清明または混乱または傾眠
20	常に臥床	著明な症状がありどんな仕事もすることが困難	全介助	数口以下	清明または混乱または傾眠
10	常に臥床		全介助	マウスケアのみ	傾眠または昏睡

(Anderson F et al. J Palliat Care 1996; 12: 5-11 より引用)

表5 予後予測スケール PPI (Palliative Prognostic Index)

項目	選択肢	得点
PPS (Palliative Performance Scale)	10〜20	4.0
	30〜50	2.5
	60以上	0
経口摂取量*	著明に減少(数口以下)	2.5
	中程度減少(減少しているが数口よりは多い)	1.0
	正常	0
浮腫	あり(両側性)	1.0
	なし	0
安静時の呼吸困難 (酸素吸入の有無は問わない)	あり	3.5
	なし	0
せん妄	あり(原因が薬剤単独のものは含めない)	4.0
	なし	0

*：消化管閉塞のために高カロリー輸液を受けている場合は0点とする.
(Morita T et al. Support Care Cancer 1999; 7: 128-133 [7] より引用)

3週間以内での死亡を感度83%,特異度85%という高い性能で予測した[8].緩和ケア病棟というセッティングを考えると,一般病棟などでは若干性能は落ちるかもしれないが,簡便性などの利点が多く,「おおよその時期を知るための」臨床での利用には優れていると考えられる.

図3は前述のHuiらの研究に基づいて作成されたアルゴリズムである.個々の%は,それぞ

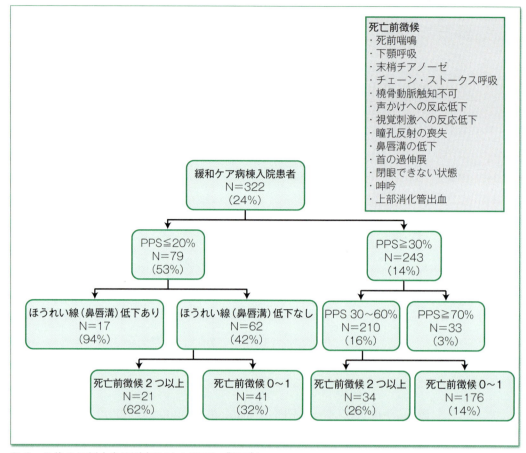

図3 予後3日以内を予測するHuiのアルゴリズム
　個々の%は，それぞれの状態のときに3日以内に死亡する確率を示しており，たとえば一番上の「緩和ケア病棟入院患者」は（調査の対象になった）緩和ケア病棟に入院した時点で3日以内に死亡する確率は24%であり，そのうち，PPSが20以下の場合に3日以内に死亡する確率は53%，また，PPS 20以下，かつ，ほうれい線の低下が観察された場合には3日以内に死亡する確率が94%になるという意味である．
　ほうれい線の低下が観察されない場合でも，死亡前徴候が2つ以上あれば，62%が3日以内に死亡するというアルゴリズムである．
（Hui D et al. Cancer 2015; 121: 3914-3921 [8] より引用）

れの状態のときに3日以内に死亡する確率を示しており（図の脚注参照），ほうれい線（鼻唇溝）の低下とPPIによって簡単に予測できることが特徴である．また，これらに死亡前徴候の数を加えることによって，さらに精度が高い予測ができる．

　そのほかにも日本で行われたJ-Proval研究という国内外の大規模予後予測コホート研究に基づく推奨度が高い予後予測指標が開発されている [9]．

看取り期のケアの基本的な考え方

　これまで終末期ケアの基本的な考え方および看取り期の徴候について述べてきた．本項では看取り期におけるケアの基本的な考え方について述べる．看取り期のケアの考え方は苦痛の緩

```
┌─────────────────────────────────────────────────────────────┐
│ ■評価：以下の項目を目安とし，生命予後が1週間前後と予測される │
│   ① 寝たきり状態        ③ ごく少量の水分しか口にできない    │
│   ② 半昏睡／意識低下    ④ 錠剤の内服ができない              │
└─────────────────────────────────────────────────────────────┘
                              ↓
┌─────────────────────────────────────────────────────────────┐
│ ■治療                                                       │
│   ① どこで最期を迎えたいかの再確認                          │
│   ② 不必要な検査や治療の中止                                │
│   ③ 苦痛に備え，あらかじめ症状緩和の臨時指示を確認          │
│   ④ 「死が近づいたときのチェックリスト」による毎日のアセスメントとケア │
│   ⑤ 家族への説明とケア                                      │
└─────────────────────────────────────────────────────────────┘
                              ↓
┌─────────────────────────────────────────────────────────────┐
│ ■死が近づいたときのチェックリスト                           │
│ 患者が安楽である                                             │
│  ・身体症状                                                  │
│    □ 疼 痛       痛みがない                                  │
│    □ 呼吸困難    呼吸困難がない                              │
│    □ 悪心・嘔吐  悪心・嘔吐がない                            │
│    □ 不 穏       不穏がない                                  │
│    □ 気道分泌    気道分泌による呼吸困難がない                │
│  ・日常生活                                                  │
│    □ 排 尿       排便に関して患者が快適である                │
│    □ 排 便       下痢や便秘による苦痛がない                  │
│    □ 体 位       患者が快適な体位で安全である                │
│    □ 投 薬       すべての投薬が安全・正確に行われている      │
│    □ 清 潔       患者の清潔が保たれ，快適である              │
│    □ 口 腔       口腔内が湿潤し，清潔である                  │
│ 家族が病状を理解している                                     │
│    □ 家族の理解  患者の状況・今後の状態変化を理解している    │
│    □ 家族の希望  家族のしてあげたいこと・したいことが達成されている │
└─────────────────────────────────────────────────────────────┘
                              ↓
┌─────────────────────────────────────────────────────────────┐
│ ■治療目標（効果判定期間　1日）                              │
│   患者・家族の意向に沿ったケアが行われている                │
└─────────────────────────────────────────────────────────────┘
```

図4　看取り期のケアの修正のアルゴリズム

（佐藤一樹．ナーシング・グラフィカ―成人看護学(6)：緩和ケア，第2版，宮下光令（編），メディカ出版，大阪，2016：p.241[1] より許諾を得て転載）

和とそれまで行ってきた治療やケアの修正，家族ケアが主である．苦痛の緩和と家族ケアはそれぞれ第1部Ⅱ章，第2部Ⅰ章に記載するので，ここではそれまで行ってきた治療やケアの修正を中心に解説する．看取り期のケアの修正のアルゴリズムを図4に示す[1]．①まず，看取り期であることのアセスメントを行う．②治療を見直す．患者・家族の希望に沿いつつ，たとえば毎週の採血や過度な輸液のような不必要な検査や治療を中止し，苦痛の増加に備えて臨時指

示も確認しておく．バイタルサインの測定も最小限でよい（第2部-Ⅰ章-②-6「臨死期の心電図モニターは必要か？」参照）．経口摂取ができない場合の鎮痛薬をはじめとした薬剤の投与経路の検討も行う．③図4で「死が近づいたときのチェックリスト」とあるものは定期的にアセスメントすべき基本的な症状や日常生活の状態，家族の理解や希望などであるが，治療目標は患者が安楽であることと，患者・家族の意向に沿ったケアが行われることである．そのために②に示したような不必要な治療の中止や修正を行うのである．たとえば，それまでは褥瘡予防のために体位変換が行われていたかもしれないが，看取り期では安楽を目標とした体位変換を行う（またはそれ自体行わない）（第2部-Ⅰ章-②-1「体位変換はルーティンで必要か？」参照）．これらの看取り時のケアの修正および実際にどのようなケアを行うかは看護師にとって最も重要な事項のひとつであり，個々のケアに関しては第2部で詳細に解説する．

延命治療とDNR，AD（Advance Directive），ACP（Advance Care Planning）

　冒頭で終末期ケアは効果がなく苦痛を与えるだけの延命治療を中止し，人間らしい尊厳のある死を迎えることを支えることを目的として発展したと述べた．現在では死亡直前で回復が見込めないがん患者に対する過度な延命治療はほとんど行われなくなってきたが，いまだ現場では判断に迷うことも多い．

　DNR，DNARはそれぞれDo Not（Attempt）Resuscitationの略で，心肺停止時に心肺蘇生やそれに類する患者に苦痛を与えるだけの延命治療を差し控えることである．がんに限らず看取り期にはDNRについて医療者と家族が話し合うことが多い．しかし，死亡直前に話し合ったとしても，家族は憔悴していたり，患者の本来の意思がわからず困ることが多い．そこで，近年ではより早い時期から死亡時に起こることについて話し合っておくために，アドバンス・ディレクティブ（Advance Directive：AD，事前指示）やアドバンス・ケア・プランニング（Advance Care Planning：ACP）という概念が普及してきた．DNRオーダーが心肺蘇生を中心としたものであるのに対し，アドバンス・ディレクティブ（AD：事前指示）は死が近づいたときの治療内容や代理意思決定者を指名しておくことなどを指す．日本ではこのような医師を書面化しておくことをリビングウィルということが多い．

　アドバンス・ケア・プランニング（ACP）はより広い概念で，具体的な治療やケアだけでなく，将来患者が自分で判断することが難しくなった場合のことについて，価値観や考え方などを含め早い時期から話し合っておくことを指す．たとえば，看取り期を自宅で過ごしたいか，自分はどのような価値観を持っているので，それに沿った治療やケアをして欲しいかなどを，患者の意識が明瞭なときから患者の意思を明確にしていくことである．個々の治療やケアをする・しない・中止するという判断は非常に難しく，その患者の価値観を理解する場合は家族にとっても医療者にとっても重要な羅針盤となりうる．また，最近の研究では早い時期からその後に起こりうることについては話し合っておくことが，患者の看取り期のQOLを向上させ，遺族の悲嘆や抑うつなどの精神疾患を減少させることもわかってきた[10～12]．

1. 看取りケアの基礎知識

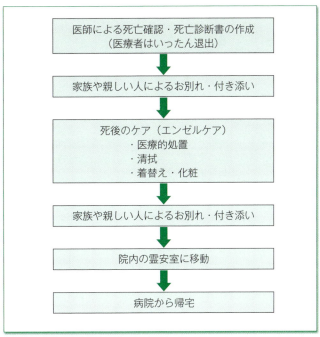

図5 一般的な死亡後の流れ
（佐藤一樹．ナーシング・グラフィカ—成人看護学(6)：緩和ケア，第2版，宮下光令(編)，メディカ出版，大阪，2016：p.251 [1)] より許諾を得て転載）

死亡時の対応

　患者の死亡前後の対応については第2部-Ⅱ章などに示した．死亡時に医師や看護師が同席している必要は必ずしもないが，特に看護師はある程度頻繁に訪室し，家族の不安や心情に配慮したかかわりをするべきである．死亡確認は十分に信頼関係ができており，家族が理解していれば夜間などは必ずしも主治医でなくてもよい場合がある．また，死亡時の付き添いも不安が強く看護師の付き添いを希望する家族もいるため，個々の家族の気持ちに応じた対応が必要になる（第1部-Ⅴ章-2「遺族会，手紙（遺族に向けた手紙），遺族訪問，地域のリソース」参照）．
　一般的な死亡後の流れについて図5に示す．死亡後は患者と家族の十分なお別れの時間をとることが多く，死後処置はそのあとでよい．最近では看護師が死後処置を行わない病院も増えているが，一般的には簡単な死後処置（エンゼルケア）を行ったのちに，霊安室に移動する．死後処置や死別後の家族への対応については他章で述べる（第2部-Ⅲ章，Ⅳ章参照）．

看取りの期における看護師の役割

　看取りが近くなってからの看護師の役割について表6に示す．看護師の役割は「患者に対する身体症状，精神症状を含めた全人的な苦痛のアセスメントとケア」と「家族への説明とケア」に大別される．患者に対する苦痛のアセスメントとケアに関しては，前述の身体的変化や死の徴候などに沿って，痛みなどの諸症状だけでなく，臨死期に特徴的な死前喘鳴や終末期せん妄，

表6 看取りの場での看護師の役割

時期（おおよその目安）	徴候（個人差が大きい）	患者に対する身体症状，精神症状を含めた全人的な苦痛のアセスメントとケア	家族への説明とケア
2週間以上前	○ADLの低下 ○会話の減少 ○食事摂取量の減少 ○倦怠感の増加 ○睡眠時間の増加	○痛みやその他の身体症状の緩和 ○抑うつなどの精神症状の緩和 ○社会的問題・スピリチュアルな苦痛への対応（身辺の整理を含む） ○食の支援 ○日常生活の援助・介助	○患者の病状の説明 ○家族の不安や思いの傾聴，予期悲嘆への対応 ○患者と家族の気持ちの橋渡し ○患者・家族と医療者の気持ちの橋渡し ○希望する死亡場所の確認 ○DNRやACPの確認 ○家族の介護負担への配慮
2週間前〜1週間前	○ADLの更なる低下 ○様々な身体症状の出現，悪化 ○食事量の更なる減少（水分やシャーベットのみなど） ○全身衰弱 ○睡眠時間の増加 ○意識障害（せん妄）の出現	○痛みやその他の身体症状の緩和 ○死への不安・恐怖などのスピリチュアルな苦痛への対応 ○食・経口摂取の支援 ○日常生活の援助・介助 ○せん妄の治療・ケア ○治療・ケアの目標を安楽を重視したものに修正 ○不必要な治療・検査の中止 ○輸液や人工的水分補給の修正 ○マッサージなどの快を重視したケアの実施 ○口腔ケア	○現在および今後起こりうる症状や病態の説明 ○家族の不安や思いの傾聴，予期悲嘆への対応 ○患者と家族の気持ちの橋渡し ○患者・家族と医療者の気持ちの橋渡し ○せん妄に対する説明 ○治療やケアの目標の修正について家族に説明 ○家族のケア参加を促す ○DNRやACPの確認 ○家族の介護負担への配慮
1週間前〜数日	○ADLはほぼ寝たきりに ○全身衰弱の進行 ○意識レベルの低下 ○傾眠傾向 ○血圧低下 ○食事摂取，水分摂取，内服困難 ○意識障害（せん妄）の出現	○痛みやその他の身体症状の緩和 ○食・経口摂取の支援 ○日常生活の援助・介助 ○せん妄の治療・ケア ○治療・ケアの目標を安楽を重視したものに修正 ○不必要な治療・検査の中止 ○輸液や人工的水分補給の修正 ○マッサージなどの快を重視したケアの実施 ○口腔ケア ○鎮静の検討 ○尊厳の保持	○現在および今後起こりうる症状や病態の説明 ○家族の不安や思いの傾聴，予期悲嘆への対応 ○患者・家族と医療者の気持ちの橋渡し ○せん妄に対する説明 ○治療やケアの目標の修正について家族に説明 ○家族のケア参加を促す ○鎮静に関する説明，話し合い ○心電図モニターなどの装着の検討 ○家族の介護負担への配慮
数日〜直前	○意識レベルの低下 ○傾眠，昏睡 ○血圧低下，橈骨動脈触知不能 ○下顎呼吸，無呼吸，チェーン・ストークス呼吸 ○死前喘鳴 ○皮膚が冷たくじっとり ○チアノーゼ ○尿量減少 ○筋肉の弛緩 ○失禁	○尊厳の保持 ○マッサージなどの快を重視したケアの実施 ○口腔ケア ○鎮静時のケア ○死前喘鳴への対応	○現在および今後起こりうる症状や病態の説明 ○家族のケア参加を促す ○聴覚は最期まで残ることを説明し，話しかけることを促す ○患者への付き添い，ほかの親類への連絡などを促す ○家族が求める死亡直前の連絡時期，連絡先などについて相談 ○心電図モニターや医療者の付き添いなども含め，看取り時の家族の希望について確認 ○死亡時の服装などの文化的な違いなどについて確認 ○家族の介護負担への配慮

あるいは通常の治療で緩和が困難な場合の鎮静なども含まれる．もちろん，前述の不必要な検査や治療，あるいは看護ケアの中止や変更も重要である．家族ケアに関しては，死が近づくことで，患者の家族は予期悲嘆を感じるようになる．家族が患者の状況を理解できような情報提供や，ケアに参加できるよう配慮する．この場合に看取りのパンフレット『これからの過ごし方について』の利用や参考にしたケアは有益である（第1部-Ⅰ章-3「患者・家族とともに行う看取りのケア」参照）．看取り期においては，患者も家族も現実的に叶えられない希望を語られることもある．しかし，希望や価値観は人それぞれであり，患者・家族の希望や価値観を受け止めケアを行うことが大切である．本書の看取り期における前述の看護師の役割や具体的なケア，家族への声かけなどについて具体的に示すことである．ここでの記述はこれまでにして，以下の章および第2部に託したい．

文献

1) 宮下光令（編）．ナーシング・グラフィカ―成人看護学(6)：緩和ケア，第2版，メディカ出版，大阪，2016
2) Sepulveda C et al. Palliative Care: the World Health Organization's global perspective. J Pain Symptom Manage 2002; **24**: 91-96
3) 恒藤 暁．最新緩和医療学．最新医学社，大阪，1999
4) Domeisen Benedetti F et al. International palliative care experts' view on phenomena indicating the last hours and days of life. Support Care Cancer 2013; **21**: 1509-1517
5) 森田達也，白土明美．死亡直前と看取りのエビデンス．医学書院，東京，2015
6) Hui D et al. Bedside clinical signs associated with impending death in patients with advanced cancer: preliminary findings of a prospective, longitudinal cohort study. Cancer 2015; **121**: 960-967
7) Morita T et al. The Palliative Prognostic Index: a scoring system for survival prediction of terminally ill cancer patients. Support Care Cancer 1999; **7**: 128-133
8) Hui D et al. A diagnosis model for impending death in cancer patients: preliminary report. Cancer 2015; **121**: 3914-3921
9) Baba M et al. Survival prediction for advanced cancer patients in the real world: a comparison of the Palliative Prognostic Score, Delirium-Palliative Prognostic Score, Palliative Prognostic Index and modified Prognosis in Palliative Care Study predictor model. Eur J Cancer 2015; **51**: 1618-1629
10) Wright AA et al. Associations between end-of-life discussions, patient mental health, medical care near death, and caregiver bereavement adjustment. JAMA 2008; **300**: 1665-1673
11) Mack JW et al. End-of-life discussions, goal attainment, and distress at the end of life: predictors and outcomes of receipt of care consistent with preferences. J Clin Oncol 2010; **28**: 1203-1208
12) Yamaguchi T et al. Effects of end-of-life discussions on the mental health of bereaved family members and quality of patient death and care. J Pain Symptom Manage 2017
13) 榮木実枝．がん看護ビジュアルナーシング（見てできる臨床ケア図鑑）．学研メディカル秀潤社，東京，2015

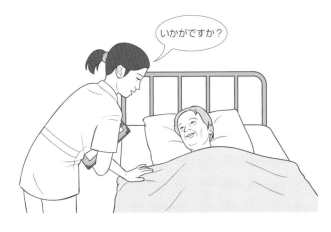

2. 家族へのケアの基礎知識

Essence 02

- 看取り期において家族は多くの影響や困難を抱える．
- 看取り期のケアにおいては患者だけでなく家族がケアの重要な対象となる．
- 看取り期の各場面において，家族の状況やニーズを適切にアセスメントし，ケアにつなげる．

　本書は看取り期における患者ケアおよび家族ケアについて詳細な手引きを与えるものである．個々の場面における家族ケアおよび遺族ケアについては他章や第2部を参照して欲しい．そこで，本項では看取り期の家族ケアに共通する基本的事項について簡略に述べる．
　家族ケアにおいてはまず家族ケアとは何かを理解したうえで，「家族のアセスメント」「家族のニーズの把握」「具体的な家族ケアの実施」「悲嘆と遺族ケア」が重要となる．

家族ケアとは

　看取り期のケアにおいては患者だけでなく家族がケアの重要な対象となる．家族のケアを適切に行うことは，家族の不安や疲労を軽減し患者が安心して看取り期を過ごすことにつながる．また，適切な家族ケアは死別後の強い悲嘆や抑うつなどの精神的な問題の予防にもなりうる．
　日本では家族は本来，血縁関係にあるつながりがある親族を示すことが多かったが，近年は少子高齢化やひとり親家族の増加，非婚化などが進み，必ずしも法律的な婚姻関係や血縁関係によらず，家族として生活している人や血縁より深い関係で結ばれた友人関係も増えている．したがって看護師は，現在の家族のあり方が多様であり，複雑化していることを念頭に置き，患者が家族と認識している対象は誰なのか，愛する人，ともに過ごしたいと思う対象は誰なのかを考え支援していくことが大切である．
　ナイチンゲールが看護の基本的な考え方として「潜在的に対象の持っている生命力が最大限に発揮されるように生活過程を整える」と言ったように，家族ケアも家族が本来持っているセルフケア機能を高めることが重要である．家族に本来備わっているこれらの機能が十分に発揮されていないとき，看護師による援助が必要となる．さらに，多くの家族は愛する患者の死を予期し，大切な人が失われる喪失感を有する．このような家族に対して，看護師は個々の家族の心理状態を十分にアセスメントし，家族関係や家族を取り巻く状況を考えながらケアに取り組む必要がある．

家族アセスメント

　家族のアセスメントに関してはまず家族の状況やその個別性について情報を収集する．家族構成（性別，年齢，職業，居住地，同居別居の状況）や家族構成員の健康状態，経済状況，日常生活状況，キーパーソンや患者の病状の理解の程度，家族間の関係性など，家族に関する基本的な情報を収集する．そして，家族や家族間に起こっている問題の状況や家族のセルフケア能力をアセスメントする．看取り期に家族が受ける影響を表1に示す[1]．看取り期には家族は精神的な影響だけでなく，身体的，家庭生活，家族構成員間の関係性など様々な影響を受ける．これらの影響が，家族や家族間に引き起こしている問題についてアセスメントする．

家族のニーズと家族ケア

　表2に看取り期の家族のニーズと家族ケアについて示す[2]．家族への直接的なケアは家族アセスメントをもとにして，家族の不安や悩みを傾聴すること，家族の気持ちに共感し家族がそのような気持ちになるのは自然であること，家族の思いを吐き出してもらうこと，家族が患者との関係性で何を大切にしているか，家族が医療者や医療行為に何を望んでいるかなどをくみ取ることが重要である．これらの対応は実際の患者の状態や家族の状況によって様々であるが，それは第2部で具体的に記述する．

臨終期の家族ケア

　看取り期および臨終期の家族ケアに関しては前項の表6に示した．日本で行われたJ-HOPE研究という大規模遺族調査に基づく臨終期のケアに関する推奨を表3に示す[1,3]．この研究ではこのなかでも，「患者の安楽を促進する」「家族に対して患者への接し方やケアの仕方を指導する」「医療者の配慮ない会話を避ける」「家族が十分に悲嘆できる時間を確保する」ことが特に重要であると示している．臨終期に意識が低下している場合には一般的に患者の苦痛はほとんどないことや患者に予測される変化などを説明する．その際に患者の聴覚は最期まで保たれていることを説明し，それが望ましいと思われれば声かけを促す．家族にとっては臨終に付き添うことははじめてのことも多いので，たとえば手を握る，からだをさする，などの家族ができるケアについても家族の心理状態や希望をアセスメントしつつ，アドバイスを行うのがよい．患者が死亡したら，家族の労をねぎらったのちに，医療者は退室し患者と家族がゆっくりお別れをする時間を確保する．死後処置（いわゆるエンゼルケア）は死後硬直が始まる2〜3時間後までに行えばよい．

予期悲嘆

　家族は患者が死が近いことを理解したときに，実際に死が訪れる前に強い喪失感をいだき，

表1　看取り期に家族が受ける影響

精神的影響

予期悲嘆	患者の死が近いことを知った家族は，死別後の悲嘆のプロセスと同様の，予期悲嘆の心理過程をたどるといわれる．感情・思考の麻痺の段階→悲しみ・怒り・罪悪感の段階→死別が近いという現実への認知的対処の段階がある．
病状告知に関するストレス	患者より先に病状の説明を受けた家族は，まず患者が本当のことを知りたがっているのかどうかについて考える必要がある．知らせる場合には，伝え方に苦悩し，患者の受ける精神的な打撃を分かち合うという課題がある．知らせない場合には，真実を知らせないことに対する罪の意識に悩み，隠し通すことにエネルギーが必要となる．患者の死後においては，どちらを選択しても，告知に関して後悔の念を抱くことがある．
無力感	患者の苦痛が完全に緩和されない様子を目の当たりにし，傍らにいることしかできない無力感や，もっとほかにできることはなかったのだろうかと自分を責める気持ちを持ち，面会に行きたくても行けなくなる場合もある．
患者の死後の生活に対する不安	経済的な柱を失うことや，患者の果たしていた役割をこなすことなどについて，漠然とした不安が生じることがある．
人生における希求の断念	患者の看取りにより，介護と自分自身の人生の目標実現との間で悩み，それまで積み重ねてきた人生の希求を断念せざるを得ないこともある．
病院という環境から受けるストレス	ほかの患者の遺体が運び出される光景や消毒薬のにおい，医療機器の発する音など，日常生活と遠くかけ離れた病院という環境によって，死に対する恐怖が引き起こされ，ストレスを感じることもある．

身体的影響

予期悲嘆としての身体症状	予期悲嘆の各段階において，動悸，胸が締めつけられるような感じ，嚥下困難，悪心，めまいなどの激しい症状から，胃部不快感，頭痛，食欲不振，不眠，疲労感，倦怠感といった持続的なものまで多様な症状が現れる．
介護による身体的負担	患者の症状が重症化し，日常生活動作が自力で行えなくなったり，昼夜の逆転が生じると，介護量が増加し，家族は夜間の睡眠確保が困難となる．患者が入院している場合には，付き添いと家族自身の日常生活の両立が難しく，疲労が蓄積する．家族構成員がすでに慢性疾患を抱えている場合には，より深刻な問題となる．

家庭生活上の影響

経済的な負担増	医療費や差額ベッド代，交通費などの支出がかさみ，家庭生活の基盤をなす家計が圧迫される．
家族機能の変化	患者がそれまでの役割を果たせないことで，家庭生活を構成していた様々な家族機能が弱体化したり，一時的に失われたりという家庭生活上の変化が生じる．

家族構成員間の関係性への影響

患者とほかの家族構成員との間の葛藤	患者に本当の病状を告知しないことを選択した家族は，患者と正面から向き合えない苦悩や患者との思いの「ずれ」から，無意識のうちに患者とかかわることを避けたいという気持ちを抱くことがある．また，終末期の患者が，痛みや薬の影響で家族にあたったり，それまでと違う行動をとると，病気の影響だと頭では理解していても，元気なころの患者のイメージを無意識に守ろうとすることから，患者と接するのが苦痛になることがある．
ほかの家族構成員間の関係	患者に付き添うなどの主たる介護者である家族構成員と患者との絆が強化されていく一方で，介護者以外の家族構成員は，介護者が患者に注意を向けるあまり，自分との関係が遠く希薄になっていくという不安を感じ，心理的な葛藤が生じることがある．
同居家族と別居家族との関係	離れているからこそ不安に駆られた別居家族が，患者と同居し，常に苦労している主介護者に対して様々な意見や情報を持ち込んだり，その介護を非難したりすることなどから，家族構成員間の関係に重大な葛藤を引き起こすことがある．

家族と周辺社会との関係性への影響

身近な社会との隔絶	家族の生活の中心が看取りに置かれると，友人・知人や近隣との交流の機会を持つことが困難になり，身近な社会との関係が一時的に疎遠になることがある．
医療者との関係の強化	家族は，医療者に治療に関する家族の考えを伝え，話し合う必要があるが，遠慮から十分に話し合えなかったり，医療者の一挙手一投足に敏感になったりすることがある．また，医療者との密接な関係を結ぶプロセスにおいて，心理的な緊張を感じることがある．

（鈴木和子ほか．家族看護学：理論と実践，第4版，日本看護協会出版会，東京，2012: p.296-302 を参考に著者作成）

表2 看取り期の家族のニーズと家族ケア

家族のニーズ	家族ケア
1. 患者の状態を知りたい	患者の病状や症状についてわかりやすい言葉で説明する．今後どのような経過をたどるのか，それに対してどのような治療・ケアをするかについて家族のニーズに応じて丁寧に説明を重ねる．
2. 患者の側にいたい	家族が側にいる時間を確保する．物理的に側にいることができない家族に対しても精神的な支援ができていることを伝える．
3. 患者の役に立ちたい	どのように患者の役に立ちたいと思っているか家族の意向を聴く．家族のケアの参加を促し，ケアの方法を提案する．
4. 感情を表出したい	感情を表出できる環境と時間を確保し，家族の思いを傾聴する．
5. 医療者から受容と支援を得たい	家族の苦悩を理解するように努める．家族構成員それぞれに対して労いを伝え，揺らぐ気持ちを受け止める．
6. 患者の安楽を保証して欲しい	患者の苦痛を緩和し，薬物療法で十分緩和できない苦痛に対しても諦めずケアを継続する．
7. 家族メンバーより慰めと支援を得たい	個々の家族構成員が情緒的に支え合い役割を分担できるよう働きかける．問題に対して話し合いが持て家族の力が高まるように援助する．
8. 死期が近づいたことを知りたい	死期が近づいたときは家族の苦悩に配慮し，その現実を受容できるようにパンフレットを用いて説明する．気がかりや不安についてその都度丁寧に説明していく．
9. 患者−家族間で対話の時間を持ちたい	患者と家族が伝えたいことを伝えられるよう対話の場を設ける．必要に応じて患者−家族間の橋渡しをする．
10. 自分自身を保ちたい	家族構成員それぞれが心身ともに安定できるように，家族の食事，睡眠，休息，気分転換など健康状態に配慮する．

(鈴木志津枝．家族看護 2003; 1: 35-42 [2] より引用)

表3 遺族からみた臨終前後の家族に対する医療者による望ましいケア

医療者の説明	○現在の苦痛がないことを保証する ○予測される経過を説明する ○患者の聴覚が保たれていることを保証する ○苦痛なく亡くなることを保証する ○詳細な説明なく急変する可能性だけを警告する
医療者の行為	○患者の安楽を促進する ○家族に対し，患者への接し方やケアの仕方を指導する ○以前と同じように患者と接する ○慌ただしく説明しない ○過度な警告をしない ○患者の傍らで，患者に聞かれたくない会話をしない
臨終前後の状況	○患者の傍らに家族がいれるよう配慮する ○死後の処置や接し方に配慮する ○医療者の配慮のない会話を避ける ○患者の宗教，信仰を尊重する ○家族の労をねぎらう ○家族全員が揃ってから死亡確認をする ○家族が十分に悲嘆できる時間を確保する

(Shinjo T et al. J Clin Oncol 2010; 28: 142-148 [3] を参考に著者作成)

深い悲しみ，抑うつ，死にゆくことに付き添うことへの不安，死別後の生活への不安などの心理的反応を示すことがある．これを予期悲嘆と呼ぶ．予期悲嘆の段階では，家族は上記の心理

反応が動機や胸の苦しさ，吐気，めまい，胃部不快感，食欲不振，不眠，倦怠感といったストレス症状を引き起こすことがある．このような場合は家族の話を傾聴し，共感的に接し，十分な休息が取れるように配慮し，必要であれば受診を促す．看護師によってそのような家族の状態に対する配慮があるだけでも，家族にとっては大きな助けとなる．

死別後の悲嘆と遺族ケア

　悲嘆とは大切な人との死別を含め，重大な喪失に伴って起こる心身の一連の反応である．悲嘆とは病気ではなく，すべての死別を経験した人に起こるわけではない．死別に伴う反応であり，表4に通常の悲嘆反応の例を示す[1]．この通常の悲嘆反応の程度が一般的なものより強く，長期間継続したり社会生活や日常生活に強い影響を与えているような状況は，複雑性悲嘆または遷延性悲嘆，持続性悲嘆障害などと呼ばれる．複雑性悲嘆は抑うつや心的外傷後ストレス状態（PTSD）と区別しにくい病態であるが，社会生活，日常生活を大きく障害し，本人の健康リスクだけでなく家族関係や経済的問題など社会的問題を引き起こすため何らかの治療が必要な状態と考えられる．このような強く遷延する悲嘆を予防する，または回復を支えるために死別後の遺族に対するケアの必要性が叫ばれており，遺族ケア・グリーフケアなどと呼ばれる．日本では死別後，初七日，四十九日などの法要や地域，親戚などによって遺族を支えるような仕組みが存在したが，現代ではそのようなつながりは薄くなりつつあり，専門家によるグリーフケアのニーズが強まっている．悲嘆と遺族ケアについての詳細は第2部で解説する．

表4　通常の悲嘆反応

項目	悲嘆反応の例
身体的	空腹感，胸部の圧迫感，のどの緊張感，音への過敏，離人感，息切れ，筋力の衰退，身体に力が入らない，口の渇きなどがみられる．これらの感覚が気になり，検査のためによく受診するようになる．
認知的（認識）	死の知らせを信じない．考えが混乱して意識を集中するのが難しい．故人についての考えに執拗にとりつかれる．故人がどこかで生きているような異在感を持つ．幻覚・幻聴．
行動的	睡眠障害．食欲の障害．ぼんやりした行動をとる．社会的に引き込もる．故人の夢をみる．故人を思い出させるものを避ける．探索行動をとり故人の名を呼ぶ．ため息をつく．落ち着きがなく極端に活動的になる．泣く．故人を思い出す場所を訪問したり思い出の品物を持ち歩いたりする．故人の持ち物を身につける．
感情的	悲しみ．死を食い止めることができなかったことからの怒り．近親者を亡くした不安からの怒り．～すればよかった・～しなければよかったという罪悪感や自責．故人なしにやっていく不安と自分の死を意識する不安．孤独感．疲労感．無力感．衝撃．故人を思い焦がれる思慕の情．故人からの解放感．故人が苦痛から解放されたという安堵感．感覚鈍麻．

（ウォールデン JW．グリーフカウンセリング：悲しみを癒すためのハンドブック，鳴澤　實（監訳），川島書店，東京，1993：p.28-38 を参考に著者作成）

文献

1) 宮下光令．ナーシング・グラフィカ―成人看護学（6）：緩和ケア，第2版，メディカ出版，大阪，2016
2) 鈴木志津枝．家族がたどる心理的プロセスとニーズ．家族看護 2003; **1**: 35-42
3) Shinjo T et al. Care for imminently dying cancer patients: family members' experiences and recommendations. J Clin Oncol 2010; **28**: 142-148

3. 患者・家族とともに行う看取りのケア
〜よりよい看取りをめざして〜

Essence 03

❋ 看取りの経過や具体的な対処についてパンフレットを通してイメージできるようにする．
❋ パンフレットを補助ツールとして，患者・家族とコミュニケーションを丁寧に行う．
❋ 患者・家族の心情に配慮し，パンフレットの導入の有無，時期を考慮する．

患者・家族の看取りの支援に向けた課題

　看取りに限らず，人は未経験のことや予想外のことが起こると，驚き，戸惑い，立ちすくむなど，その場での適切な対処が難しくなることが多い．ましてや大切な人の死や看取りに直面したとき，家族は，何が起こっているのか，これから何が起こるかわからない不安を抱え，うまく対処できないつらさや困難さが大きなストレスとなるのは容易に想像できるであろう．また，そのときに十分対処できなかったと感じた家族は，看取りの体験を難しいもの，怖いものと捉え，ずっと後悔し続けるかもしれない．それだけ，「看取り」は，患者だけでなく，その後残されて生きる家族にとっても，人生のなかでの大切な場面であるといえる．

　そして，看取りの経験の少ない家族あるいはスタッフでも，患者がこれからどのような経過をたどるのか，そのときにどんな対応ができるのかが「想定内」になれば，いざ，その場になっても，起こっていることが理解でき，その人なりに対処できる可能性がひろがる．看護師が患者・家族に看取りに向けた正しい情報提供と具体的な援助方法を伝えることによって，よりよい看取りに向けて取り組むことができると考える．

1）看取りのパンフレットについて

　看取りのパンフレット『これからの過ごし方について』（厚生労働科学研究費助成金第3次がん総合戦略研究事業/緩和ケアプログラムによる地域介入研究班）は（図1）[1]，2006年から5年間行われた『緩和ケアプログラムによる地域介入研究（OPTIM study）』において，緩和ケアの技術・知識の向上に関するマテリアルのひとつとして作成された．その内容は，国内外の研究をもとに，亡くなるまでの経過や症状，苦痛，せん妄，死前喘鳴，点滴を含めた食事・栄養摂取など，看取りの時期に多くの家族が体験する不安や気がかりについて，イラストとともにわかりやすく解説されている．

第1部　看取りのケアのキホン(基本編)／Ⅰ．看取りのケア　〜基礎の基礎〜

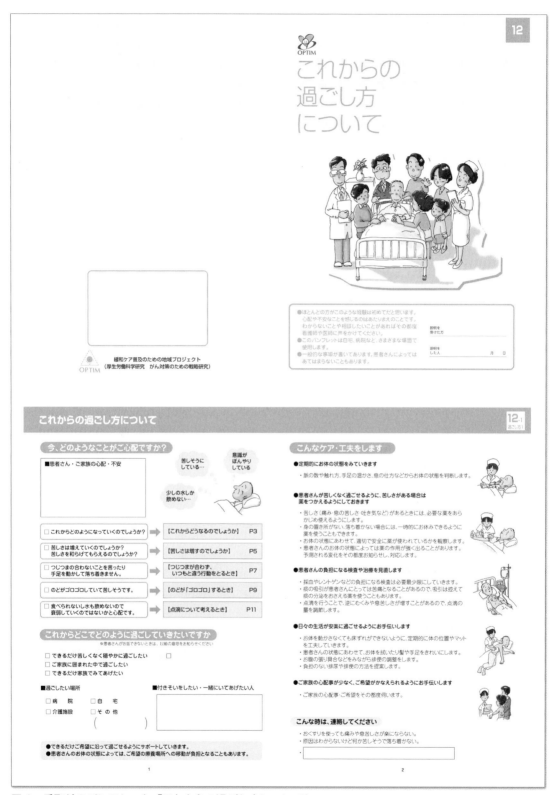

図1　看取りのパンフレット『これからの過ごし方について』
　（緩和ケア普及のための地域プロジェクト：OPTIM study（厚生労働科学研究 がん対策のための戦略研究）．看取りのパンフレット『これからの過ごし方について』　http://gankanwa.umin.jp/pdf/mitori02.pdf [1] より許諾を得て転載）

3. 患者・家族とともに行う看取りのケア 〜よりよい看取りをめざして〜

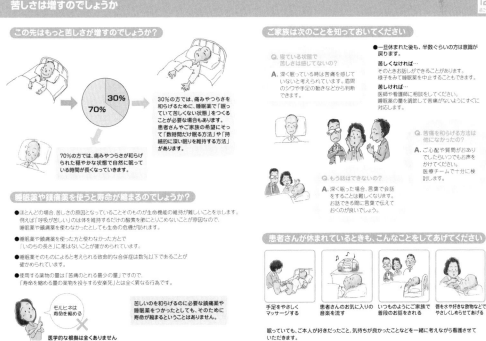

図1 つづき
（緩和ケア普及のための地域プロジェクト：OPTIM study（厚生労働科学研究 がん対策のための戦略研究）．看取りのパンフレット『これからの過ごし方について』 http://gankanwa.umin.jp/pdf/mitori02.pdf [1] より許諾を得て転載）

第1部 看取りのケアのキホン（基本編）／Ⅰ．看取りのケア 〜基礎の基礎〜

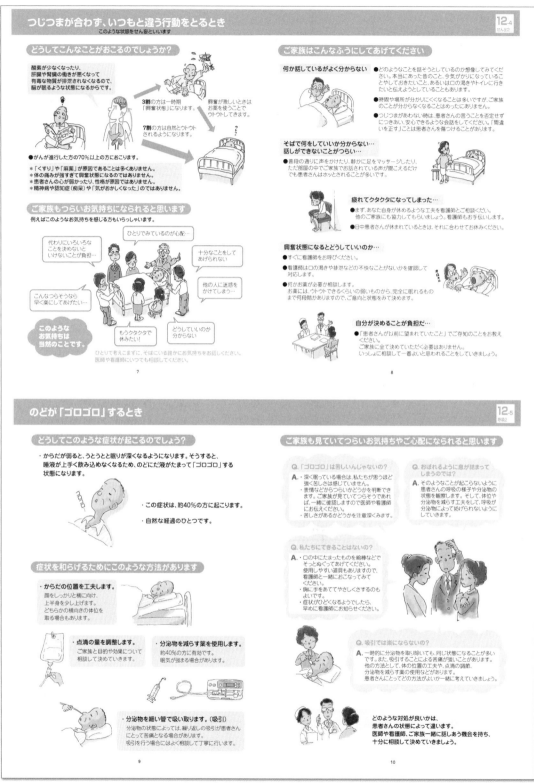

図1 つづき
（緩和ケア普及のための地域プロジェクト：OPTIM study（厚生労働科学研究 がん対策のための戦略研究）．看取りのパンフレット『これからの過ごし方について』 http://gankanwa.umin.jp/pdf/mitori02.pdf [1] より許諾を得て転載）

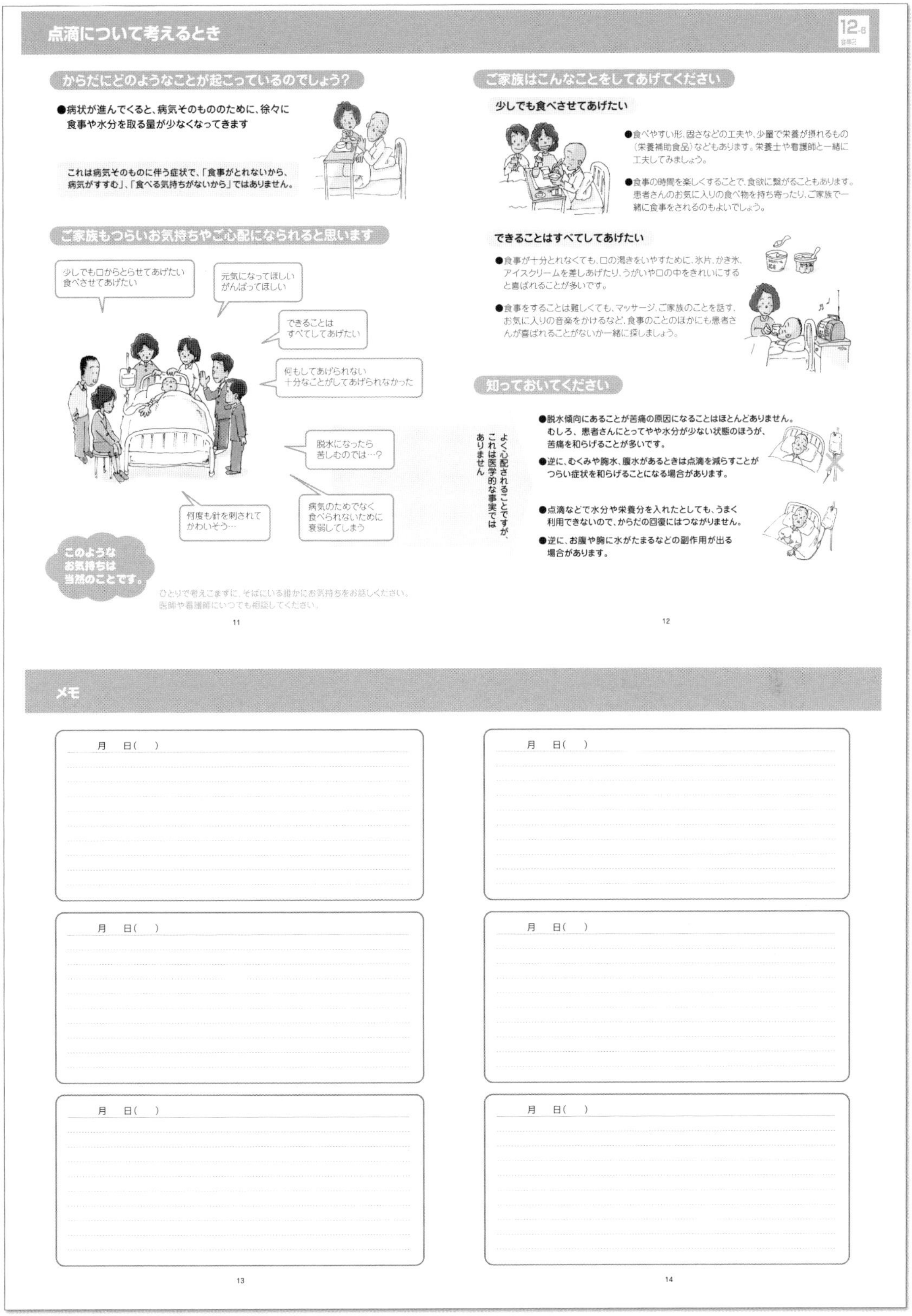

3. 患者・家族とともに行う看取りのケア　〜よりよい看取りをめざして〜

図1　つづき
（緩和ケア普及のための地域プロジェクト：OPTIM study（厚生労働科学研究 がん対策のための戦略研究）．看取りのパンフレット『これからの過ごし方について』　http://gankanwa.umin.jp/pdf/mitori02.pdf [1] より許諾を得て転載）

2）パンフレットを使用することでのメリット

山本らの多施設研究[2]では，このパンフレットを利用した260人の家族の81％が「とても役に立った」「役に立った」と答えており（図2），2/3以上の家族が下記の項目について効果があったと評価した．

【看取りのパンフレットの効果】
- この先どのような変化があるのかの目安になる
- いろいろな症状や変化がなぜ起きているのかがわかる
- 気持ちの準備をすることに役に立つ
- 患者の状況と照らし合わせて現状を理解するのに役に立つ
- 家族ができることやしてもよいことがわかる
- 自分たちがどんなときに医師や看護師に相談したらよいかがわかる
- ほかの家族に状況を伝えるために利用できる
- 患者の苦しさが増したときの対応がわかる

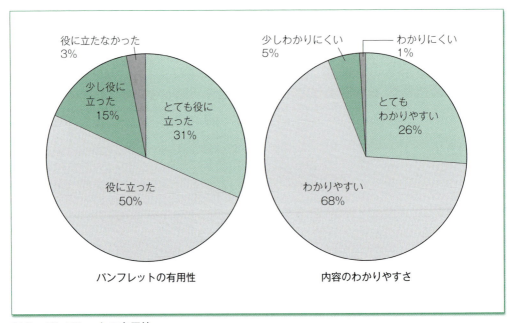

図2　パンフレットの有用性
（山本　亮ほか．Palliative Care Research 2012; 7: 192-201 [2] を参考に著者作成）

パンフレットを通してこれからの経過やその際の対応を伝えることにより，家族の看取りに対する不安やストレスを和らげ，患者との距離を近づけ，家族の本来の力を引き出すことができる．

看取りのパンフレットの使い方

1) パンフレットをわたすタイミング：看取りについて話し合う時期について

がん患者の場合，予後が1～2ヵ月近くになると，食事量が減り，行動範囲が狭くなるなど，ADLに変化が起こってくる．看取りの1ヵ月前にパンフレットをわたされて「早過ぎた」と感じた家族は少なく，89％が「ちょうどよい」と回答しており[2]，予後が短めの月単位から週単位と予測されるくらいの時期に，看取りについて話し合う機会を持つとよい．

2) パンフレットの運用について

家族にとっては，看取りが近いことがわかっていても，パンフレットを受け取り，看取りについての話をすることは，つらい体験であることを理解しておく．そのため，単にわたせばよいものではなく，パンフレットは看取りに向けた大切な話を家族といっしょに考えていくための補助的なツールであり，そこには心理面に十分配慮した温かなコミュニケーションと配慮が必要となる．

また一部の家族は，看取りについてあまり知りたくなかったり，かえって不安になる場合もあるため[2]，一律にパンフレットを用いた介入を行うのではなく，看取りに向けた話を誰にどのように行うかについては，家族の心情やタイミングをみて，チーム内で検討することが重要である．

パンフレットの説明方法

1) 環境設定

患者に話を聞かせたくない場合は，声が聞こえない離れたところで，ほかの人の目線が気にならない，家族が感情表出しやすい，涙を流しても大丈夫な場所で行う．立ち話よりも，座って落ち着いて話し合えるほうが望ましい[3]．

2) 説明を行うときのポイント

a. 最初に面談の場に来られたことをねぎらい，今の心境を尋ね，共感的に傾聴する．

　　例「今日はお忙しいところお越しいただきありがとうございます．○○さんの最近のご様子をご覧になって，いかがですか？　何か気がかりや心配なことはありませんか？」

b. 看取りが近いと考えられることと，そのことについて説明しいっしょに考えていきたいことを伝える．

　　例「今日も○○さんの様子から主治医とも話していたのですが，残念ながら，みなさんとのお別れのときがそう遠くない時期に訪れるのではないかと思っています．そして，これからは○○さんにとってもご家族にとっても，大切な時間になります．

つらいことではありますが，これからどうすれば○○さんとご家族が安心して過ごすことができるか，パンフレットを使っていっしょに考えていきたいのですが，いかがでしょうか？」

c. パンフレットに沿いながら，今の患者の状況と照らし合わせたり，家族に様子を尋ね，書き込んだり，印や線を引きながら，家族の心情に配慮して説明していく．
　　例「○○さんにはこのような様子のときはありませんか？」
　　　「今は，この段階かもしれませんね」
　　　「このような様子をみると，とても不安で心配になると思います」
　　　「○○さんは，どんなものがお好きですか？」
　　　「○○さんは普段，どんなふうに過ごされていましたか？」

d. ケアの部分では，家族といっしょに具体的にどのようなケアや対処が行えるかを話し合う
　　例「このような場合は，姿勢を工夫するとよいかもしれませんね」
　　　「このような様子があったら，すぐに看護師にお知らせくださいね」

e. 説明後に，家族が不安や心配が増していないか，不明な点などがないかを確認する．そして今後もいっしょに看取りに向けて取り組んでいくこと，何かあれば遠慮なく尋ねるように伝える．
　　例「つらいお話を聞いていただいて，ありがとうございます．何かわからないことや心配なことがあれば，いつでも遠慮なくお尋ねくださいね」

　筆者は在宅で最期まで過ごす患者の訪問看護を行っているが，ほぼ全例にこのパンフレットをわたし，看取りに向けた患者・家族への支援を行っている．看護師が説明する際に同席していなかった家族にも，あとでみてもらえることで，家族内で看取りの話し合いをしてもらうことができる．また，看取りの経験の少ない介護職やケアマネジャーに対しても，このパンフレットを用いて，これからどのような対応をしていったらよいのかを伝え，チーム内でケア方針を統一し，役割を調整するようにしている．そうすると，多くの家族やスタッフが看取りの経過に「想定内」で寄り添うことができ，自宅でも施設でも穏やかな看取りができる．

　看取りのパンフレットを患者・家族とのコミュニケーションのツールとして活用することで，大切な時期にお互いの信頼関係を深める機会にもなり，患者・家族のよりよい看取りをしっかり支えることができると考える．

文献

1) 緩和ケア普及のための地域プロジェクト：OPTIM study（厚生労働科学研究 がん対策のための戦略研究）．看取りのパンフレット『これからの過ごし方について』　http://gankanwa.umin.jp/pdf/mitori02.pdf（最終アクセス 2017 年 11 月 1 日）
2) 山本　亮ほか．看取りの時期が近づいた患者の家族への説明に用いる『看取りのパンフレット』の有用性：多施設研究．Palliative Care Research 2012; **7**: 192-201
3) 宇野さつき．看取りのための家族用パンフレットの効果．がん看護 2013; **18**: 689-692
4) 森田達也，白土明美．死亡までに生じる変化と機序：死亡までに起きること．死亡直前と看取りのエビデンス，医学書院，東京，2015: p.17-21

Ⅱ. 症状コントロール ～患者の苦痛を緩和する～

1. 疼痛

Essence 04
- がん性疼痛のメカニズム・原因を知る．
- がん性疼痛の緩和方法の知識と技術を理解する．
- がん性疼痛の緩和は遺族にとっても影響を及ぼすことを理解する．

がん性疼痛に対する苦痛とは

がんの痛みは，多くのがん患者が経験する苦痛症状であり，痛みの緩和に薬物療法は非常に有効であるため，看護師が薬物療法を理解し，患者や家族に教育することは，患者の安らかなよりよい看取りを保証する[1]．終末期のがん性疼痛に対する苦痛緩和に対して，新城ら（2010年）が，ホスピス・緩和ケア病棟95施設で亡くなった家族670人を対象に，看取りの前後で受けられていたケアにおける遺族の満足度にかかわる研究で[2]，「患者が痛みを感じていないか観察してくれた　91％」との多くの回答より，遺族にとって，患者の最期の苦痛の有無と医療者が気にかけていることは大きいと考える．

がん患者のがん性疼痛のメカニズムと治療

1日のなかで入眠している時間が長くなり，意識低下のみられる患者にとって，がん性疼痛で苦しむ姿は，家族にとっても苦痛である[3]．医療者として，休んでいる患者の痛みや苦痛の有無を確認していく必要がある．終末期後期以降から死亡直前になると，これまで経口で使用していた鎮痛薬を内服することが困難になる．がん患者の経口内服に困難な場面は以下のとおりに大別される．投与経路の変更を検討する時期が訪れてくることも予測する．

- ○通過障害：消化管への腫瘍浸潤，宿便など
- ○嚥下障害：脳転移などの中枢性要因，意識レベル低下，反回神経麻痺，薬剤性錐体外路症状
- ○衰弱・体力低下
- ○がんに伴う苦痛症状：悪心・嘔吐，痛み，呼吸困難，腹部膨満感など

※日本緩和医療学会編集のがん疼痛の薬物療法に関するガイドラインでは，オピオイドスイッチングに関して，オピオイドの副作用や鎮痛効果が不十分なときに，投与中のオピオイドからほかのオピオイドに変更することに言及している．投与経路の変更に関しては，本書も，オピオイドスイッチングと区別して記述する（表1）．

表1 代表的なオピオイドとその投与経路

	モルヒネ	オキシコドン	メサドン	フェンタニル	ブプレノルフィン
経口投与	○	○	○	×	×
経皮投与	×	×	×	○	※
経直腸投与	○	×	×	×	○
舌下・口腔粘膜投与	×	×	×	○	△
持続静注・持続皮下注入	○	○		○	
硬膜外・くも膜下	○	×	×	○	○

○：投与経路として適切でかつ本邦で使用可能
×：投与経路として不適切
△：投与経路として適切であるが，本邦に製剤がない
※：投与経路として適切で本邦に製剤があるが，がん性疼痛では保険適用外になる

(日本緩和医療学会（編）．専門家をめざす人のための緩和医療学，南江堂，2014: p.72 を参考に著者作成)

内服が困難になった場合のオピオイドを使用方法は，EAPCの疼痛ガイドラインの推奨文を参考にして例を示す[4]．
①モルヒネはやほかのオピオイドの持続皮下注射は，経口投与が困難な場合の代替投与経路として有効であると高いエビデンスがある．
②持続皮下注射の代替手段として，経静脈・経直腸・経皮投与がある．
③投与経路の違いで有効性や副作用の大きな差はない[5]．

【EAPCの推奨[4]】
[強い推奨]
①モルヒネの持続皮下注射は，経口や経皮投与が困難な場合に簡便で効果的な投与経路．
②経静脈投与は，浮腫，凝固異常，高用量などの持続皮下注射の不適応な場合に検討．
③早急に疼痛コントロールを行う場合には，経静脈投与でタイトレーションを行う．

[弱い推奨]
①持続皮下・静脈注射は，経口・経皮投与で不十分な疼痛コントロールの場合に使用することができる．
②PCA（患者自己調節鎮痛法）は，経静脈・皮下経路のオピオイドを投与しかつ自己管理を望まれる場合に使用．
③経口から経皮下・静脈投与へモルヒネの投与経路を変更する場合は，3：1～2：1．
④経直腸投与は有効であるが，第2選択肢として使用．

図1は，内服できる場合とできない場合のフォロー図である．

看護ケア

死が近づいた患者には，患者の生活空間はベッド上となり，座りたくても座れない状況がある．衰弱が進み，寝返りができなかったり，体が少し動くだけでも痛んだり，苦しくなったりする．これまで，内服していた鎮痛薬が経口での投与が難しくなることがあるため，下記のとおりに，鎮痛薬は，経口投与から，ほかの経路に変更が必要となる．ここでは，①持続皮下注

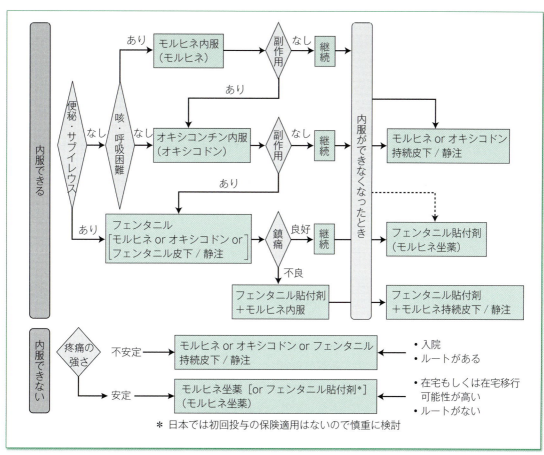

図1 オピオイドを内服できる場合とできない場合
(森田達也. 緩和治療薬の考え方, 使い方, 中外医学社, 2014: p.8 を参考に著者作成)

表2 モルヒネ投与経路の利点と欠点

	持続皮下注射	持続静脈注射	直腸内投与
不快ではないか	◎		×
束縛感はないか	○	×	◎
自分で調節が可能か	○		◎
在宅で実施可能か	○		◎
疼痛時臨時投薬が可能か	○		
微量調節が可能か	◎	○	×
繰り返し実施可能か	◎	○	○
効果の発現が速やかか	○	◎	

射, ②オキノームの内服, ③アンペック坐薬の工夫について紹介する (表2).

1) 持続皮下注射の方法

　緩和ケアにおける持続皮下注射法とは, 小型のシリンジポンプやバルーン型のポンプ (シュアフューザーなど) を用いて, 薬剤を持続的に少量ずつ皮下に注入する薬物投与方法である. 医師から指示が出た際, 看護師は以下の手順に従って持続皮下注射を実施する.

[持続皮下注入方法の利点]
①経口摂取ができない患者にも実施可能である．
②頻回の投与が不要であり，患者の負担が少ない．
③症状，副作用に応じて投与量を調節できる．
④レスキューは，早送りで対応するため，急な症状の変化にも対応できる．
⑤持続的効果が得られる．
⑥薬剤の血中濃度を一定にでき，少ない投与量で効果が得られ，副作用を軽減できる．
⑦投与法が簡便であり，容易に開始，中断することができる．
⑧不慮の過量投与や全身感染を生じにくい．
⑨在宅での使用が比較的簡便である．

[持続皮下注射法の適応]
①薬剤の内服が困難なとき（悪心・嘔吐，消化管閉塞，嚥下困難，意識障害など）
②痛みや呼吸困難が非常に強く，短時間での症状コントロールが必要な場合
③薬剤の副作用が強く，投与量の減量が必要な場合

持続皮下注射法で投与できる薬剤は，①鎮痛薬，②制吐薬，③鎮静薬，④死前喘鳴，⑤呼吸困難
CSI は，continuous subcutaneous infusion の略で，持続皮下注射である．臨床では，静脈ラインが確保されている場合は，持続静脈内注射で行うが，輸液による浮腫などの体液量が増えることもあるため，がんの末期になると輸液量を減少したり中止したりするため，輸液量が少ない CSI による薬剤の投与方法を検討する．皮下の毛細血管から吸収され静脈内に移行するため，静脈注射と皮下注射の換算比は，1：1で，モルヒネなどの経口投与に比べて眠気や便秘をある程度軽減できる．経口モルヒネから切り換える場合は，次の投与時間の1時間程度前から開始する．

2）オキノームの内服[6]

オキノーム散は，溶解液として最も適しているのは蒸留水である．蒸留水を使用できない場合，牛乳，黒酢，オレンジジュース，グレープフルーツジュース，ヤクルト，メイロン，エレンタール，5％ブドウ糖でも可．食事が十分に摂取できない場合などの応急処置などで，飲み合わせのよいものに溶解して，内服も可能である．また，徐放製剤の内服が困難な場合は，徐放製剤の代替としてオキノーム散を使用する方法もある．

3）アンペック坐薬

アンペック坐薬（10，20，30 mg）の製剤がある．力値は，内服モルヒネ製剤の2倍で，定時で使用する場合は，1日3回（8時間ごと）によって，血中濃度が安定する．特に，アンペック 10 mg は経口モルヒネで 20～30 mg の換算になるため1回量が多い場合は，10 mg を半分にカットして使用する方法がある（図2）．

4）非薬物療法[7〜9]

①マッサージ：筋肉の攣縮を抑え，毛細血管の血流を改善することで代謝産物の蓄積を抑え

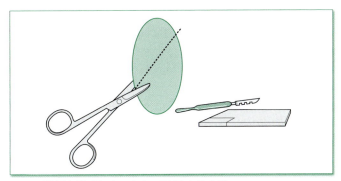
図2　坐剤を半分にカットして使用する方法

るため，痛みの悪循環を断ち切ることができるため，つらい身体症状の部位に対して行うことが有効の場合がある．

②**加温，入浴，足浴**：出血，浮腫，外傷があるときを除き，局所の血行を増加させることで組織の栄養の改善，発痛物質の排泄を促進したり，リラクセーションにも効果がある．

③**冷却**：発熱，灼熱痛や炎症の強い痛みや，患者が気持ちよい場合に効果がある．

④**体位変換**：患者と触れ合うことで生じる安心感や，身体の位置が変わることでの気分転換や，安楽な体位が保持できる．

⑤**タッチング**：触れ合うことで生じる安心感や支えられている感覚が得られる場合がある．

非薬物療法の重要なポイントは，いかなる手技を用いたとしても，「患者と（つらい）時間をいっしょに過ごす」ことではないかと思われる．看護師として，または，看護チームが，いろいろな経験するなかで，これまでの成功体験や得意な手法によって，患者の安寧を確保できるのならば，積極的に薬物療法以外の方法も活用して穏やかに眠るよう最期を迎えられるようなケアを提供できることを願う．

文献

1) Paice JA. Pain at the End of Life, Oxford University Press, 2010: p.161-185
2) Shinjyo T et al. Care for imminently dying patient: family members' experiences and recommendations. J Clin Oncol 2010; **28**: 142-148
3) Ferrell BR et al. Pain as a metaphor for illness, Part 1, Impact of cancer pain on family caregivers. Oncol Nurs Forum 1991; **18**: 1303-1309
4) Caraceni A et al; European Palliative Care Research Collaborative (EPCRC). European Association for Palliative Care (EAPC). Lancet Oncol 2012; **13**: e58-e68
5) Radbruch L et al. Systematic review of the role of alternative application routes for opioid treatment for moderate to severe cancer pain: an EPCRC opioid guidelines project. Palliat Med 2011; **25**: 578-596
6) 国分秀也，矢後和夫．オキノーム散を適切に経管投与するための留意点．がん患者と対症療法 2007; **18**: 49-54
7) Calenda E. Massage therapy for cancer pain. Curr Pain Headache Rep 2006; **10**: 270-274
8) Cassileth BR, Vickers AJ. Massage therapy for symptom control: outcome study at a major cancer center. J Pain Symptom Manage 2004; **28**: 244-249
9) Gatlin CG, Schulmeister L.When medication is not enough: nonpharmacologic management of pain. Clin J Oncol Nurs 2007; **11**: 699-704

2. 呼吸困難

> **Essence 05**
> ❋呼吸困難のメカニズム・原因を知る．
> ❋呼吸困難の緩和方法の知識と技術を理解する．
> ❋呼吸困難は主観的症状であり，死への不安が増強することを知る．

呼吸困難に対する苦痛とは

　呼吸困難は，呼吸に伴う主観的に感じる不快な感覚であり，呼吸不全の結果と一致しない．呼吸不全は，呼吸機能障害のため動脈血酸素分圧（PaO_2）≦60 Torrと異常値を示される客観的状態である．患者が「息苦しい」と感じている状態を呼吸困難といい，一方，血液中の酸素が不足している状態（低酸素血症：動脈血酸素分圧 PaO_2≦60 Torr）を呼吸不全という（図1）[1]．
　呼吸困難の頻度は，がんの種類や病気によるが，21〜90％と報告されており，頻度の高い症状のひとつである[2,3]．進行がん患者の70％が最期の6週間で呼吸困難を経験している．

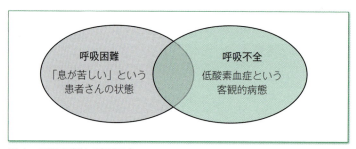

図1　呼吸困難と呼吸不全

がん患者の呼吸困難のメカニズムと治療

　呼吸困難の原因は，①呼吸機能の低下は，呼吸困難＝呼吸不全としても考えらえることが多いが，②全身状態の変化や③精神的要因は，呼吸不全の病態が認められなくとも呼吸困難の原因となる．④肺病変や⑤抗がん治療の影響は，腫瘍に関連した原因により，呼吸機能の低下を招くことがある．また，⑥不十分な症状コントロールでは，痛みが緩和されずに我慢していることや，終末期に多くみられる全身倦怠感によって，楽な呼吸ができないことで生じることがある（表1）．

表1 呼吸困難の原因

原因	解説
①呼吸機能の低下	換気機能の低下（閉塞性障害，拘束性障害，肺の容量低下），ガス交換能の異常，肺循環の異常，呼吸数の低下などの症状がみられることが多く，この場合，結果として呼吸困難を伴う．
②全身状態の変化	全身衰弱，呼吸筋麻痺，腹部病変による横隔膜運動の制限（腹水，便秘などの横隔膜挙上），貧血，水分出納のアンバランス，発熱，疼痛などで，低酸素血症を伴わなくても，呼吸運動の負担が増強することによって呼吸困難を感じることが多い．
③精神的要因	不安，恐怖，環境（部屋の広さ，密閉感，空調，流気，室温，湿度），過換気症候群などで，呼吸困難を引き起こすことがある．
④肺病変	原発性・転移性肺腫瘍の増大，胸水，心囊水，がん性リンパ管症，気道狭窄・閉塞，肺炎，上大静脈閉塞，喘息，肺気腫，左心不全
⑤抗がん治療の影響	放射線照射後の肺線維化（放射線肺炎），気胸，肺切除，がん化学療法後の肺線維化，抗がん薬の骨髄抑制による貧血や感染，抗がん薬の心毒性による心不全，肺線維症
⑥不十分な症状コントロール	がん性疼痛，全身倦怠感，悪心・嘔吐など，進行がんに伴う症状コントロールが不十分な場合に伴う

呼吸困難の治療や症状コントロールの方針は，①原因の治療，②酸素療法，③モルヒネ，④ステロイド，⑤抗不安薬，⑥その他の薬物療法，⑦非薬物療法，⑧鎮静である．

1）原因の治療：基本的医学的アプローチ

呼吸困難が可逆的で治療可能である場合は，原因病態に対して治療を行うことが優先される．

①腫瘍瘤による気道狭窄：状態により放射線治療・レーザー治療・ステント挿入，コルチコステロイド投与．

②胸水/心囊水貯留：ドレナージ，胸膜癒着術．

③がん性リンパ管症：コルチコステロイド投与．

④上大静脈症候群：感受性があれば化学療法，放射線療法，コルチコステロイド投与．

⑤腹水：ドレナージ，利尿薬．

⑥心不全：利尿薬，強心薬．

⑦肺炎：抗生剤，理学療法．

⑧貧血：輸血．

⑨発熱：解熱薬．

2）酸素療法：在宅酸素療法（HOT）の導入を検討

酸素飽和度が基準値以下で，患者が酸素療法を希望されるのならば，在宅酸素療法（home oxygen therapy：HOT）の導入を検討する．

ただし，低酸素血症がなく，呼吸困難を有するがん患者への酸素吸入に関しては，呼吸困難を改善する根拠性は認めていない点も報告されている[4,5]が，酸素吸入行為が呼吸困難の強度の改善していることも事実であることもあるため，酸素吸入を試みる場合は，気道の乾燥や刺激

や拘束感などの有害事象も考慮して行う[6]．

　Ahmedzai（2004年）ら[7]は，低酸素血症のない労作時呼吸困難のある外来肺がん患者12人にヘリウム吸入群，酸素吸入群，空気吸入群を無作為に割付6分間歩行試験の結果，酸素吸入群は6分間の歩行距離は統計的に有意であったが，呼吸困難の統計学的有意差を認めなかった．Bruera（2003年）ら[8]は，低酸素血症のない（酸素飽和度90％以上）の呼吸困難のある進行がん患者33人に酸素吸入群（鼻腔カヌラ5L）と空気吸入群を無作為割付クロスオーバーさせ6分間歩行試験後の呼吸困難を評価したが，呼吸困難も歩行距離も統計学的有意差が認められなかった．

　また，送風も効果的であり，下記の研究結果も参考になる．

[送風による介入研究]

　角甲（2017年）[9]の研究によると，呼吸困難NRS 3以上の進行がん患者9人を対象に措置型扇風機を用いて顔に5分間送風する研究を行った結果，9人中6人は呼吸困難のNRSが1以上低下（NRSの平均：5.9 ± 1.8から5.2 ± 1.6，差の平均-0.67 ± 0.5，$p = 0.02$），9人中4人は，措置型扇風機の送風を行う前の呼吸困難NRSへの増強がみられなかった．

　Wong（2015年）ら[10]は，呼吸困難感を有する終末期がん患者に対して，5分間顔に送風する群（15人）と5分間ケア提供者がそばにいる群（15人）を比較した結果，5分間顔に送風する群が呼吸困難感の緩和が有意（介入前の変化値-1.53 ± 1.06 vs. -0.13 ± 1.06，$p = 0.001$）という研究を報告している．Higginson（2014年）ら[11]が，呼吸困難を体験しているがん患者を含む終末期患者105人に対して，呼吸困難に関するマネジメント方法（呼吸困難時の対処方法，生活の過ごし方），送風の活用，呼吸困難の治療や療養生活指導（日常生活指導，薬物療法，酸素療法など）など6週間の支援（BSS：短期間の多職種介入）を受ける群（42人）と6週間の通常ケアを受ける群（40人）との比較した結果，BSS群は，コントロール感が高く（$p = 0.048$），6ヵ月生存率が高い（$p = 0.048$），および呼吸困難感の緩和が得られた（$p = 0.038$）と報告している（表2）．

表2　BSS（短期間の多職種介入）

初回外来	呼吸器医師	呼吸困難の評価 治療の振り返り
	緩和ケア医	呼吸困難の評価 非薬物療法の提案
2～3週間後：在宅，電話	呼吸療法士	生活補助の提案 症状管理の評価
	作業療法士	ADLの評価 社会的支援の評価
	医療ソーシャルワーカー	患者とケア提供の評価 情報提供
4～5週間後：外来	緩和ケア医	呼吸困難の再評価 他サービスへの紹介

（Higginson IJ et al. Lancet Respir Med 2014; 2: 979-987 [11]を参考に著者作成）

> **[顔にかかる冷たい空気の動き [12]]**
> - 顔にかかる冷たい空気の動きは，呼吸困難に有効とされている．三叉神経第2枝が刺激され，中枢性に呼吸困難感を抑制するためと考えられているからであるといわれているが，明確な研究結果がない．しかし，2010年にGalbraithは，11人の肺がん患者を含む30歳以上の，dyspnea exerition scaleのLevel 2の患者49人（COPDが多い）に対して，手持ちの扇風機を用いて顔や足に風を当て，どちらがより呼吸困難のVASの値が低下するか比較試験をした結果，足に風を当てたときのほうが呼吸困難のVASの値が低下してた．

薬物療法：モルヒネ，コルチコステロイド，ベンゾジアゼピン系抗不安薬

1）モルヒネの使用

モルヒネは，呼吸中枢の反応を鈍くし，呼吸回数や1回換気量を減らすことで，呼吸困難を緩和する．呼吸困難に対するモルヒネは，疼痛に対する投与量より少量で効果があるとされ，一般的に，モルヒネをすでに開始している場合は，25〜50％増量し，未使用の患者の場合は，25〜50％という少ない量より開始することが推奨されている[13]．また，呼吸回数が，頻呼吸の患者の場合，12〜20回/分程度に減少させることで，呼吸困難を和らげることを目的にし，呼吸数≧10回/分で傾眠を許容できる範囲で苦痛が緩和されるまで20％ずつ増量する[14]．オピオイドの種類は，モルヒネ，オキシコドン，フェンタニルなどがあるが，呼吸困難に対して，モルヒネは，がん患者の呼吸器症状の緩和に関するガイドライン2016年度版（日本緩和医療学会ガイドライン委員会）では，強い推奨1Bといわれている[13]．モルヒネの使用は，以下のとおりの効果が期待できることが推奨の根拠である．①呼吸中枢における呼吸困難の感受性を低下させること，②呼吸数を減らし，換気運動による酸素消費量を減少させること，③気道のオピオイド受容体を介して気道分泌や咳の誘発を抑制すること，④中枢性鎮咳効果があること，⑤内因性エンドルフィンの誘発があることこと，⑥中枢性鎮静効果があること，⑦心不全の改善効果があることなどがいわれている[15]．

2）コルチコステロイド

臨床上，コルチコステロイド（ベタメタゾン：リンデロン® 4〜8mg）が処方されることが多いが，その効果は，ステロイドが，抗炎症作用による呼吸状態の改善には有効といわれているためである．ステロイド自体に呼吸困難を抑える作用はないが，がんに対しては，がん性リンパ管症，上大静脈症候群，主要気道閉塞（MAO），炎症の改善（薬剤性肺障害，放射線肺臓炎）に効果がある[16]．緩和医療のなかでは，ベタメタゾンやデキサメタゾンが開始投与される場合も多い．主な理由は，①デキサメタゾンと同じ薬理作用であること，②鉱質コルチコイド作用が少ない，③力価が高い，④半減期が長い，⑤錠剤が小さい，⑥剤形が豊富であるという長所があるためである．

3）ベンゾジアゼピン系抗不安薬

　患者のなかには，呼吸困難の状況に関して，「息が苦しくて，朝起きたら，死んでしまっているのではないか？」などの不安を抱えて，夜間の不眠が続いていたり，突然に増強する呼吸困難に対してパニック発作に近い状況を体験している患者も多く，呼吸困難よる不安が強く，呼吸困難が生じると，死を連想させてしまい，さらに，その不安が呼吸困難を招き，悪循環に陥ってしまう．生命予後1週間以内の終末期患者に限られているが，がん患者の呼吸困難の改善には，モルヒネとベンゾジアゼピン系薬の併用で有意な改善を認めている[17,18]．ガイドラインでは，オピオイドとベンゾジアゼピン系薬の併用は，弱い推奨（2C）であるが，方針としては提案するが，「苦痛緩和のための鎮静」を意図しておらず，全身状態の悪い患者には薬剤の使用方法に注意していく[19]．ミダゾラムを使用する場合，2.5～5 mgを持続静注あるいは皮下注射から開始し，眠気を観察しながら5～10 mg/日まで増量する．

看護ケア（図2）

1）非薬物療法：日常生活における症状緩和のケア：日常生活で優先順位を話し合う

　ちょっとした日常生活動作でも息切れがしてしまい，これまで自立して行ってきた生活の大部分が，他者の力を借りることがある．生活のなかで一番行いたいことが優先して行えるように支援していく．生活のなかで，食事と排泄を自立して行いたいという患者も少なくない．排

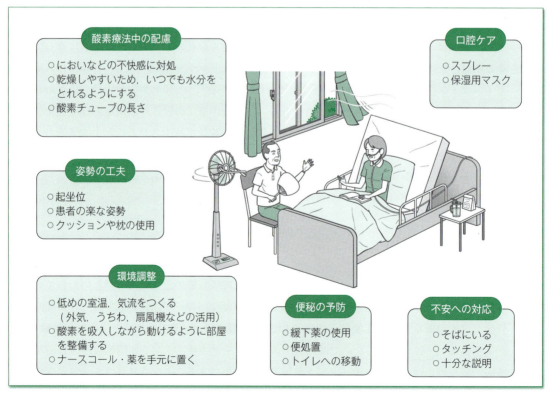

図2　呼吸困難に対するケア
（緩和ケア―大切な生活・尊厳ある生と死をつなぐ技と心，南江堂，第2版，2011: p.130-131を参考に著者作成）

便に関して，オピオイドの使用によって便秘になることも多く，怒責によって呼吸困難が悪化する場合もあるため，排便コントロールも検討する．また，会話によって酸素消費量が増すことで，呼吸回数が増え，呼吸困難が悪化してしまうため，患者の表情やしぐさ，アイコンタクトで会話することも重要である．

2) 環境調整

高温・多湿の環境では，呼吸困難の悪化を招く場合があるため，室内の温度を低めに設定したり，窓を少し開けて室内の空気の流れをつくったり，うちわで風を送る工夫をする．呼吸困難時は，体動によって呼吸困難の症状が悪化するため，生活で使用する物を手元に置いておくようにする．また，オピオイドを使用している場合，レスキュー薬を手元に置いておくと，苦しいときにすぐに使用できる．

3) 姿勢の工夫

呼吸困難の緩和では，臥位に比べて坐位や立位のほうが，横隔膜が下降しやすいため，呼吸が楽になることが多い．家族は，臥位のほうが楽にみえる場合もあるが，医療者が説明することが重要である．長時間の坐位によって，尾骨や仙骨に褥瘡が生じやすいため，除圧クッションを利用したり，体位変換を行って予防していく．

4) 不安への対応

つらい呼吸困難を体験すると，病状の悪化や死を連想し，不安が強くなる場合がある．抗不安薬や抗うつ薬の使用と同時に，できる限り孤独にしないように配慮する．

5) 呼吸法，注意転換法

呼吸法のひとつに「口すぼめ呼吸」があるが，COPDの患者への研究結果では，口すぼめ呼吸を中心とした呼吸トレーニングの効果は，呼吸困難への緩和に対して中等度のエビデンスがあると分類されている[20]．呼吸法の無気肺の予防に有効であることや，呼気をゆっくり行うことができるために，呼吸困難時に併発しやすいパニック発作の予防にもなる．呼吸困難が生じると不安が強まるため，家族や看護師が側で付き添うことで，不安が軽減することも考えられる．呼吸が苦しくなり，パニックになる場合，レスキュー薬の使用で対処することもあるが，薬が効いてくる間，介護者は，患者の手や背中に手を当て，呼吸のペースに合わせてなでたり，うちわで風を送ることで[12,21]，注意転換を行う．

6) 鎮静

日本国内では，鎮静を実施する場面として，せん妄（33%），呼吸困難（33%），疼痛（14%）など[22]があげられる．苦痛症状が緩和できない場合にセデーション（鎮静）を検討する場合，鎮静の項目を参照していただきたい．

文献

1) 日本緩和医療学会　緩和医療ガイドライン作成委員会（編）．がん患者の呼吸器症状の緩和に関するガイドライン2016年度版，金原出版，東京，2016: p.11
2) Thomas JR, von Gunten CF. Clinical management of dyspnoea. Lancet Oncol 2002; **3**: 223-228
3) Reuben DB, Mor V. Dyspnea in terminally ill cancer patients. Chest 1986; **89**: 234-236
4) Abernethy AP et al. Effect of palliative oxygen versus room air in relief of breathlessness in patients with refractory dyspnoea: a double-blind, randomised controlled trial. Lancet 2010; **376**: 784-789
5) Ben-Aharon et al. Interventions for alleviating cancer-related dyspnea: a systematic review and meta-analysis. Acta Oncl 2012; **51**: 996-1008
6) 日本緩和医療学会　緩和医療ガイドライン作成委員会（編）．がん患者の呼吸器症状の緩和に関するガイドライン2016年度版，金原出版，東京，2016: p.61
7) Ahmedzai SH et al. A double-blind, randomised, controlled Phase II trial of Heliox28 gas mixture in lung cancer patients with dyspnoea on exertion. Br J Cancer 2004; **90**: 366-371
8) Bruera E et al. A randomized controlled trial of supplemental oxygen versus air in cancer patients with dyspnea. Palliat Med 2003; **17**: 659-663
9) Kako J et al. Evaluation of the Appropriate Washout Period Following Fan Therapy for Dyspnea in Patients With Advanced Cancer: A Pilot Study. Am J Hosp Palliat Care 2017: 1049909117707905. doi: 10.1177/1049909117707905. [Epub ahead of print]
10) Wong SL et al. The effect of using an electric fan on dyspnea in chinese patients with terminal cancer: a randomized controlled trial. Am J Hosp Palliat Care 2017; **34**: 42-46
11) Higginson IJ et al. An integrated pallistive and respiratory care service for patients with advanced disease and refractory breathlessnesss: a randomized controlled trail. Lancet Respir Med 2014; **2**: 979-987
12) Galbraith S et al. Does the use of a handheld fan improve chronic dyspnea? a randomized, controlled, crossover trial, J Pain Symptom Manage 2010; **39**: 831-838
13) 日本緩和医療学会　緩和医療ガイドライン作成委員会（編）．がん患者の呼吸器症状の緩和に関するガイドライン2016年度版，金原出版，東京，2016: p.66
14) ステップ緩和ケア，緩和ケア普及のための地域プロジェクト，厚生労働科学研究　がん対策のための戦略研究．p.46
15) 恒藤　曉．最新緩和医療学，最新医学社，大阪，1999: p.120
16) 日本緩和医療学会　緩和医療ガイドライン作成委員会（編）．がん患者の呼吸器症状の緩和に関するガイドライン2016年度版，金原出版，東京，2016: p.57
17) Clemens KE, Klaschik E. Dyspnoea associated with anxiety: symptomatic therapy with opioids in combination with lorazepam and its effect on ventilation in palliative care patients. Support Care Cancer 2011; **19**: 2017-2033
18) Gomutbutra P et al. Management of moderate-to-severe dyspnea in hospitalized patients receiving palliative care. J Pain Symptom Manage 2013; **45**: 885-891
19) 日本緩和医療学会　緩和医療ガイドライン作成委員会（編）．がん患者の呼吸器症状の緩和に関するガイドライン2016年度版，金原出版，東京，2016: p.77
20) Bauswein C et al. Non-pharmacological interventions for breath-lessness in advanced stages of malignant and noon-malignant disease. Cochrane Database Syst Rev 2008 (2): CD005623
21) Schwartzstein RM et al. Cold facial stimulation reduces breathlessness induced in normal subjects. Am Rev Respir Dis 1987; **136**: 58-61
22) 森田達也．終末期の苦痛がなくならない時，何が選択できるのか？―苦痛緩和のための鎮静（セデーション），医学書院，東京，2017

3. 消化器症状

Essence 06

✲消化器症状の消化管閉塞のメカニズム・原因を知る.
✲消化器症状の緩和方法の知識と技術を理解する.
✲終末期がん患者の食事に対する苦悩を理解する.

消化器症状に対する苦痛とは

がんの進行とがんの部位などによって，食事に関する悩みが異なる.「第1部–第Ⅰ章–1. 看取りケアの基礎知識」のとおり，終末期になるにつれて，食事に伴う苦痛が増悪していく. 生存期間が約1ヵ月ころより，全身倦怠感，食欲不振，便秘などが起き，消化器症状は，がん終末期の特徴ともいえる.

食欲不振は，進行がん患者の約66%に認め，食事に関連した，吐き気(60%)，口腔乾燥(57%)，便秘(52%)，早期満腹感(51%)，嘔吐(30%)，が多くみられる[1].

がん患者の消化器症状のメカニズムと治療

悪心・嘔吐は，がん患者で，40〜70%と報告されている[2]. 悪心・嘔吐の主な原因は表1のとおりで，原因は，ひとつに限らず，複数が同時に存在することもある. 悪心の原因機序をアセスメントをすることで，治療や症状ケアの方針が明確になり，苦痛を緩和につながる.

1）消化管閉塞

がん患者における消化管閉塞の原因を表2[3]に示す.

消化管閉塞は，機械的イレウスと機能的イレウスの種類がある. がんに伴う機械的イレウスの例を図1に示す.

a. 制吐薬の使用

患者の悪心・嘔吐の原因や病態をアセスメントし薬剤の検討していく. 悪心・嘔吐に作用する薬剤(表3)[4]は，末梢性制吐薬と中枢性制吐薬に大別される.

末梢性制吐薬は，消化管蠕動運動亢進薬であり，表3のとおりに，それぞれの受容体に拮抗する働きがあるため，悪心・嘔吐の原因機序に関連している受容体に合わせて薬剤の選択をしていく. がんの初期診断時に病状が進んでいたり，死や自分の病状への不安や恐怖より，消化性潰瘍が原因に伴う悪心・嘔吐が出現していることもある. その他，がん性疼痛の緩和目的で

表1 がん患者における悪心・嘔吐の原因

		原因
化学的	薬物	オピオイド,ジゴキシン,抗けいれん薬,抗菌薬,抗真菌薬,抗うつ薬(SSRI,三環系抗うつ薬),化学療法
	悪心・嘔吐の誘発物質	感染(エンドトキシン),腫瘍からの誘発物質
	代謝異常(電解質異常)	腎不全,肝不全,高カルシウム血症,低ナトリウム血症,ケトアシドーシス
消化器系	消化管運動の異常	腹水,肝腫大,腫瘍による圧迫,腹部膨満,がん性腹膜炎,肝皮膜の伸展,尿閉,後腹膜腫瘍,放射線療法,早期満腹感
	消化管運動の低下	便秘,消化管閉塞
	消化管運動の亢進	下痢,消化管閉塞
	薬物による消化管への影響	消化管を刺激する薬物(アスピリン,NSAIDs),抗菌薬,アルコール,鉄剤,去痰薬
中枢神経	頭蓋内圧亢進	脳腫瘍,脳浮腫
	中枢神経系の異常	細菌性髄膜炎,がん性髄膜炎,放射線治療,脳幹の疾患
前庭系	心理的な原因	不安,恐怖
	薬物による前庭系への影響	オピオイド,アスピリン
	前庭系の異常	頭位変換による誘発(Ménière症候群,前庭炎),頭蓋底への骨転移,聴神経腫瘍など
その他	原因不明	

(日本緩和医療学会 緩和医療ガイドライン作成委員会(編).がん患者の消化器症状の緩和に関するガイドライン2011年度版,金原出版,東京,2011:p.17 [2]より許諾を得て転載)

表2 がん患者における消化管閉塞の原因

分類		主な原因
機械的閉塞	内腔閉塞	腫瘍,便秘・宿便,食物塊
	腸管外性	がん性腹膜炎,腹腔内腫瘍,腸管癒着
	絞扼性	腸間膜血管閉塞(まれ)
機能的閉塞		脊椎損傷,薬剤による麻痺性(オピオイド,抗コリン作動薬),後腹膜神経叢への浸潤による麻痺性,腹膜炎

(恒藤 暁.最新緩和医療学,最新医学社,大阪,1999,p.98 [3]を参考に著者作成)

使用されるNSAIDsの鎮痛薬の使用により消化性潰瘍が合併していることもある.経口オピオイド(モルヒネ製剤,オキシコドン,トラマドール)による悪心・嘔吐が原因になっていることもあり,その場合は,制吐薬の確認とオピオイドスイッチング(比較的悪心が少なく,経口投与を回避できる,フェンタニル貼付剤やフェンタニル口腔用錠剤,塩酸モルヒネ,塩酸オキシコドン,フェンタニル注射剤など)を行っていく.

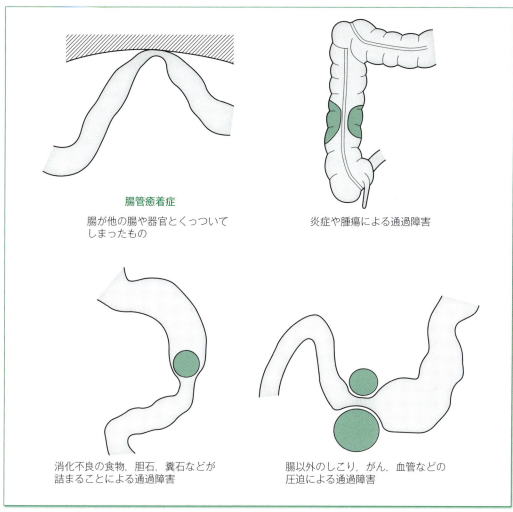

図1 がんに伴う機械的イレウス

> [制吐薬作用のある薬剤のピットホール]
> - ジプレキサ®：多次元受容体拮抗薬であるため，オピオイドによる悪心や食欲不振，不安，せん妄予防にも効果がある．さらに口腔内崩壊錠のため使用しやすいが，注意点として，糖尿病では禁忌のため血糖値を確認してから使用する．
> - リフレックス®：もともとは抗うつ薬であるが，不安や不眠，悪心のある抑うつ傾向でも適応がある．抑うつ傾向の患者に処方ができるという点も一般病棟では使いやすいが，患者自身が，効果を実感できない場合は，迅速に中止することも心にとどめておく．
> - 難治性の悪心の場合：ジプレキサ®，リフレックス®の使用を検討する．
> - プリンペラン®：消化管閉塞で蠕動が亢進している場合には使用しない．ノバミン®も合わせて，不安を訴えたらアカシジアを疑い中止する．

表3 制吐治療と症状緩和で使用される制吐薬

受容体・機序	病態	薬剤の分類	代表的薬剤	その他の薬剤
末梢性制吐薬				
末梢性の消化管蠕動亢進作用	消化管蠕動低下	消化管蠕動亢進薬	プリンペラン	ナウゼリン ガスモチン
中枢性制吐薬				
ドパミン受容体	オピオイドや尿毒症性物質が血流から直接化学受容体（CTZ）を刺激	ドパミン受容体拮抗薬	セレネース ノバミン	コントミン ヒルナミン
ヒスタミン受容体	脳転移などにより前庭神経が刺激	ヒスタミン受容体拮抗薬	トラベルミン	クロールトリメトン アタラックスP
ムスカリン受容体	腹部腫瘍など迷走神経から嘔吐中枢への刺激	ムスカリン受容体拮抗薬	ブスコパン	
セロトニン受容体	化学療法・放射線治療によるセロトニンの遊離	セロトニン受容体拮抗薬	ゾフラン	セロトーン ナゼア カイトリル
		多次元受容体拮抗薬（MARTA）	ジプレキサ	リスパダール（主にドパミンとセロトニン，SDA）
		ノルアドレナリン・セロトニン作動性抗うつ薬（NaSSA）	リフレックス	

（森田達也．緩和治療薬の考え方，使い方．中外医学社，東京，2014：p.113-114 [4]）を参考に著者作成）

2）がん悪液質

がんの進行に伴い，がん悪液質の病期によっては生命予後にも関係している[5]．がん悪液質は，複合的な代謝症候群で，骨格筋の減少を主とする．通常の栄養サポートでの改善は困難であり，進行性に消耗状態をきたす．進行がん患者の50％以上に起こる，食欲不振，体重減少，骨格筋の喪失，るいそう状態のことである．食事摂取の低下と代謝異常によるエネルギーや蛋白の喪失状態を引き起こす病態[6,7]で，「進行性の機能喪失にいたる骨格筋の減少に特徴づけられる症候群」のことである[8,9]．

看護ケア [10]

氷水・氷片：口渇が伴うこともあるため口腔内を湿らせるために，氷水での咳嗽や，口腔内で溶ける程度の大きさの氷片を準備する．

悪心・嘔吐時の対応：患者の背中をさすったり声かけをすることで，心理面の安心が保持できるように支援していく．

患者の嗜好に合わせ，好きなもの，食べやすいものを食べたいだけ食べるようにする．在宅の場合，好きな時間に，好きな場所で，好きなものを，好きな量だけ，好きな人と食べられ，飲酒も可能である．しかし，入院では，この条件を満たすことが難しい．可能な範囲で，好きな時間，場所，もの，量，いっしょに食べる人を調整することによって，たとえ，思うように

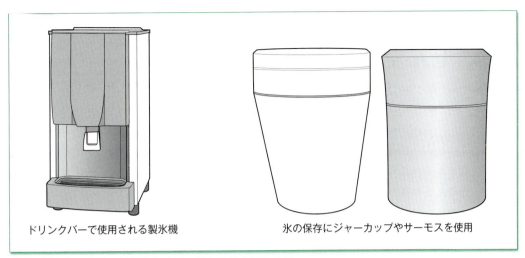

ドリンクバーで使用される製氷機　　　氷の保存にジャーカップやサーモスを使用

図2　緩和ケア病棟で使用される製氷機と氷片の保存の例

食べられなくても，満足感を得られることもある．

食べたいものあるいは食べられそうなものが何かを患者とともに探すことから始める．

心理的支援：患者に無理しないで，食べられそうなときに食べられるだけで十分であることを伝える．ご家族に，ご本人ががんによる自然の経過で食べたくても食べられない状況にあり，食べる量ではなく，食べられそうなものをおいしく食べられることに意識が傾くようにかかわる．

終末期の患者の口渇や食欲低下に対して，小指ほどの大きさで口腔内でちょうど溶けるような氷片をスプーンで介助してあげると喜ばれることもあり，看取りを経験するご家族にとっても最期を迎える患者へのケアとして達成感を感じることもある(図2)．

文献

1) Shoemaker LK et al. Symptom management: an important part of cancer care. Cleve Clin J Med 2011; **78**: 25-34
2) 日本緩和医療学会　緩和医療ガイドライン作成委員会(編)．がん患者の消化器症状の緩和に関するガイドライン 2011 年度版，金原出版，東京，2011: p.17
3) 恒藤　暁．最新緩和医療学．最新医学社，大阪，1999: p.98
4) 森田達也．緩和治療薬の考え方，使い方，中外医学社，東京，2014: p.113-114
5) 森田達也．緩和治療薬の考え方，使い方，中外医学社，東京，2014: p.112
6) Evans WJ et al. Cachexia: a new definition. Clin Nutr 2008; **27**: 793-799
7) Fearon K et al. Definition and classification of cancer cachexia: an international consensus. Lancet Oncol 2011; **12**: 489-495
8) 森田達也．緩和治療薬の考え方，使い方，中外医学社，東京，2014: p.130
9) Japanese Society for Palliative Medicine News Letter No.55（日本緩和医療学会ニューズレター May 2012：55「悪液質—What is cancer cachexia?」
10) European Palliative Care Research Collaborative Clinical practice guidelines on cancer cachexia in advanced cancer patients

4. せん妄

Essence 07

- せん妄のメカニズム・原因を知る．
- せん妄の緩和方法の知識と技術を理解する．
- 家族に対して事前にせん妄の説明する意義を知る．

せん妄の苦痛とは

　せん妄は，身体症状が引き金となって，急性に生じる意識障害を主体とした，精神や行動の障害（症状性あるいは器質性精神障害）である．せん妄診断は，2013年の米国精神医学会発行の『精神疾患の診断・統計マニュアル　第5版（DSM-5）』[1]を基準にしている（表1）[2]．

　せん妄は，せん妄自体が患者に苦痛を与えたり，身体症状のコントロールが困難になるだけではなく，コミュニケーション障害，セルフケア不足，日常生活の制限（栄養状態の悪化，便秘・下痢，電解質異常など），失禁，尿路感染，廃用症候群，記憶障害，興奮，不安，恐怖などの精神的諸問題，転倒・転落などの身体の危険，チューブ類の抜去などによる身体状態の悪化，

表1　DSM-Ⅴ診断基準

DSM-Ⅴ診断基準	臨床場面で現れる症状
A．注意障害（注意の方向づけ，集中，維持，転換する能力の低下）意識の障害（環境に対する見当識の低下）	○会話のつじつまが合わない ○ベッドの周囲が乱雑で整頓できない ○声をかけないとすぐに眠ってしまう ○きょろきょろと落ち着かず目がおよぐ
B．出現時期（通常数時間〜数日，日内変動あり）	○日中は会話が成立していたが，夕方からそわそわと落ち着かなくなる ○夜になると「家に帰る」と繰り返す，トイレに頻回に行く ○点滴のルートを絡ませてしまう・抜いてしまう
C．認知の障害を伴う（記憶欠損，失見当識，言語，視空間認知，知覚）	○直前のことを思い出せない ○同じ質問を繰り返す ○病院と家が混在している ○誤解（物音を聞いて「知人が来ている」） ○錯覚（天井の模様をみて「虫がいる」） ○幻覚（人がいない場所に「人がいる」） ○時間，場所，人物を間違える
D．病歴，身体診察，臨床検査所見の異常	○症状の出現前後に，感染や脱水などの変化がみられる ○症状の出現前に薬剤を変更している

（日本サイコオンコロジー学会（監修），小川朝生，内富庸介（編）．ポケット精神腫瘍学―医療者が知っておきたいがん患者さんの心のケア，創造出版，東京，2014: p.63 [2]）を参考に著者作成）

苦痛や負担も生じる．

　緩和ケア病棟入院後から永眠までの前向き研究では，入院時はせん妄を42％に発症し，全身状態の悪化に伴い発症率が高くなり，死亡直前には88％に発症している[3]．

がん患者のせん妄のメカニズムと治療

　せん妄は，準備因子，誘発因子，直接因子に分け要因を検討する（図1）．

　準備因子は，高齢，脳梗塞の既往などの臓器質病変や認知症など，脳機能低下をきたしやすい個人の特性のことである．誘発因子は，環境変化，痛みなどの症状であり，これ自体はせん妄を発症しないが，せん妄を発症した場合にせん妄を促進・重篤化・遷延化する．直接因子は，がん性髄膜炎，転移性脳腫瘍などの脳神経伝達を阻害するものや，低酸素，電解質異常，栄養障害，薬剤などせん妄の発症を引き起こす直接の原因となる身体的要因を示す．せん妄のマネジメントは，①原因疾患の同定と治療，②薬物療法である．

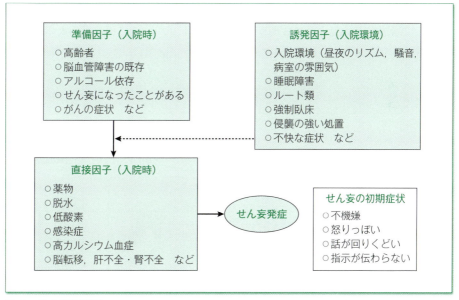

図1　せん妄の要因

1）原因疾患の同定と治療

　せん妄の原因となる薬剤は，オピオイド，向精神薬（睡眠薬，抗うつ薬，抗不安薬），抗アレルギー薬，副腎皮質ステロイドなどである．

［対処法］
　　○治療可能な原因を除去していく．
　　○脱水の補正，電解質補正で改善されることも多い．
　　○痛みに関する薬剤は安易に中止せず，活性代謝物の蓄積が少ない薬剤（たとえば注射剤，

貼付薬など）にオピオイドスイッチングしていく．

2）薬物療法

抗精神病薬（メジャートランキライザー）は，鎮静効果が強く，主に統合失調症や躁病などに用いられる．代表的薬剤（対症療法）は，ハロペリドール（セレネース®），非定型抗精神病薬（錐体外路症状の出現頻度が低い）は，リスペリドン（リスパダール®），オランザピン（ジプレキサ®），クエチアピン（セロクエル®）などである．

看護ケア

せん妄は，がんの進行や身体的な負担により，脳の活動が阻害された意識障害である．せん妄により家族やケア提供者との関係が崩れることもある．そのため，患者や家族と十分なコミュニケーションを図りつつ，患者にとって安心できる環境や接し方が重要である．

ご家族に協力を依頼し，静かな環境の配慮や，病室にカレンダーや時計を置いたり，家で使用していた親しみのある物（ご家族の写真，趣味，衣類など）を取り入れる工夫も有効である（図2）．ご家族向けのせん妄の説明が記載されたパンフレット［例：岡山大学病院　精神科リエゾンチームの作成など，http://www.okayama-u.ac.jp/user/hos/141206_senmou.pdf（最終アク

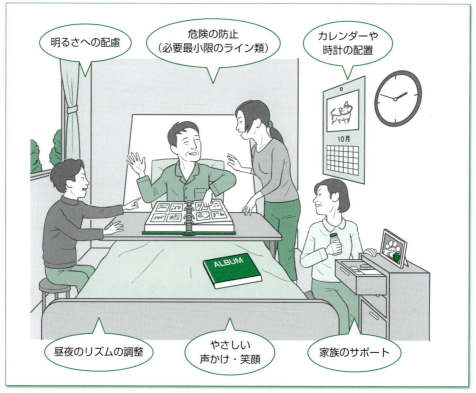

図2　環境調整の例

表2　せん妄パンフレットの使用に関する家族の知識・つらさの変化

	対照群	パンフレット使用群	p
知識			
痛みのために発症した	60%	32%	< 0.001
自然な亡くなる経過	31%	61%	< 0.001
薬剤が原因	41%	32%	0.40
つらさ			
とてもつらい	32%	27%	0.78

（文献4, 5を参考に著者作成）

セス2017年11月1日）］を用いて説明する配慮も検討していく．大谷（2013, 2014年）[4,5]は，219人の家族に対して，医師がせん妄に関する家族向けのパンフレットを用いてせん妄に関する説明を行うことで，80％以上の家族が有用であり，多くの家族は，「亡くなる過程を理解できた」「患者の体の状態がわかった」「お別れの準備をすること」に役立ったと回答している（表2）．

文献

1) American Psychiatric Association. Diagnostic and Statistical Manual of Mental Disorders, Fifth Edition (DSM-5), American Psychiatric Association, 2013
2) 日本サイコオンコロジー学会（監修），小川朝生，内富庸介（編）．ポケット精神腫瘍学—医療者が知っておきたいがん患者さんの心のケア，創造出版，東京，2014: p.63
3) Lawlor PG et al. Delirium at the end of life:critical issues in clinical practice and research. JAMA 2000; **284**: 2427-2429
4) Otani H et al. Usefulness of the leaflet-based intervention for family members of terminally ill cancer patients with delirium. J Palliat Med 2013; **16**: 419-422
5) Otani H et al. Effect of leaflet-based intervention on family members of terminally ill cancer having delirium: historical control study. Am J Hosp Palliat Care 2014; **31**: 322-326

5. 苦痛緩和のための鎮静

Essence 08
- 死が近づいた患者の身体的・心理的苦痛の安寧について理解する．
- 苦痛緩和のための鎮静について理解する．
- 鎮静を実施されている患者の家族の気持ちを理解する．

鎮静を検討する苦痛とは

　治療抵抗性疼痛と呼ばれる症例は，患者が薬剤に抵抗感があったり，思うように薬剤の効果が発揮できなかったり，痛みの原因が明確にならなかったり，考えられるだけすべての治療を実施しても患者の症状緩和の目標まで到達できず満足が得られなかったり，いろいろな状況がある．耐え難い苦痛は，せん妄，呼吸困難，倦怠感，痛みなどであり，単独では適応にならないが，不安，恐怖，希望のなさ，無価値観，心理・実存的苦痛（特定できない苦痛）などもあげられる．苦痛緩和のために行われる鎮静は，「①患者の苦痛緩和を目的として患者の意識を低下させる薬剤を投与すること，あるいは，②患者の苦痛緩和のために投与した薬剤によって生じた意識低下を意図的に維持すること」とされている[1]．鎮静と安楽死の違いを表1に示す．

表1　鎮静と安楽死の違い

	鎮静	安楽死
意図	苦痛緩和	患者の死亡
方法	苦痛が軽減される最小限の鎮静薬の投与	致死量の薬物の投与
望ましい結果	苦痛緩和	患者の死亡
望ましくない結果	患者の死亡	患者の生存

鎮静の方法

　日本緩和医療学会による鎮静に関するガイドラインでは，鎮静は，鎮静様式および鎮静水準によって分類されている（表2）[1]．
　終末期の深い持続的鎮静は，開始すると，最期まで言語的コミュニケーションができなくなることもあるため，行う要件として，①医療者の意図，②患者・家族の意思，③患者の状態と予測される益および害からみた相応性，④医療チームの合意が得られた安全性の4点を考慮する．

表2 鎮静の分類

【鎮静様式（長さ）】
- 持続的鎮静：中止する時期をあらかじめ定めずに，意識の低下を継続する鎮静
- 間欠的鎮静：一定期間意識の低下をもたらしたあとに薬剤を中止・減量して，意識の低下しない時間を確保する鎮静

【鎮静水準（深さ）】
- 深い鎮静：言語的・非言語的コミュニケーションができないような，深い意識の低下をもたらす鎮静
- 浅い鎮静：言語的・非言語的コミュニケーションができる程度の，軽度の意識の低下をもたらす鎮静

（日本緩和医療学会 緩和医療ガイドライン作成委員会（編）．苦痛緩和のための鎮静に関するガイドライン2010年版，金原出版，東京，2010: p.16 [1]より許諾を得て転載）

①医療者の意図
1) 医療チームが（鎮静の）意図が苦痛緩和であることを理解している．
2) 鎮静を行う意図（苦痛緩和）からみて相応の薬物，投与量，投与方法が選択されている．

②患者・家族の意思
1) 患者
(1) 意思決定能力がある場合：必要十分な情報を提供されたうえでの明確な意思表示がある．
(2) 意思決定能力がないとみされた場合：患者の価値観や以前の意思表示に照らして患者が鎮静を希望することが十分に推測できる．

③患者の状態と予測される益および害からみた相応性
患者の状態（苦痛の強さ，ほかに苦痛緩和の手段がないこと，予測される生命予後），予測される益（苦痛緩和），および，予測される害（意識・生命予後への影響）からみて，とりうるすべての選択肢のなかで，鎮静が最も状況に相応な行為であると考えられる．
1) 耐え難い苦痛があると判断される．
2) 苦痛は，医療チームにより治療抵抗性と判断される．
3) 原疾患の増悪のために，数日から2～3週間以内に死亡が生じると予測される．

④医療チームの合意が得られた安全性
1) 医療チームの合意がある，多職種が同席するカンファレンスが望ましい
2) 意思決定能力，苦痛の治療抵抗性，および，予測される患者の予後について判断が困難な場合には，適切な専門家（精神科医，麻酔科医，疼痛専門医，腫瘍専門医，専門看護師など）にコンサルテーションされることが望ましい
3) 鎮静を行った医学的根拠，意思決定過程，鎮痛薬の投与量・投与方法などを診療記録に記載する（表3）．

看護ケア

鎮静は，意図的に意識レベルを低下させるため，会話ができなくなるため，患者や家族の意思決定の負担感も強い．遺族調査結果，鎮静後の家族の満足度に関して，78％は満足していたが，25％の遺族が強い精神的苦痛を経験していた（表4）[2]．

表3　鎮静に用いられる薬剤：持続的鎮静に用いられる薬剤

投与薬剤	投与量	投与経路	利点	欠点
ミダゾラム（ドルミカム®）*	投与開始量は，0.2～1mg/時間 投与量は，5～120mg/日 （通常20～40mg/日）	静脈，皮下	抗けいれん作用，短作用時間，拮抗薬が存在する，用量依存性の鎮静効果	耐性，離脱症状，舌根沈下，呼吸抑制

間欠的鎮静に用いられる薬剤：ミダゾラム（ドルミカム®）*，フルニトラゼパム（サイレース®）*，フェノバール，セニラン坐薬，ダイアップ坐薬，ワコビタール坐薬など
*：適応外使用

表4　鎮静を受けた患者の家族のつらさとケアの満足感

	満足	つらさ
患者の苦痛が緩和されなかった	− 0.38	0.26
情報提供が不十分であった	− 0.58	
鎮静が清明予後を短縮すると感じた	− 0.22	
ほかの緩和ケア方法があると思った	− 0.23	
決定に関する責任が負担だった		0.16
医療者に気持ちを汲み取ってもらえなかった		0.25
患者の状態の変化に心構えができていなかった		0.19

(Morita T et al. J Pain Symptom Manage 2004; 28: 557-565 [2]より引用)

　鎮静の開始後は，家族の予期悲嘆に配慮し，患者の尊厳を尊重したケアを行うようにする．鎮静開始する前に，患者が大切にしていた日常生活，たとえば，趣味の音楽鑑賞，女性ならばスキンケアや保清の継続をし，ベッド周囲や窓やカーテンなどゆっくり休める環境に細心を配る．眠っている患者に対して，ご家族がどのように接してよいのかわからないこともあるため，手を握る，さする，タッチするなど，患者と家族がいっしょに過ごせる場に配慮していく．

　鎮静を検討する場面では，現行の方法では苦痛緩和が図れていないことも多く，医療を受ける患者，患者の家族，医療スタッフの間にそれぞれの価値観や価値判断の違いから生じる問題が潜み，倫理的問題が潜んでいる場合もある．その場合，今現在，どのようなことが問題なのかを把握するために，症例検討シートや鎮静検討シートなどを用いて[3～6]，医学的適応，患者の意向，QOL，周囲の状況，状況の問題点を整理する．

文献

1) 日本緩和医療学会　緩和医療ガイドライン作成委員会（編）．苦痛緩和のための鎮静ガイドライン2010年版，金原出版，東京，2010: p.16
2) Morita T et al. Family experience with palliative sedatin therapy for terminally illcancer patients. J Pain Symptom Manage 2004; **28**: 557-565
3) Josen AR et al. Clinical Ethics: A Practical Approach to Ethical Decision in Clinical Medicine, 5th Ed, McGraw-Hill, New York, 2002: p.12
4) Albert R. Jonsen, Mark Siegler, William J. Winslade．臨床倫理学—臨床医学における倫理的決定のための実践的なアプローチ，第5版，赤林　朗ほか（監訳），新興医学出版社，東京，2006: p.261-262
5) 木村利人．看護に活かすバイオエシックス—よりよい倫理的判断のために，学習研究社，東京，2004: p.54-55
6) サラ T. フライ，メガン-ジェーン・ジョンストン．倫理の原則．看護実践の倫理—倫理的意思決定のためのガイド，第3版，片田範子，山本あい子（訳），日本看護協会出版会，東京，2010: p.28-33

Ⅲ. 疾患別にみる看取り期の特性
1. がん

Essence 09
- いろいろな人生の終わり方のパターンを知る．
- 死が近づいた患者の身体の変化を知る．
- 最期を看取るまでの4つの時期を理解する．

疾患の特徴

人の死や終末期までのプロセスは，おおむね4つのパターンに大別できる(図1)．

1) 突然死，予期せぬ原因[1]

心筋梗塞や交通事故など救命救急が要請されるような事態，健康な状態から突然起こる死がこのパターンである．家族は突然の死に対して，心の準備ができていないため，死別後のケア

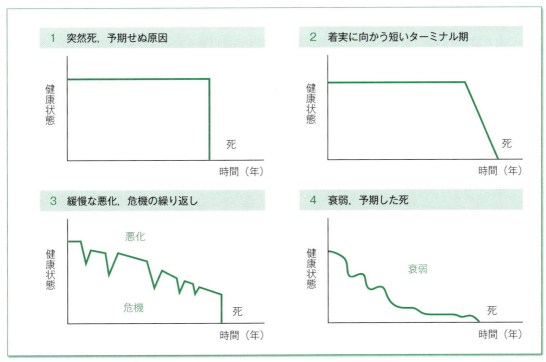

図1　人生の終わり方のプロセスのパターン

が必要となる．

2）徐々に死に向かう短いターミナル期[1]

死亡の数週間前まで機能は保たれ，以降急速に低下するような状況である．典型はがん疾患で，全身状態が急激に悪くなる直前までは，慢性的な経過をたどり時間も比較的長い状況である．亡くなる数週間前まで，患者のADLは自立しており，自分で食事やトイレに移動することができる．認知機能も維持されているが，死亡の2週間前ころよりあらゆる機能が急激に低下する[2]．死が迫っていることがわかりやすいため，患者・家族ともに物理的・精神的な準備がしやすい反面，死が迫っていることを認識するために苦悩も大きい．

3）緩慢な悪化，危機の繰り返し[1,2]

時折，重症化しながらも長い経過のなかで，全身状態や機能が低下していく状況である．心・肺・肝・腎などの慢性疾患の経過では，このパターンを示すことが多い．重症化した際に，回復するかどうかの見通しがわからず，死が迫っているかどうかの判断が難しい．重症化のたびに身体の機能が低下するため，どの時点で積極的な治療を中止したり差し控えたりするかの判断が難しい．さらに，長い経過で，入退院を繰り返すため，経済的な問題や家族の介護負担などの問題を生じる．

4）衰弱，予期した死[2,3]

長い経過のなかで，徐々に機能が低下する状況である．老衰や認知症などがこのパターンを示す．疾患や身体の諸機能の低下が年単位で進行し，死がいつ訪れるのかわかりにくい場合がある．このパターンの場合，患者は認知機能の低下がみられることが多く，食べられなくなったり誤嚥性肺炎になったりし，家族が医療処置や治療の選択を迫られる．このパターンでは，死までの経過は疾患や状況によっても異なる．

看取りに向かう変化（体調，生活力）

恒藤（1996年）らは，ホスピスに入院するがん患者206人を調査対象とし，「主要な身体症状の出現からの生存期間」を報告（第1部–第Ⅰ章–1「看取りのケアの基礎知識」参照）している（図2）[4]．患者は死が近づくとともに複数の苦痛症状を体験する．死亡2週間前に多くみられる苦痛症状として，食欲不振，全身倦怠感，痛み，便秘，不眠があげられる．それらに伴い，移動や排泄，食事などの生活行動を自力で行うことが困難になる（図3）[5]．

看取りの予兆

最期を看取るまでの段階を4つの時期で述べる．終末期前期は，予後が6ヵ月～1ヵ月（月単位）の期間，終末期中期は，予後が，月～週単位の期間，終末期後期は週～日単位の期間とし，

1. がん

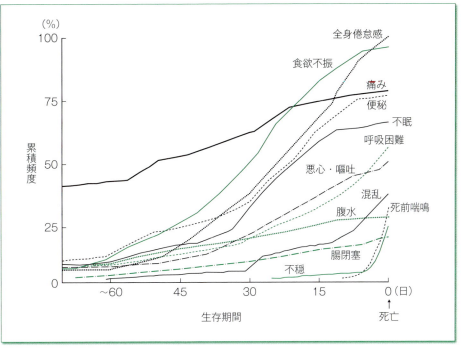

図2 主要な症状の出現からの生存期間
（恒藤 暁ほか. ターミナルケア 1996; 6: 486 [4]）を参考に著者作成）

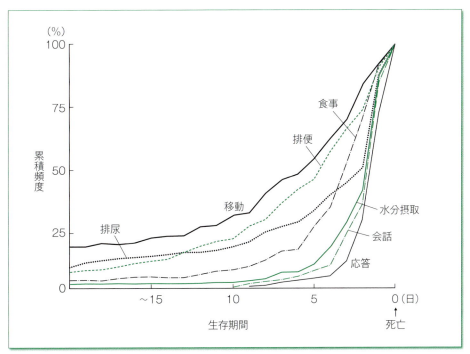

図3 日常生活動作の障害の出現と生存期間（淀川キリスト教病院ホスピス）
（淀川キリスト教病院ホスピス（編）. 緩和ケアマニュアル, 第5版, 最新医学社, 大阪, 2007: p.3 [5]) より引用）

臨死期とは明確な定義はないが，予後数日以内の時期である．特に，【ターミナル後期　週～日単位】は，がん終末期患者は，身体症状の悪化で思うように身体を動かせず，ADLや移動は歩行から車いすあるいはベッド上での生活が中心になる．また，意識レベルについても，徐々に低下，眠っている時間が長くなる．意識レベルの低下や入眠時間の延長がみられ，定時薬が時間どおりに内服することが困難になったり，嚥下機能の低下や経口摂取量が減少し，薬自体の内服が困難な場合も多い．

文献

1) Field MJ, Cassel CK. Approaching death: Improving care at the end of life. [Report of the Institute of Medicine Task Force], National Academy Press, Washington DC, 1997
2) 池上直己．緩和ケアの基本課題．ホスピス・緩和ケア白書2008，日本ホスピス・緩和ケア研究振興財団「ホスピス緩和ケア白書」編集委員会（編），日本ホスピス・緩和ケア研究振興財団，2008: p.1-5
3) Lunney JR et al. Patterns of functional decline at the end of life. JAMA 2003; **289**: 2387-2392
4) 恒藤　暁ほか．末期がん患者の現状に関する研究．ターミナルケア1996; **6**: 486
5) 淀川キリスト教病院ホスピス（編）．緩和ケアマニュアル，第5版，最新医学社，大阪，2007: p.3

2. 心不全

> **Essence 10**
> - 慢性心不全の病みの軌跡は，急性増悪と寛解を繰り返しながら終末期にいたり，末期の段階から最期にいたるまでの時間的経過や症状の出現には個別性がある．
> - 呼吸困難・倦怠感といった心不全に特徴的な症状から，徐々に体動困難となり食欲低下をきたし最期にいたる場合が多い．
> - 心不全患者の予後や死の可能性についてのコミュニケーションは，希望と現実のバランスをとることを意識したコミュニケーションを行うことが重要である．

疾患の特徴

　慢性心不全の病みの軌跡は，がんとは異なり急性増悪と寛解を繰り返しながら比較的急速に終末期にいたる（図1）とされているが，治療抵抗性の末期の病期である慢性心不全 Stage D から最期にいたるまでの時期は，基礎心疾患，不整脈や感染症などの合併症の有無などにより，数週から年単位と個別性があり，がんのような月単位，週単位の予後予測は困難である．末期になると高頻度にみられる心不全に特徴的な症状は，主に心筋の収縮力の低下，心拍出量の低下による呼吸困難，全身倦怠感や身の置きどころがないといった難治性の症状が生じやすい．そして，時間経過とともに徐々に多臓器不全の状態に陥り，体動困難，経口摂取困難をきたし，最期を迎えることが多い．

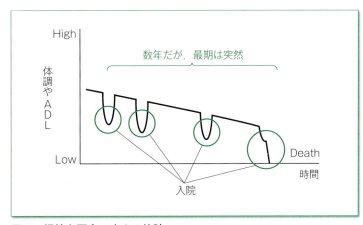

図1　慢性心不全の病みの軌跡
（Lunney JR et al. JAMA 2003; 289: 2387-2392 を参考に著者作成）

しかし，致死的不整脈，感染により急激に最期を迎えるケースなどもあり，症状の出現には個別性がある．そして，心不全終末期の症状マネジメントは，がんとは異なり，強心薬や利尿薬といった心不全治療薬が症状緩和としての意味を持つため，最期まで心不全治療が緩和ケアと併行して行われることが特徴である．

看取りの具体的ケア

1）身体的ケア

a．呼吸困難

　肺うっ血の所見があれば利尿薬の調整を行い緩和に努めるとともに，塩酸モルヒネを5mg/日の静脈注射あるいは皮下注射で開始し，患者の症状に応じて増量する．安静時の呼吸困難が強い場合には1時間量早送りとし，有害事象や傾眠傾向が認められない場合には，24時間毎に1.5倍まで増量を検討する．ASV（adaptive servo-ventilation：マスク式人工呼吸器の一種）などの陽圧呼吸療法を導入している患者は，呼吸困難緩和目的で使用することもある．

　非薬物療法としては，ファーラー位などの安楽な体位の工夫，連続動作を回避といった身体の消耗を最小限にした日常生活援助，患者が希望する温度・湿度の調整，三叉神経の第2・3領域の刺激効果を期待して顔に冷気の流れをつくるなどの工夫を行うとともに，不安の緩和や足浴，マッサージなどのリラクセーションや気分転換を行う．

b．倦怠感

　倦怠感は，最も難治性の症状であるが，安易に鎮静を行うのではなく，回復可能因子の検索と介入を行うことが推奨されている．回復可能因子には，利尿薬による利尿過多，低カリウム血症，睡眠障害，うつ，貧血，運動脱調節などがあり，介入を検討する．回復可能因子に対する介入を行っても効果が得られない場合には，鎮静を検討する．検討の際には，患者・家族に目的と会話が困難になる可能性について説明し希望があれば，間欠的鎮静・浅い鎮静から開始する．患者の苦痛緩和と意識の維持のバランスを患者・家族と相談し，鎮静深度の目標を設定し，毎日評価を行うことが肝要である．

c．日常生活の変化

　終末期に近づいてくると臥床時間が増加し体動が困難となり，徐々に食べられなくなってくる．心不全患者は体液貯留をきたしている患者が多く，悪液質や栄養状態の低下が全身浮腫を助長し皮膚が脆弱になりやすいため，不要な圧迫や損傷を避け，愛護的なケアを行い，褥瘡などの二次的合併症を予防することが重要である．また，終末期はエネルギー代謝が効果的に行われず栄養管理目的の輸液のメリットは望めず，浮腫や胸水，腹水の増加により患者の苦痛を増大させる可能性があるため輸液の減量を検討するとともに，経口摂取が可能であれば患者が希望する食べたいものの持ち込みを許可することも検討する．また，すべての薬剤の見直しを行い，症状緩和に関与しない薬剤の中止を検討し，最期の時間を安らかに過ごせるように調整する．

2) コミュニケーション

　心不全患者の予後や死の可能性についてのコミュニケーションは,がん患者の場合よりも複雑である.その理由として,心不全患者の予後予測は難しいこと,不確かな現実に直面すると患者は論理的な意思決定に従おうとしないこと,急性増悪と寛解を繰り返しながら経過する心不全の特性から,心不全患者のほとんどは,病期や予後についての情報について知らされていないため,自分の病期を理解していない場合が多いことなどがあげられる.このような経過の特性から,予後に対するコミュニケーションにおいて患者・家族は希望と現実のバランスをとることを要求している.このような状況で勧められるのが,「Hope for the best and prepare for the worst」の考え方を活用したコミュニケーションである.今後も最善を尽くすことを保証したうえで,最悪の時期に備えた準備が必要な時期であることを伝えることで,希望と現実のバランスをとることができる.そして,どのように現状を認識しているのかを確認し,そして,現在の関心と最も恐れていることを尋ねることで会話を進める糸口となる(Ask-tell-Ask アプローチ).

　そして,終末期が近づいてくると,多くの家族は具体的に何が起こるのか知りたいと考えており,亡くなるまでの自然経過の説明,どのように患者と接したらよいか,医療者から説明して欲しいと考えている.したがって,看護師は,病状や日々の経過を説明するとともに,意識レベルが低下してきても手を握ること,意識がないようにみえても患者には聞こえていると考えて声をかけるように伝えること,食事ができなくなった患者に綿棒や氷片を活用して水を口にする方法など患者に役立つケアを教えること,そして,家族のケアがうまくできていると声をかけ,家族の労をねぎらうことは,家族がよいグリーフケアであったと認識している実践であり,心不全患者の悲嘆ケアのひとつとして活用することが望ましい.

文献

[参考文献]
a) 2008-2009 年度合同班研究会報告:循環器病の診断と治療に関するガイドライン.循環器疾患における末期医療に関する提言,2010
b) 大石醒悟ほか.心不全の緩和ケア―心不全患者の人生に寄り添う医療,南山堂,東京,2014
c) Lehman R et al. Heart Failure and Palliative Care: A Team Approach, CRC Press, 1998

3. 腎不全

> **Essence 11**
> - 痛みや吐き気，呼吸困難感，不安などがよくみられる．
> - 薬物療法や単回の透析療法で，症状コントロールは比較的可能である．
> - 維持透析を中止すると1週間前後，透析を開始しないと1ヵ月から1年前後の予後といわれている．

疾患の特徴

慢性腎臓病（chronic kidney disease：CKD）は，腎機能が高度に低下した末期腎不全状態になると，腎代替療法を行わない限り確実に死にいたる疾患である．腎機能は血中クレアチニン値と年齢，性別から計算する推定糸球体濾過量（estimated：eGFR）によって評価され，eGFR≦15くらいになると悪心や倦怠感などの尿毒症症状が出現する．CKDが原因の終末期は，医学的理由もしくは本人の希望で維持透析（血液透析，腹膜透析ともに）を継続しなくなるケースが大半である．医学的理由としては，循環動態が維持できなくなったり，血管アクセスがなくなり血液透析の継続が難しくなったときが多い．本人の希望としてはほかの疾患の終末期の場合に身体的苦痛などを考えて維持透析を終了する（もしくは開始しない）選択をするケースなどである．透析を導入しない場合の予後は報告が少ないが，維持透析を終了した場合の予後は，1週間前後と報告されている[3,4]．

透析を導入せずに亡くなったCKD Stage 5の患者の死亡1ヵ月前の症状を表1に示す．

看取りの具体的ケア

1）身体的ケア

終末期の症状とケアについて主なものを記載する．

a. 痛み

長期透析患者の透析アミロイドーシスによる骨関節の痛みや筋力低下からくる筋肉痛，不安や精神的なつらさから痛みを感じるケースもある．痛みは麻薬を含む鎮痛薬が多くの患者に効果的であることがわかっており，WHOの除痛ラダーなどに則り治療する．

b. 倦怠感

倦怠感には，うつや不眠，低栄養，貧血，薬の副作用が関係している場合もあり，睡眠状態や血液データなど原因を特定し，可能な限り除去することが重要である．

表1 透析非導入時の死亡1ヵ月前の症状と深刻さ

		全体のうちの頻度（%）	
		症状がある	症状がつらかった
一般的な項目	倦怠感	86	69
	瘙痒感	84	43
	眠気	82	43
	息切れ	80	53
	集中力の低下	76	45
	痛み	73	41
	食欲不振	71	37
	四肢のむくみ	71	35
	口の渇き	69	20
	便秘	65	10
	吐き気	59	14
心理社会的な症状	不安	78	22
	悲しい気持ちになる	65	20
	神経質になる	55	6
	イライラする	49	18
腎関連症状	レストレスレッグ	65	12
	筋肉のけいれん	61	16
	骨・関節痛	57	24
	乾燥肌	51	14
	筋肉痛	49	12
	胸の痛み	28	6
	頭痛	12	0

$n = 49$
（Murtagh F et al. Clin J Am Soc Nephrol 2011; 6: 1580-1590 [1] のTable 2～4を参考に著者作成）

c. 吐き気

尿毒症からくる吐き気に対しては，制吐薬の使用も効果的といわれている．また清涼感のある口腔ケア剤や生姜のように悪心に効果がある食品を用いることもある．

d. 食欲不振

尿毒症やドライマウス，味覚障害，胃の機能不全などで起こり，味覚障害や胃の機能不全は薬物投与で改善する．ドライマウスは薬の副作用が原因となっていることもあり，人工唾液が使用される．一方，終末期には自然な食欲低下が起こることで尿毒素や体液量の貯留が悪化せず，ほかの苦痛症状が軽くなることもあるため総合的に検討する必要がある．

e. 呼吸困難・息切れ

体液量過剰や低栄養によるむくみ，肺水腫が原因となることが多く，不安とも強く関係する．栄養状態の改善や塩分制限，利尿によって体液量の調整を図ったり，補液などの投与量を検討することも必要である．ケアとして体位の工夫やマッサージも有効である．苦痛が強い場合には単回の透析で除水を行うことが有効との報告もある．

f. 不安や抑うつ

死に対する恐怖や痛みなどの症状から多くの患者でみられ，尿毒症で抑うつ状態となることもある．不安は痛みや呼吸困難感を増強させることも知られており，身体症状のコントロールと合わせて精神安定薬などを使用することもある．マッサージやリラクセーション，アロマテラピーなどのケアも効果的である．

2) コミュニケーション

a. 透析治療中止，開始しないという意思決定のポイント

尿毒症により認知機能が障害されたり，うつ症状を合併したりすることが知られており，透析療法を開始しない選択を行う際には十分な注意を要する．維持血液透析の見合わせについては日本透析医学会から意思決定プロセスの提言[2]が出されているので参考にされたい．

b. コミュニケーションのポイント

本人の意思が確認できない場合，死に直結する透析中止の意思決定は家族にとって精神的な負担がとても強い．体液量や血液データなどを見ながら透析量や回数を徐々に減らすなど段階的な方法をとったり，医療チームとともに話し合いを繰り返しその過程を記録に残して振り返れるようにするなど，最善の方法を検討したことが家族にもみえるようにしておく工夫が望まれる．また，治療に対する直接の希望や意思でなくとも，生活に希望することや，「痛いのだけは避けたい」や「食べられることが幸せ」など治療に関連する意思を日々の記録などに残しておくことで，本人の意思推測の材料となりうる．

文献

1) Murtagh F et al. Trajectories of illness in stage 5 chronic kidney disease: a longitudinal study of patient symptoms and concerns in the last year of life. Clin J Am Soc Nephrol 2011; **6**: 1580-1590
2) 日本透析医学会．維持血液透析の開始と継続に関する意思決定プロセスについての提言．日本透析医学会雑誌 2014; **47**: 269-285
3) Cohen LM et al. Dialysis discontinuation and palliative care. Am J Kidney Dis 2000; **36**: 140-144
4) Chater S et al. Withdrawal from dialysis: a palliative care perspective. Clin Nephrol 2006; **66**: 364-372

[参考文献]

a) Raghavan D et al. Conservative care of the elderly CKD patient: a practical guide. Adv Chronic Kidney Dis **23**: 51-56, 2016

4. 神経疾患（ALS，パーキンソン病，脳卒中）

Essence 12

✿ 神経難病では，症状進行に随伴した疼痛，呼吸困難の増強，および意思伝達の困難がある．
✿ 上記に起因した精神的苦痛の増強がある．
✿ 合併症による急激な状態変化のおそれがある．

疾患の特徴（表1）

1）筋萎縮性側索硬化症（amyotrophic lateral sclerosis：ALS）

　筋肉痛の持続や筋力低下などの初期症状から始まる．診断の困難さから確定診断にいたるまで時間を要する場合が多く，また進行も比較的速いために確定診断がついたときには歩行困難となっている場合がある．筋肉の萎縮は全身にまで及び，多くは発症から2～3年以内に嚥下障害や呼吸障害をきたすため，気管切開の選択や人工呼吸器装着の選択など種々の自己決定をする必要が出てくる．人工呼吸器を装着した場合は，10年以上生存することもあるが，その間も症状は進行する．口輪筋や眼瞼挙筋は比較的最後まで残存するが，終末期には表情筋の運動も困難となる．

2）パーキンソン病（Parkinson's disease：PD）

　手指の振戦や歩行時の躓きなどの初期症状から始まり，全身の筋肉のこわばりなど動作が緩慢になり徐々に日常生活に支障をきたすようになる．抗パーキンソン病薬の使用により進行を遅らせられるが，症状の進行や薬の副作用によりうつ症状や嚥下困難などが現れ始めADLが低下する．終末期は認知症の発症などによりコミュニケーションをとることが困難になる場合が

表1 死亡前1ヵ月の特徴的な症状

ALS	呼吸困難	気道分泌物の喀出困難および呼吸筋麻痺により増強
	疼痛	筋萎縮および体動困難による全身の苦痛
	意思伝達困難	文字盤や口文字なども困難
パーキンソン病	悪性症候群	休薬・断薬による症状の急激な悪化，脱水
	精神症状	認知機能の低下，意識障害
脳卒中	誤嚥性肺炎，転倒など	

あるほか，抗パーキンソン病薬の休薬による悪性症候群により，全身状態が悪化する．

3）脳卒中（脳血管障害）

　激しい頭痛や意識低下，麻痺の出現など突然発症する．発症直後の急性期では，再発や脳ヘルニアなどの合併症により全身状態が改善しないまま発症から短期間で終末期を迎える場合がある．急性期を脱したあとは血圧コントロールや血栓予防などの再発予防の治療は継続され，誤嚥性肺炎など後遺症に起因する疾患などの増悪や寛解を繰り返すことによって徐々にADLが低下していく．後遺症による合併症を併発するまでは，神経難病とは異なり死亡前1ヵ月の特徴的な症状はないが，高齢者で誤嚥性肺炎などを発症した場合には急激に全身状態が悪化するおそれがある．

看取りの具体的ケア

1）身体的ケア

　ALSでは呼吸困難の増強に伴い不安や焦燥も増強するため，特に気管切開人工呼吸（tracheostomy ventilation：TV）の装着を希望していない場合には，呼吸筋麻痺による呼吸困難に対する身体的・精神的ケアが中心となる．CO_2ナルコーシスになると呼吸困難を生じない場合もあるが，呼吸困難の増強に従い鎮静薬や酸素投与が行われる．さらに，ALSでは感覚障害は伴わないため気道分泌物の貯留や体動困難に起因する諸々の苦痛を生じる．このため排痰ケアや筋肉や関節のマッサージなど患者の苦痛に合わせたケアを患者の要望に合わせながら行う．

　PDでは終末期にはほぼ終日臥床状態となり抗パーキンソン病薬の服用は困難な状況である．誤嚥性肺炎や休薬による悪性症候群が続発するなど全身状態が安定しない．このため呼吸管理や栄養管理のほか排泄のケアや皮膚のケアなど，症状に応じたケアが必要になる．

　脳卒中では，後遺症に起因した合併症に合わせて呼吸管理や点滴管理などのケアを行うが，重篤な合併症や高齢の場合には状態の急変が大いにあることを予測した全身状態の観察が必要である．そのうえで根治的治療が困難な場合にも片麻痺など後遺症に配慮した体位や排泄ケアおよび保清など日常的なケアを通して，その人らしい最期を迎えられるようにする．

2）コミュニケーション

　ALSでは，コミュニケーションが比較的とりやすい時期から呼吸停止時の対応方法について患者や家族らから意思を確認されていることが重要である．看護師は時間的経過のなかで生じる患者や家族の気持ちの揺れにも寄り添う．また，指先や眼球の運動が難しくなっても口唇のわずかな動きや瞬きが可能な間は，口文字によりコミュニケーションを取ることは可能である．これまでのケアのなかで培った患者との信頼関係のなかで患者の思いを汲み取ることももちろん重要であるが，たとえコミュニケーションに時間がかかっても不安など気持ちの表出を促すために患者自身の生の言葉に傾聴することが最も重要となる．家族の身体的・精神的な負担感にも配慮した言葉がけも大切である．

　PDでは，症状の進行や休薬による認知機能の低下や意識障害により患者本人とコミュニケー

ションを取ることが困難になる．胃瘻の造設や気管切開など意思決定が必要となる機会があるが，本人が困難な場合は家族が意思決定をする．看護師はその際に現状とその後の見通しについての家族の理解度を確認しながら，家族の思いを傾聴し意思を尊重することに努める．

　脳卒中では，状態が急変した際には意識低下などにより患者とコミュニケーションをとれないことが多い．その際には家族などキーパーソンから患者の意向を聞く．合併症をはじめて起こした場合や状態の急変時には家族の不安は特に強くなること考慮して，落ちついた静かな環境を整えたうえで家族に声かけをするなど，家族が不安など気持ちを表出しやすいように心がける．

文献

[参考文献]
a) 中島　孝（監修）．ALSマニュアル決定版！　日本プランニングセンター，松戸，2009
b) 佐藤　猛ほか（編）．パーキンソン病・パーキンソン症候群の在宅ケア―合併症・認知症の対応，看護ケア，中央法規出版，東京，2016
c) 田村綾子ほか（編）．脳卒中看護実践マニュアル，メディカ出版，大阪，2015

5. COPD

Essence 13

- COPD患者の看取り期には，呼吸困難やCO_2ナルコーシス，呼吸器症状から苦痛を生じるため，病態に合わせた適切な薬物療法の実施，酸素療法やNPPVなどの管理を行う必要がある．
- COPD患者は慢性的な経過のなかで，急性増悪と寛解を繰り返しながら進行するため，患者や家族の準備が整わないまま看取り期を迎えることが多い．
- 医療者は症状安定期から患者や家族の意思を確認し，看取り期における治療範囲を事前に決め，患者らしい看取り期を迎えられるよう支援することが重要である．

疾患の特徴

慢性閉塞性肺疾患（chronic obstructive pulmonary disease：COPD）は，たばこ煙を主とする有害物質を長期に吸入曝露することで生じた肺の炎症性疾患であり，進行性の病態を呈する．COPDは気流閉塞と動的肺過膨張が基本的な病態であり，労作時の呼吸困難や慢性咳嗽，喀痰を生じる[1]．COPD患者は発症後より緩徐に呼吸機能の低下と呼吸器症状の進行がみられ，呼吸困難，咳嗽，喀痰などの呼吸器症状ならびに呼吸不全状態が急激に悪化する急性増悪と寛解を繰り返しながら徐々に終末期にいたり，看取り期を迎える．そのため，COPDは終末期の判断がしにくい疾患ともいわれている．COPD患者は急性増悪の頻度が増え，入院を繰り返すたびに骨格筋の廃用性萎縮と低栄養が進行，著しい呼吸困難の出現に伴いQOLが低下するため，この状態が終末期と考えられている[1]．

看取りの具体的ケア

1）身体的ケア

最も特徴的な症状である呼吸困難は，看取り期になると常に生じている状態といえる．呼吸困難への対処法として，ガイドラインに従った気管支拡張薬の実施に加え，呼吸困難の程度に応じたオピオイドや抗不安薬の効果が確認されている[2]．オピオイド使用に関しては副作用の呼吸抑制が生じる場合があるので，看取り期にある患者への投与にいたっては慎重な投与が必要である．薬物療法の作用を理解し，呼吸困難の軽減効果をモニタリング，評価しながら確実に投与することは重要なケアのひとつである．また，低酸素状態が続き呼吸困難を生じている場合，酸素療法の実施によって呼吸困難の軽減が期待される．

一方で，COPD患者にとって安易な高濃度酸素の投与は，高二酸化炭素血症によるCO_2ナルコーシスの引き金となることが知られている．CO_2ナルコーシスは最重症COPD患者の特徴的な症状であり，意識障害や呼吸抑制から低酸素血症を助長させるという悪循環に陥り，最終的に看取り期を迎えるケースも少なくない．CO_2ナルコーシスを悪化させないためにも厳密な酸素療法の管理が必要であり，SpO_2 90%（PaO_2 60mmHg）前後を目標とした酸素投与，ベンチュリーマスクなどによる適切な酸素濃度の設定が求められる．

　非侵襲的陽圧換気療法（noninvasive positive pressure ventilation：NPPV）は，CO_2ナルコーシスの改善や呼吸困難の緩和を目的に開始されるが，奏効せずに看取り期を迎える場合も見受けられる．NPPVは気管挿管を行わずフェイスマスクなどを介して非侵襲的に人工呼吸を行う方法である．合併症としてフェイスマスクの圧迫による皮膚障害や呑気などによる苦痛が生じやすく，皮膚保護材の使用やNPPVの圧設定を検討し対処が必要となる．特に看取り期の患者は意識障害が著しく他者に意思を伝えられないため，合併症の存在に気づけず，適切なケアが行われにくい可能性がある．そのため，NPPVに伴う合併症の観察を十分に行い，早期発見に努めることが求められる．

　COPD患者の看取り期には意識障害のために効果的な排痰や咳嗽が行われにくく，著しい喀痰貯留から呼吸困難を生じる場合がある．医療者は肺内における喀痰の貯留部位を確認し，排痰法（体位ドレナージ）や喀痰吸引を適切に行い，患者がより安楽に看取り期を迎えることを支援することが大切である（表1）．

2）コミュニケーション

　COPDは，慢性的な経過から急性増悪を経ながら終末期に移行し看取り期を迎える．患者や家族にとっては終末期への準備が不十分なまま経過するため，患者の望む治療を行えずに看取り期を迎えることもしばしば見受けられる．看取り期の患者を前にした際には家族からこれまでの患者の生き方や人生観を確認し，患者の治療に対する考えを推し量り，看取り期をどのように過ごすのかを確認していかなければならない．より患者の意思に沿った看取り期を迎えるために，医療者は症状安定期から「どのように看取り期を迎えるか」という視点を常に持ちな

表1　看取り期の特徴的な症状とケア

症状	ケア
呼吸困難	○適切な薬物療法の実施 ○酸素療法の実施 ○NPPVの管理
CO_2ナルコーシス	○酸素療法の厳密な管理（目標はSpO_2 90%前後とし，高濃度酸素投与は控えること） ○NPPVの管理
NPPVの合併症	○マスク接触面の皮膚保護材の使用 ○NPPV圧設定の検討
喀痰	○排痰法（体位ドレナージ） ○喀痰吸引

（日本呼吸器学会COPDガイドライン第4版作成委員会（編）．COPD（慢性閉塞性肺疾患）診断と治療のためのガイドライン，第4版，2013[1]）を参考に著者作成）

がら，患者や家族とのコミュニケーションを十分に図ることが重要である．医療者は患者や家族とともに事前に終末期や看取り期における治療範囲を具体的に決める機会を設け[2]，患者らしい看取りを検討し続けることが求められるのである．

文献

1) 日本呼吸器学会 COPDガイドライン第4版作成委員会（編）．COPD（慢性閉塞性肺疾患）診断と治療のためのガイドライン，第4版，メディカルレビュー社，東京，2013
2) Vermylen JH et al. Palliative care in COPD: an unmet area for quality improvement. Int J Chron Obstruct Pulmon Dis 2015; **10**: 1543-1551

6. 認知症

> **Essence 14**
>
> ✻嚥下障害と呼吸困難，褥瘡など様々な老年症候群による苦痛を，QOL重視の医療・微弱な苦痛のサインをキャッチした心地よいケアの提供によって緩和する．
>
> ✻認知症によって喪われていない「その人」を，家族が感じられるような最期を支える．

疾患の特徴

　認知症の多くは，慢性的に，ゆるやかに機能が低下し，日常生活全般に介護を要すようになり，死が訪れる，という経過をたどる（図1）．高齢者が多いため，老化や慢性疾患，悪性腫瘍の影響を受け，経過は多様で個人差が大きい．認知症が重度になると嚥下機能が徐々に低下するが，身体合併症の治療や食べる力を補うケアによって食べられることも多い．末期は，嚥下反射が極度に低下し，飲み込みができない状態となり，治療に抵抗する誤嚥性肺炎を繰り返す時期とされ[1]，長期間かけて食べられなくなることが疾患の自然な経過といえる．

　末期の苦痛症状（表1）が，嚥下障害と呼吸困難であることを反映し，輸液や酸素療法，効果を見極めながらの抗菌薬投与など，一般的な緩和医療が行われる[1]．苦痛を増す医療・処置となっていないかを見極め，呼吸困難や浮腫が増さないよう人工栄養や輸液の減量・中止を根拠に基づき判断し，本人・家族の考え方にも配慮したQOL重視の医療を検討する．また，関節拘縮や口腔内乾燥など，新たな苦痛症状を予防する観点から，基本的なケアを見直す必要がある．

　多くの高齢者が骨・関節などの慢性痛を抱え，悪性腫瘍の罹患率も高い．疾患から予測される痛みを十分に観察し，鎮痛薬投与を含めた苦痛を緩和する症状マネジメントが重要になる．

看取りの具体的ケア

1）身体的ケア

　誤嚥性肺炎を合併しやすいため，小さな変化を察知するだけでなく，頸部・肩・下肢とベッドの隙間を埋めるようクッションを置き，その人が呼吸しやすい安楽な姿勢を追求する．また，口腔ケアでは，ご本人の好きな味で行うなど工夫することで，最期まで一口でも美味しさを味わう満足感や，食べられない姿をみる家族のつらさを和らげることにつながることがある．このような"当たり前"と思われるような日々のケアを丁寧に行うことが苦痛を緩和する．

　活動性や意識レベルが低下し，全介助状態にある人に対し，苦痛を与えるケアを行っていないか，よく考える必要がある．たとえば，排泄ケアでは，陰部や排泄物をみられる羞恥心，ケ

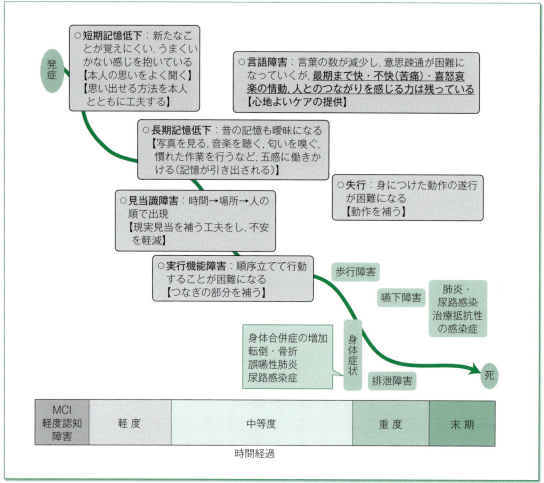

図1 アルツハイマー型認知症の経過
○：認知症の中核症状，【　】：ケア方針

アをゆだねる不安，臭気による不快感などに，配慮したケアができているだろうか．褥瘡や関節拘縮の発生・悪化を防ぐケアのときにも，痛みが生じないよう，緊張を和らげる必要がある．その方法は，ご本人が好きな音楽や，家族が「さする」ことかもしれない．その人の生き方，なじみの暮らしを手がかりに，心地よいケアを工夫し，チームで継続することが重要である．

2) コミュニケーション

　苦痛の表出はさらに微弱になるため，ゆっくり語りかけ，丁寧に反応を確認しながらケアする．そして，訴えられない苦痛を，言葉以外の表現からキャッチし，「もしも，この方が喋れたなら……」と想像しながらかかわる態度が，最期まで尊厳を保持するケアにつながる(表2)[2]．
　臨終のとき，ある家族が，孫に優しく微笑んだ母の姿に，「母は母のまま，喪われていない．認知症で興奮が強かった時期，母は変わってしまったんだと思っていた」と涙ながらに話された．家族が，最期まで大切なその人であることを感じられるよう，支えとなることが求められる．

表1　看取り期における認知症の苦痛症状

最期の1週間前に出現した症状 (n = 32)
○嚥下障害（75.9%） ○発熱（65.5%） ○むくみ（62.1%） ○食欲不振（62.1%） ○咳嗽（55.2%） ○褥瘡（51.7%） ○喀痰（51.7%） ○便秘（37.9%） ○だるさ（37.9%）
主治医が緩和すべきと考えた症状 (n = 32)
○呼吸困難（27.6%） ○嚥下障害（27.6%） ○食欲不振（62.1%） ○発熱（6.9%） ○褥瘡（6.9%）

※食欲低下，嚥下障害，肺炎による呼吸困難などの呼吸器症状，褥瘡など老年症候群の苦痛を緩和する援助の提供を

（平原佐斗司．チャレンジ！　非がん疾患の緩和ケア，南山堂，東京，2011: p.65 [1] を参考に著者作成）

表2　高齢者の微弱なサイン

心地よい状態7項目	心地悪い状態6項目
○穏やかな表情（顔に緊張がない） ○身体の力が抜けている（リラックスしていて身体に筋緊張がない） ○目に輝きがある，目に力がある ○笑顔 ○満足げな表情 ○問いかけに応じてくれた（応じようとした） ○気持ちよさそうに寝ている（安心した表情，窮屈そうでない）	○ケアに対して拒否的なしぐさがあった ○苦痛，痛み，不快感の表情，言動 ○沈んだ表情，暗い表情 ○周囲を警戒する（周囲を気にする，逃げようとするなど） ○かかわられると身体が緊張する（身体に触れられる，声をかけられる ○怒り，いらつきの表情，言動（ベッド柵を叩く，叫ぶ，など）

（湯浅美千代ほか．千葉看護学会会誌 2007; 13 (2): 80-88 [2] より引用）

文献

1) 平原佐斗司．チャレンジ！　非がん疾患の緩和ケア，南山堂，東京，2011: p.65
2) 湯浅美千代ほか．重度認知症高齢患者に対するケアの効果を把握する指標の開発（第1報）—心地よさ"comfort"の概念をとりいれた指標の事例適用．千葉看護学会会誌 2007; 13 (2): 80-88

7. ICU/救急（急性期の看取り）

Essence 15

❋ 終末期であるという判断とその後の対応は医療チームの総意であることが重要である[1]．
❋ 延命処置への対応は，患者と家族の意思に基づき慎重に判断する[1]．
❋ 心肺蘇生を行わないこと（Do Not Attempt Resuscitation：DNAR）の指示は心肺停止時にのみ有効であり終末期医療ガイドラインに準じて行う[2]．
❋ 看取り期は，患者像を構築し外観を整える援助，家族と患者が触れ合うことができるような支援，家族が喪失に対し悲嘆が表出できるような支援がある．
❋ 死別後は，医療スタッフ自身も，心のケアやお互いのサポートが重要である．

疾患の特徴

ICU/救急での終末期とは，「適切な治療を尽くしても救命の見込みがないと判断される時期」である．具体的には，ICU/救急の場での死は，来院時や入室時に生命危機状態にあり，数分から数時間で死を迎える「急激な死」と，重症で濃厚な治療を続けても回復せずに数日から数ヵ月で死を迎える「長期間の集中治療後の死」がある（表1）．長期間の集中治療中に徐々に症状が悪化していくケースでは，延命治療の継続や終末期の判断が困難になる．

終末期の判断は，以下の4つが示されている[1]．

① 不可逆的な全脳機能不全（脳死診断後や脳血流停止の確認後などを含む）であると十分な時間をかけて診断された場合
② 生命が人工的な装置に依存し，生命維持に必須な複数の臓器が不可逆的機能不全となり，移植などの代替手段もない場合
③ その時点で行われている治療に加えて，さらに行うべき治療方法がなく，現状の治療を継続しても近いうちに死亡することが予測される場合
④ 回復不可能な疾病の末期，たとえば悪性腫瘍の末期であることが積極的治療の開始後に判明した場合

表1 ICU/救急での死の状況

急激な死の例	長期間の集中治療後の死の例
○救急搬送時に心肺停止状態	○左記の状況で救命後
○心筋梗塞発作	○心不全，呼吸不全
○大動脈瘤の破裂	○多臓器不全
○術後出血	

である.また,終末期であるという判断とその後の対応は主治医を含む複数の医師と看護師らとからなる医療チームの総意であることが重要である[1].

看取りの具体的ケア

1) 延命治療・心肺蘇生の中止に関する判断

延命処置への対応は,患者と家族の意思に基づき慎重に判断することが重要である[1].その際には,家族の意思決定支援を十分に行う.また,心肺蘇生を行わないこと(Do Not Attempt Resuscitation:DNAR)指示は心肺停止時にのみ有効であり,その合意形成は終末期医療ガイドラインに準じて行うこと[2].終末期における経過の透明性の維持と,医療倫理に則り妥当なものであったといえる診療録への記載が必要とされる[1].

2) 身体的ケア

病状の悪化や治療に伴い,皮膚損傷,紫斑,浮腫などを生じていることが多く,外観を整える.終末期には患者自身との意思疎通が行えないことがほとんどのため,家族から情報を得て,入院前の面影に近づけるように外観を整える.

3) 家族とのコミュニケーション

急激な死の場合,家族は終末期であることの受容ができていないため,図1のように,そば

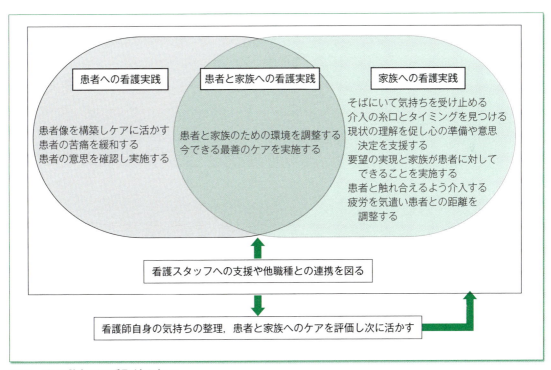

図1 ICU/救急での看取りのケア
(木下里美ほか. ICUとCCU 2014; 38: 495-501 [3] を参考に著者作成)

にいて，家族への介入の糸口とタイミングをみつける．患者に装着されている医療機器類などから，触れることができない場合があるため，触れ合いができるような介入を行う．また，喪失に対する悲嘆が十分に表出できるよう支援することが重要である．

医療者自身の心のケア

救急/ICUは，救命や回復を目的とする場所であり，看護師を含めた医療スタッフは，不全感を持ったり，終末期の判断が妥当であったかの迷いが生じることもある．そのため，実施したケアの評価だけでなく，行ったケアに意味が見い出せるよう，医療者同士がサポートし合うことも重要である．

文献
1) 日本集中治療医学会・日本救急医学会・日本循環器学会.「救急・集中治療における終末期医療に関するガイドライン～3学会からの提言～」の公表，2014　http://www.jsicm.org/pdf/1guidelines1410.pdf（最終アクセス 2017年11月1日）
2) 日本集中治療医学会．Do Not Attempt Resuscitation（DNAR）指示のあり方についての勧告，2016　http://www.jsicm.org/kankoku_dnar.html（最終アクセス 2017年11月1日）
3) 木下里美ほか．ICUで死を迎えた患者と家族への看護実践―熟練看護師への調査結果から．ICUとCCU 2014; **38**: 495-501

8. 小児疾患（子どもの看取り）

Essence 16

- 子どもの「死」はまれである．
- がん以外の疾患が多くを占め，対象となる疾患の種類が多い．
- 家族のケアにはきょうだいも含まれる．
- 7歳から10歳くらいで大人と同じように「死」を理解する．

看取り期のケアを必要とする疾患とその特徴

がんによる看取りは全体の約2割にとどまり，先天性疾患や中枢神経疾患が多くの割合を占める．そのなかには，生まれたときもしくは胎児期から看取り期のケアが始まる疾患や，遺伝性や家族性の疾患も多数含まれる．イギリスの小児緩和ケア協会（ACT）は生命が限られるまたは脅かされる状態に置かれる疾患を大きく4つに分類している（表1）．

表1　生命が限られるまたは脅かされる状態に置かれる疾患

- カテゴリ1：治癒の可能性があるが，治療がうまくいかない場合もあるような疾患
    例）小児がん，心不全，腎不全，肝不全
- カテゴリ2：早期の死は避けられないが，治療によって生存期間を延ばせる疾患
    例）囊胞性線維症，デュシェンヌ型筋ジストロフィー
- カテゴリ3：進行性疾患で治癒につながる治療法がなく，おおむね症状緩和に限られる疾患
    例）神経変性疾患，ムコ多糖症
- カテゴリ4：症状は進行しないが，健康状態は脆弱で，合併症によって早期に死にいたることがある疾患
    例）重度の脳性まひ

(ACT: A Guide to the Development of Children's Palliative Care Services (Third Edition), 2009　http://www.togetherforshortlives.org.uk/assets/0001/1649/ACT_Guide_to_Developing_Services.pdf　より著者要約)（最終アクセス2017年11月1日）

看取り期の具体的なケア

1）身体的ケア

小児領域では症状緩和に関するエビデンスが乏しく，成人領域を参考にした工夫が必要となる．成人領域と同様，身体的な苦痛は看取り期のQOLを下げる要因となるが，子どもだけでなく親へも影響を与えることが明らかになっている．たとえば，がんの子どもがコントロールのできないほどの痛みで苦しんでいるとき，3割の親が子どもの死を早めることを考えていたこと

や,がんの子どもが余命1ヵ月のときに痛みによる睡眠障害の症状があった場合,子どもの死後に親のうつや不安の傾向が高いことが明らかになっている[1,2].身体的な苦痛は,子どものみならず親にも影響を与え続けることを認識してケアを行う必要がある.

2) コミュニケーション

a. 意思決定の支援

子どもの場合,コミュニケーション能力が十分発達しておらず,また,重篤な疾患によりコミュニケーションが難しい場合も少なくない.その場合,親が子どもの代弁者となる場合が多いが,親と子どもの意向が同じとは限らないため,医療者は両者の意向を確かめ,尊重しながら意思決定を支援する必要がある.また,両親揃って子どもの苦痛の軽減を看取り期の目標にした場合には,高いQOLの維持と穏やかな死の迎え方ができたと報告されており[3],両親間の意向を調整することもまた医療者の重要な役割といえる.

b. きょうだいへのケア

面会制限などにより,きょうだいへのかかわりは親に任されていることが多いが,看取り期はそれまで以上に親の気持ちが病気の子どもに向き,きょうだいに対する親のかかわりが減少する.きょうだいに対しても成長発達に応じて,看取りが近いことを伝えるとともに,思い出づくりにはきょうだいも家族の一員としていっしょに参加できることが望ましい.また,子どもであるきょうだいは悲しみをどのように表出したらよいかわからない場合もある.「泣いてもいいんだよ」などと悲しみへの対処方法を伝えるとともに,「○○くんもとても頑張ったね」ときょうだいの頑張りを認める声かけは重要だろう.

c. 子どもと「死」について話すとき

子どもは[死の概念]を十分に理解していない可能性がある.一般的には7歳から10歳くらいで大人と同じような理解をするといわれている.子どもと死について話すときには,「死」という言葉から捉える意味が,話し手と聞き手で異なっていないか,十分に確かめながら話すことが大切である.

[死の概念]
- 普遍性(不可避性):誰でもいつかは死ぬ
- 不可逆性:死んだら生き返ることができない
- 機能の停止(最終性):生きているときに行っているすべてが死によって終わる
- 因果性:死には肉体的・生物学的な要因がある

人が亡くなった場合,残された人が自分を責めることがあるが,概して子どものほうが大人よりも罪悪感を覚える度合いが大きく,[死の概念]でいう因果性を理解することは,子どもの苦しみを和らげる助けになるといわれている.「僕(私)がよい子にしていなかったから○○が死んだ」という誤った理解につながらないよう,特に,きょうだいへのかかわりには留意が必要である.子どもは大人に比べて経験が豊かではないため,身近なたとえや絵本を利用しながらひとつひとつ丁寧に伝えていくことが大切になる.

d. 遺族ケア

看取り期のケアが必要になる子どもの多くは,人生の多くの時間を病院で過ごしており,な

かには，病院でしか生活したことのない子どももいる．また，生まれたときにはすでに看取り期のケアが始まっている場合，子どもを知っているのは家族と病院のスタッフだけということもある．このことから，遺族にとって子どもの思い出話ができる場所や，思い出のある場所が，病院であることも少なくない．遺族会のような公的なものでなくても，子どもの死後，遺族が病院と連絡をとることができる窓口を設けることが必要である．また，きょうだいの年齢が亡くなった子どもの年齢に近づくと，遺族の不安や悲しみが再び大きくなるという報告や，亡くなった子どもの身代わりとしてきょうだいを養育しているケースの報告もあるため，子どもの死後も継続した支援体制があることが望ましい．

文献
1) Dussel V et al. Considerations about hastening death among parents of children who die of cancer. Arch Pediatr Adolesc Med 2010; **164**: 231-237
2) Jalmsell L et al. Anxiety is contagious-symptoms of anxiety in the terminally ill child affect long-term psychological well-being in bereaved parents. Pediatr Blood Cancer 2010; **54**: 751-757
3) Edwards KE et al. Understanding of prognosis and goals of care among couples whose child died of cancer. J Clin Oncol 2008; **26**: 1310-1315

Ⅳ. 死亡後の処置，整容 〜お別れ支度のお手伝い〜

1. 死亡後の経時的身体変化と扱い方

> **Essence 17**
> ❋恒常性の停止により，不可逆的に様々な身体変化が進むことを知る．
> ❋変化が起きるゆえんを知り，対処をするタイミングと方法を考える．
> ❋冷却処置は腐敗進行を抑えるためにマストの対応である．

死後の身体は，恒常性の停止により身体の状態を保持できず，時間の経過とともに様々な変化が現れる．

その変化が起こり始める時間や進行速度や変化の強度には，
　○死亡時の体温や水分量や栄養状態など個々の状態
　○身体を取り巻く環境（気温，室温，冷却の度合い，湿度，圧迫，摩擦など）
などの要素が関係して個人差があり，それを踏まえて，対応する身体のおよその変化を予測し，身体各部の処置やエンゼルメイク（全身の身だしなみの整え）や家族・縁者への説明などを行うことが肝要である．

死後の身体変化の特徴

死後の様々な身体変化に共通する変化の特徴を知り，各処置を含むケアの方法やタイミングを判断することができる．

1）すべての死後の身体変化は不可逆的変化である

死後は身体を保つ機能や自然治癒力はいっさいなくなるため，死後の様々な身体変化は不可逆的，つまり変化する一方であり，変化前の状態に戻すことは困難である．

ゆえに，変化が始まる前に可能な範囲で，おだやかな変化となるよう対応することがポイントとなる．

2）変化を予測しきれない面がある

様々な変化の発現の時間や変化の速度や強度について，詳しく予測する指針はなく，さらに取り巻く環境にも左右されるため，予測を超える変化が生じることが少なくない．よって，「不測の事態が起きるのがご遺体」と心得，あわてずに可能な対処をし，家族の心配を和らげる説明にも活かす必要がある．

3）傷みやすい

傷みやすい性質を持つ死後の身体の様々な変化は，異常事態ではなくあくまでも自然な変化であることを含んでおき，家族・縁者への説明などコミュニケーションに生かすこともポイントである．

4）重力に抗えない

循環の停止によって重力に抗えない状態であり，蒼白化現象（後述）が生じるほか，身体の下方（仰臥位の場合の身体の背面）の開放性の創部からの水分漏出の助長などもみられる．出血時や体位変換の際にもこの点は対処法の判断の参考になる．

■ 様々な死後の身体変化と対応時のポイント

1）皮膚の乾燥

生きているときのように経口や輸液などで体内に水分が補給されないうえに，循環が停止し体内から皮膚に水分が届かなくなり，皮膚は死亡直後から乾燥する一方となる．

乾燥が進行した部位は，うるおいがなくなるだけではなく，茶褐色化や，収縮，硬化，変形が起こる場合がある．

a．乾燥の激しい部位

乾燥が進みやすい顔部，前頸部，手背，指先のうち，特につねに外気にさらされる顔部は乾燥が強く，そのなかでも耳朶，鼻翼，口唇，眼瞼，眼球，額，頬，顎先など突出している部分はさらに乾燥が激しい（図1）．

b．乾燥を抑えるための留意点と方法

①皮膚から水分が失われないよう油膜やフィルム剤などで覆い外気があたらないようにする
- クリーム，オリーブオイル，ワセリンなどの油分を皮膚に塗布する．顔のエンゼルメイク時にクリームファンデーションなど油分の多い化粧品を使用する．シャワー浴や清拭後，顔などには必ず油分を塗布する．露出している眼球や口唇は特に強い乾燥が起こるため早めに油分を塗布する．
- フィルム剤，ラップなどで覆う．特に皮膚表面を失っている部位などに有効．
- 解剖後には体腔内に乾燥物（紙類など）を入れたのちに縫合することが多く，全身の皮膚がより乾燥傾向となるため，縫合部はテープ類やフィルム剤で覆う．可能な場合は，乾燥しやすい全身各部に油分を塗布するのもよい．また，家族にも肌の乾燥が進みやすいかもしれないことを説明する．

②皮膚から水分を奪う環境をできるだけ避ける
- エアコンや扇風機などの風が顔部に当たらないようにする．
- エアコン温度を下げると湿度も低くなる場合が多いため可能であれば加湿器を併用する．
- 乾燥を助長する冷蔵庫に安置する場合は湿度調節を意識する．
- 乳児は成人に比して水分量が多いため，取り巻く環境の湿度との差が激しく，成人より強い乾燥傾向となりやすいため，油分塗布やラップで包む（直接包む，あるいは箱に安置した

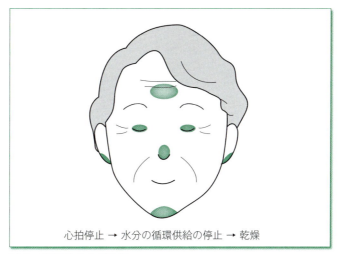

図1　顔面の皮膚の乾燥
　頬，鼻先，耳朶などの凸部や口唇，開眼していない場合の眼球表面は特に乾燥が進行しやすい．

うえで包む)などの対応を要する．乾燥が強いことを家族にも説明する．

③処置の際に皮膚表面が失われないようにする

皮膚の脆弱化により，顔そりや髭剃りの際に皮膚表面が削りとられてしまう場合があり，その部位は急激に乾燥が進み，茶褐色化が進む可能性がある(図2)．

○顔そり，髭剃りを行う際には，空剃りをしない，クリームまたはシェービングクリームを使用する，低刺激設計カミソリ(3枚刃など)を使用する，注意しながら，そっと剃る，などを留意し，剃ったあとにはかならず油分を塗布する．

2) 皮膚の脆弱化

皮膚は，その機能を果たすための水分や栄養分などの供給がなくなり，乾燥とともに脆弱化が進み，摩擦や圧迫などは傷みを助長する．

a. 留意したい点

○清拭，シャワー浴などの保清や皮膚に触れる際には強い摩擦を避ける．

○手を組ませる，口を閉じる，ほかの目的などで包帯やひもなどで縛り圧迫しない(図3)．

○テープ類を貼付後に再び剥がすことが考えられる場合，剥がす際に皮膚への負担を考え貼付面積を少なくするなど配慮する．また，すでに粘着テープが貼付してある場合，皮膚の負担がないように配慮して剥がす．

3) 腐敗

生体機能が失われ，体内の細菌バランスが崩壊し，死亡前から体内に存在した腐敗をもたらす細菌群の異常繁殖により腐敗が生じる(図4)．腐敗進行に従い，腐敗変色，腐敗水泡(初期は透明，後期は黒褐色)，膨潤，体液・腐敗液の漏出，悪臭，崩壊(原型をとどめない変化)などの

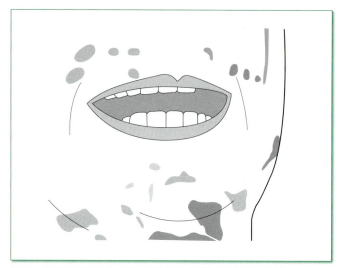

図2　皮膚の乾燥や脆弱化を配慮せず顔剃りを行った例
　病院を退院して自宅に帰り数時間後の状態．生きているときと同様に顔剃りをしたため，数箇所の皮膚をカミソリで削り取ってしまい，その部分が急激に乾燥し，茶褐色化，硬化している．この状態を革皮様化という．

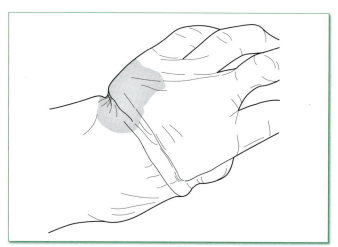

図3　手首を包帯で縛ったために圧迫跡や傷みが生じた例
　病院を退院する際に，手を組ませるために包帯で縛ったため，圧迫跡がつき，その一部分に暗赤色の傷みが生じている．口を閉じる目的で，顎下から頭頂部にかけて縛った場合も，顎下に圧迫跡がつくなど皮膚に悪影響を及ぼす．

状態になる場合がある．腐敗をもたらす細菌群にとって好環境（①水分が多い，②栄養分が多い，③温かい）である場合，腐敗進行が速く激しいと予想される．進行を抑えるために，「③温かい」を避けるべく冷却を行う．

a. 冷却時に留意すべき点と冷却方法
　○死後4時間以内，おそくとも6時間以内にマストの対応として冷却を開始する．死後6時間以上経過してからの冷却は効果を期待しづらい．
　○葬儀社が行う冷却（ドライアイスの使用や冷蔵庫管理）までのつなぎ冷却として行う．

1. 死亡後の経時的身体変化と扱い方

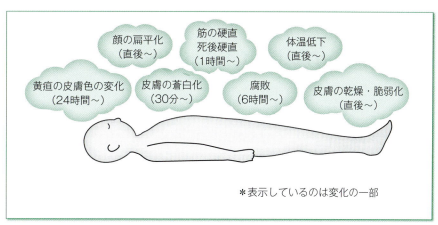

図4　様々な死後の身体変化
　（　）内は現れる時間の目安

○看取りの一場面であることや家族の抵抗感を配慮し，死亡直後ではなく更衣の着衣の際に行うことを推奨する．
○腹腔と肺の部分には最低限冷却物（保冷剤や氷）を当てる．
○腐敗進行が速く激しいと予想される場合には，できれば腋窩や鼠径部も冷却する．
○保冷剤や氷の使用を家族が望まない場合や，冷却効果を高めたい場合に，冷却用アルミシートの活用を検討する．別の布団，ベッドに身体を移動させることも多少の冷却効果が望める．

4）死後硬直

p.85 参照．

5）体温低下

p.89 参照．

6）顔の扁平化

p.91 参照．

7）黄疸の皮膚色の変化

p.91 参照．

8）皮膚の蒼白化

p.91 参照．

2. 死亡後の処置（エンゼルケア）

Essence 18

❋ 死後の身体変化を踏まえた対処を行う．
❋ 処置によっては，家族に説明・相談して対処法を選択する．
❋ 医療の手から離れたあとに家族が対処することを加味して処置する．

血管からのカテーテルや留置針の抜去

　死後は，血液の停滞や滞留が生じて血液が凝固する．そのために大量の凝固因子が消費され，凝固機能を消失した状態となり，出血傾向となり，皮下出血を起こしやすい状態となる．頸部や鎖骨下からカテーテルを，手背から針を抜去したあとに皮下出血が起き変色した場合，目につきやすい場所のため家族がつらい印象を持つことがある．

　カテーテルや留置針を抜去する際に，カテーテルや針を抜くことによってできる血管の穴（欠損）とその周辺の皮下の血液の漏れ出るスペースに着目して対処する．

1）頸部・鎖骨下のカテーテルを抜去しないという選択

　鎖骨下や頸部に刺入されている中心静脈カテーテルを抜去して皮下出血が生じた場合，その部分はのちに変色する．顔に近くのため目立ちやすい．よって，この刺入部位は皮下出血を避ける配慮が特に必要となる．カテーテルを抜去しなければ血液が血管外に出てくる欠損部分はできないため，皮下出血を起こす可能性はがぜん低くなる．

　方法は，カテーテルの皮膚に近い部分をハサミなどで切断し，切断した切片をボンドなどの接着剤で蓋をし，その上をガーゼで保護する．また，その上にベージュのテープなどを貼付して目立たなくするのもよい．カテーテルが身体に残留していても火葬時の問題はない．

　カテーテルを残しガーゼを当てているのは皮下出血を予防するためであると家族に伝える．

2）頸部・鎖骨下，カテーテルを抜去する場合の留意点と方法

　カテーテルの抜去によってできた血管の欠損部から血液が皮下に漏れ出るスペースをつくらないようにする．方法は，カテーテル抜去後にガーゼ数枚を当て，粘着力のあるテープでその部位を圧迫して固定する．また，抜去部位から体外に漏れる場合もあるため，それにより衣類が汚染されないようフィルム剤を，圧迫固定した全体を密閉するように貼付する．

3）留置針や翼状針などは抜去して対応する

手背を含む前腕などに刺入されている針は，ご家族にとって痛そうな印象があるうえに，火葬後に異物として残るため，抜去する．ガーゼで面圧迫をし，その上にフィルム剤を貼付する．手背は目に触れやすい部位のため，フィルム剤貼付のあとベージュのテープを重ねて目立たないようにするのもよい．

4）皮下出血による皮膚変色への対処

退院後などのちに家族から，皮下出血による皮膚変色への相談があった場合には，ファンデーションでカバー，スカーフなど衣類でカバーするなどの方法を説明する．

口腔ケアと眼内ケア

①口腔内と眼内にたまった汚れが原因で，のちに臭気が発生し家族・縁者が困惑する場合がある．そのためできる範囲で口腔内と眼内の汚れをとる．

②口腔は口腔ケア用のグッズやガーゼを用いて，汚れを拭う．口腔ケアのポイントは実施するタイミングである．顎関節の硬直が始まると口の開閉がスムーズではなくなるため，硬直開始前（死後60分以内）に行うのが望ましい．

> **[死後硬直]**
> - 死亡によって弛緩した筋は，ATP（アデノシン三リン酸）が関連して筋の硬直が進む．
> - 年齢や筋量，身体の周囲の温度など関与因子の差によって，硬直の速度や強度に個体差がある．
> - 流れ：顎関節硬直（死後1～3時間）⇒上肢硬直⇒下肢硬直（死後3～6時間）⇒（数日経過）⇒弛緩

③口が開いている場合は，タオル（やや硬めのもの）を筒状に丸めて顎の下に置いて下顎を支える．下顎の位置は整っても口元が開いている場合は，歯や入れ歯のオモテ側に入れ歯安定剤を塗布し，その部分に接する口腔粘膜にも塗布したのち，口元を閉じる方法もある．家族は無理に口を閉じて欲しくない場合もあるため，閉じる対応をするか否かを必ず確認する．

④眼内は，分泌物などが多くたまっているようであれば注射器で水を用いて洗浄を行う．目蓋が開きにくい場合は眼脂を拭う要領で綿棒で目元をぬぐう．いずれにしてもできる範囲で目蓋の内側にたまった分泌物などを除去する．

るいそうの顔

頬や目蓋の内側に綿を詰める対応はお勧めしない．
自然にふっくらとするように詰めるのは難しく綿を詰めた部分がでこぼこしてしまうことが多いうえに，こめかみ部分は綿をつめることができないため，不自然な表情になる可能性があ

るからである．間をおかずに対面していた家族がエンゼルメイクの段階で，元気なころのように顔をふっくらさせて欲しいと希望した話は聞かない．

　エンゼルメイクを含むエンゼルケアは，家族の意向に添う方向であり，希望時以外は綿をつめる必要はない．綿を詰める時間を，クレンジング・マッサージを手厚く行うなど別のエンゼルメイクに使うことを勧める．

　儀式に向けてなどどうしても顔をふっくらさせたい場合は葬儀社への相談を勧める．

鼻腔や咽頭への綿詰め

　以下の点により，鼻腔や咽頭への綿詰めは基本的に必要ない．
① 血液を含む体液漏れを防ぐ目的で鼻腔や咽頭に綿を詰めても，綿は栓の役割を果たさないため漏れを防ぐことはできない（膣口，肛門などほかの部分についても同じ）．
『エンゼルケアのエビデンス⁉』（上野宗則．2011年，p.59-65）に関連する調査報告がある．
② 鼻腔や咽頭への綿詰めは，遺体を生きているときと同様に気遣っている家族・縁者にとって，「息苦しそう」といったつらい印象を持つことが多い．
③ 詰めた綿に体液が沁み，それがのちに臭気を発したとしても，家族は容易にその綿を取り去ることができず臭気がとどまってしまう（膣口，肛門などほかの部分についても同じ）．

　対処法と留意点は次のとおり．
① 体液漏れは適宜ティッシュや紙オムツやタオルなどで吸収する．
② ご遺体の移送中などのふいの体液漏れによる衣類の汚染を防ぐために，ティッシュや紙オムツやタオルなどを顔にそばに用意しておく．その代わりとして綿を詰める判断でもよい．
③ 皮膚についた体液を拭う際には，脆弱化が進む皮膚に負担がないようオイルを含ませた脱脂綿やなめらかな布などで静かに拭う．
④ 体液を吸収，拭う方法を，手袋を着用して扱うことも含めて，家族に伝える．
⑤ 体液漏れはご遺体の自然現象であり，数人に一人にはみられることで異常事態はないことを家族に伝える．
⑥ すでに鼻腔からの出血がある場合には，一時しのぎとして綿詰めを行う判断もよい．
⑦ 綿詰めよりも冷却に注力する．体液漏れは，腐敗の進行により体腔内圧が上がることによって起こるケースが多いため．

気管切開部

　早い段階で腐敗が進む肺からの臭気漏れを防ぐため密閉する．
　皮膚と皮膚の断面を密着させてもその後生着しないため，切開創部を合わせて皮膚接合用テープでしっかり固定（可能であれば縫合も行う）する．その上をフィルム剤で密閉し，臭気漏れと同時に創部の乾燥を防ぐ．

ペースメーカーと植え込み式除細動器

　両方とも，必ずしも取り去る必要はない．取り去っていない場合にはその旨を必ず，火葬担当者に伝えるよう家族に説明する．火葬時に炉のなかで器具が破裂（爆発ではない）し，その音が生じる（着火後10〜15分）など，火葬担当者が配慮すべき点があるため．
（参考：伊藤茂氏ホームページ　遺体管理学　http://www.slr-jp.org/）

人工肛門部と胃ろう部

①人工肛門部：これまでどおりパウチ交換をする，粘膜部分を埋没させて閉じる，など家族の希望に添う方向で対応する．パウチ交換を行う場合は立位や坐位にならないことを配慮し，袋の下部を脇腹にたらし便がたまりやすいようにする．

②胃ろう部：バンパーチューブタイプは，チューブのみ身体に近い部分を切り取り，ボタンタイプはそのままにし，器具周囲を泡ソープで洗浄し，腐敗臭気漏れ防止のためにフィルム剤で密閉する．バルーンタイプは器具を取り去ってから密閉する．

膣口・肛門

①膣口：分泌物や出血がある場合やのちにその心配がある場合，パッドや紙オムツを当てる．

②肛門：パッドや紙オムツを当てる．また，従来に行う場合があった，下腹部を圧迫して便を出す処置は行わない．皮膚と同時に内臓も急激に脆弱化が進んでおり，圧迫により内臓を破損するおそれがあるため．

褥瘡

　目安としてステージⅡ以上の褥瘡は，滲出液の流出や臭気防止のために密閉する．側臥位をとり（仰臥位からの体位変換の際，口，鼻などからの体液流出，便漏れなどに注意），泡ソープなどで創部を洗浄し，水で流し，ガーゼを当てるなどして水分をとり，フィルム剤（ラップでも可）を貼付する．

リンパ漏れ

　死亡前にリンパ漏れがあった方は，死後もリンパ漏れが続くため，水分を吸収させていた布類や紙オムツなどの適宜交換と，漏れはやがて止まることを含めて家族に説明する．

拘縮

　拘縮により屈曲した下肢などをまっすぐに伸びた状態にするには，強く圧迫するなどして拘縮部を破損させ形を整える以外にいまのところ方法はない．

　ゆえに，生きているときと同様にご遺体を気遣う家族にとってはつらい作業となることを配慮し，いったん家族には席を外していただき，葬儀関係者が慣例的に行ってきた．

　この行為をこれまで行ってこなかった医療においては，遺体損壊行為として問題なることも危惧されるため行わないようにする．拘縮による屈曲を伸ばしたいと家族が希望した場合は，葬儀関係者への相談を勧める．

3. エンゼルメイク（身だしなみの整え）

> **Essence 19**
> ❋ エンゼルメイクは家族の看取りの場面・手段になりうることを忘れない．
> ❋ 死後の身体変化を配慮した方法で行う．
> ❋ その人らしさは家族の記憶のなかにある→家族に尋ねながら実施する．

　身だしなみの整えは，亡くなったその人の社会性を取り戻す行為であり，家族・縁者の看取りの手段になりうることを強く意識し，死後の身体変化を踏まえながら対応をする．

■ 手浴・足浴などの保清と爪切り

1）清拭の場合の手浴，足浴と簡易シャンプー

　腐敗を助長しないように体幹内部を温めないほうがよいため，入浴は体表面にぬるめのお湯を当てるシャワー浴が望ましい．

　ベッド上で清拭を行う場合は，併せて手浴や足浴の実施がお勧めである．冷たくなった手足をお湯につけて温めても，循環がないため，体幹内部に熱は伝わりにくく腐敗を助長しないと考えられるからである．家族が洗うのを看護師がサポートする形もよい．お湯に香り立つ入浴剤やエッセンシャルオイルを混入するのも穏やかな雰囲気をもたらす．

　手浴，足浴後の爪切りは，触れてケアをする機会として家族の実施をできるだけ促す．

> [体温低下]
> ● 死後の体温は環境温度に同化する方向で低下が進む．深部体温は低下しづらく，手足や外気に触れている顔面の表面は低下が早い（手足，顔表面は早く冷たくなる）．

　シャワー浴を行わない場合は簡易シャンプーもお勧めである．髪の汚れがとれ，その人らしい容貌や清涼感をもたらし，家族の満足につながる．家族が洗うのを看護師がサポートする形もよい．紙オムツ2枚，シャンプー剤，お湯適量，などを準備して実施．ご家族が紙オムツの使用を希望しない場合はバスタオルなどで代用する．

■ 更衣の留意点

　①脱衣・着衣ともに，側臥位にならず仰臥位のままの実施がお勧めである．側臥位への体位変換時に，重力の影響により漏液や便漏れが起こる可能性が高くなるため，側臥位をとる

のは背部清拭時などの最小限にする．
②ご家族とともに，頭部と上体を浮かして脱衣，着衣を行う．
③着衣の際に冷却を行う．腐敗の進行とともに腹部の内圧が上がるため，腹部が締めてあると，体外への漏液のリスクを高めるため，ベルトや帯などはゆるめに着用する．
④衣類の準備の声かけは，主治医が死期が迫っているかもしれないことについて家族に説明した際に，「万が一の場合の備えとして」と前置きして説明する．
⑤和服など短時間での着衣が難しい衣類の場合は，ほかのエンゼルメイクの場面を持つ時間を確保するために，できる範囲（和服であれば帯や帯締めは締めたかのように畳んで腹上に載せるなど）の対応をし，ご家族が完全な着付けをご希望であれば葬儀社に相談して欲しいと説明する．
⑥取り替えのきかない唯一の衣類をご準備の場合は，万が一の体液漏れによる汚染を避けるため着用せず，ほかの衣類の着用を手伝う．移動法，数時間様子をみてから，ご準備の衣類を着用するよう家族に説明する．
⑦ネクタイを締める，靴下や足袋を着ける，ボタンをかける，など，お集まりの家族のどなたかが行えるように配慮して声をかける．

ならわしの考え方

　これまで死後処置時に行われてきた，手を組ませる，胴ひもを縦結びにする，顔に四角の白い布をかける，着物の合わせを左前（逆さ合わせ）にする，などのならわしは，医療の段階では基本的に行わず，家族の希望がある場合はそれに添う方向で対応するというのがエンゼルメイク研究会の見解である．
　それは次の点を合わせて判断した．
①手を組ませるなどのならわしは，死者である印づけといえる．生きているときと同様に遺体を気遣っている家族は，死者らしい整えを希望しないことが多く，エンゼルケアの段階では印づけをして死者であることを表明する必要はない．
②儀式の前など必要な時点で手を組ませるなど，ならわしはあとで行うことができる．
③従来のならわしごとを行っても，その後宗教の流儀に添わないとして直すことになる場合がある．縦結びにはしない，など．
④お通夜，告別式などの儀式を行わないケースが増えている．
　ただ，ならわしについての良し悪しはなく，すべては考え方次第であり，施設の構造上の問題で一定の箇所を通過するときのみ布類を顔にかける，など職場の状況によって対応法を検討して欲しい．大切なのは，どういう考えでそうしているのか，家族に説明ができることである．霊安室のありようも，ならわしの一環だといえる．

顔のエンゼルメイク

　死後の身体変化を配慮し，家族の看取りの一場面であることを意識しながら穏やかなその人

らしい容貌に整える．その人らしさは家族の記憶のなかにあるため，こまかに家族に尋ねながら進める．看護師2人で行う場合は，一人が直接にケアを行う人，もう一人が化粧品類を準備してわたす人に役割分担するとスムーズに進めることができる．またベッドサイドに看護師は一人のみとなり，家族が亡くなった人のそばに位置できるスペースを確保する．

　亡くなった本人の化粧品は，ファンデーション以外のものを使用する．本人のファンデーションは，エンゼルメイクに適していない場合が多いため，①から⑨の流れで進める．[（　　）内は実施の目的]

　①クレンジング・マッサージ（汚れ除去，穏やかな表情に）：皮膚に負担のないようたっぷりのクリームを使用し優しい手つきで行う．扁平化とあいまって急激に穏やかな表情になる．耳や首も行う．

> [顔の扁平化]
> ●死亡直後の筋弛緩の状態に重力の影響を受け，顔面は扁平化する．

　②むしタオルの使用（汚れ除去，穏やかな表情に）：①を行った部分のすべてにむしタオルを当て，冷たくならないうちに外し，そのむしタオルで汚れやクリームを弱い力で丁寧に拭う．

　③乳液（保湿，乾燥防止，化粧下地）：顔のみならず耳や首にも忘れずになじませる．

　④クリームファンデーション（乾燥防止，血色を補う，顔色の調整）：油分が多くカバー力のあるクリームタイプの使用がベスト．油分の多いリキッドタイプでもよい．失われる血色を補う分としてファンデーションに赤味を加える．またはピンク系ファンデーションを選ぶ．黄疸の方には下地に濃い黄色のファンデーションをなじませた上にベージュ色を重ねる．あらかじめベージュに黄色をまぜて肌になじませる方法でもよい．

> [黄疸の皮膚色の変化]
> ●ビリルビンの酸化などにより時間とともに皮膚が変色する．24〜36時間ほどで「黄色⇒淡緑色」，36〜48時間ほどで「淡緑色⇒淡緑灰色」．

　⑤フェイスパウダー（化粧崩れ防止）：1枚の膜をつくるようなイメージで均等につけるのがコツ．太いブラシの使用が行いやすい．

　⑥チークカラー（血色を補い穏やかな印象に）：失われた血色を補う発想で，耳，額，頬，瞼，顎先などにチークカラーをなじませる．

> [皮膚の蒼白化]
> ●血液の攪拌が失われて，血漿と血球が分離し，比重の重い赤血球が下方の背面方向に移動するため，顔面や身体の前面部分の血色が失われる．

　⑦アイブロウ（その人らしさを表す）：眉の形はその人らしさの大きな要素であるため，特に家族にこまかに尋ねながら行う．

　⑧アイライン・マスカラ（穏やかに目を閉じている印象に）：一見で目を閉じているのがわかるための大きな効果をもたらす．

⑨リップ(乾燥防止,その人らしさ):スキンケアやメイクができない場合でも乾燥防止のためにリップか油分をたっぷり塗布.

※『もっと知りたい　エンゼルケアQ&A』(医学書院)に上記プロセスのDVDあり.

4. 家族への声かけとかかわり方

Essence 20

❋家族の判断・了承を経て実施する．
❋担当者が自信を持ってその場で判断できるようにキーワードを共有する．
❋文書を活用する．

　エンゼルケアは，家族の意向や都合の変化に添う対応がポイントとなるため，柔軟な判断が必要になる（図1，図2）．その場において判断を任される形となる担当看護師が，自信を持ち安心して判断するために，エンゼルケアの目的や基本方針を表すキーワードを職場で共有しておくことをお勧めする．マニュアルにはロールプレイを実施して見い出した具体的な声かけや説明，かかわり方を載せることもお勧めする．

　家族には説明すべき点が大変多いため，文書の活用が声かけやかかわりに余裕をもたらす．声かけや説明の具体例は，『説明できるエンゼルケア』（医学書院），『ナースのための決定版エンゼルケア』（学研メディカル秀潤社）を参考にしていただきたい．

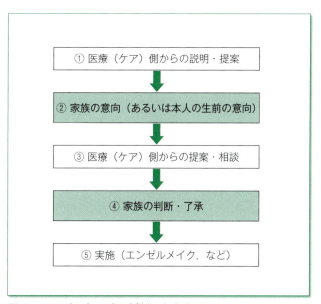

図1　エンゼルケア時の判断のかたち
　最終的な判断は家族に，というあり方．

入浴方法についての判断例

① 担当スタッフが，入浴を行うこと，具体的にはぬるま湯でシャワー浴で行うことをご家族に説明

↓

② 家族はどうしても湯船に入れてあげたいと言う．湯船につかるのがなによりも好きだったこと，最近はずっと湯船に入れなかったことなども．

↓

③ 身体の状態からは，早く激しく腐敗が進むとは予想されず，季節も冬であること，葬儀の方の冷却実施までそれほど時間があかないこと，などから，湯船に短時間つかっていただき，すぐに可能な範囲で冷却を行う形でよいだろうと判断．「では，入っていただきましょう．ただ，湯船から出たらすぐに，お腹と胸のところを冷やして，その後の身体の変化を抑えることができるので，そういう形でよろしいですか？」と提案．

↓

④ 家族「はい．では，そのように」

↓

⑤ 実施　入浴後，すぐに腹部・胸部冷却

図2　エンゼルケア時の判断例

エンゼルケアの目的や基本方針の共有

職場において議論・検討してエンゼルケアの目的や基本方針を整理し，それらをキーワードとしてみなで共有することが，自信を持った判断につながる．以下は，エンゼルメイク研究会がお勧めするキーワードである．

1）エンゼルケアは「セルフケアの代理」

人はセルフケアする存在であり，病人は病気によって一部セルフケアできない存在である，そのできない部分を補うことが看護である，としたオレム看護論を参考にし，臨終を迎えた人は，すべてセルフケアできない存在で，本人にかわり可能な範囲でケアを行うことがエンゼルケアである，というのがエンゼルメイク研究会が考えたエンゼルケアの目的である．

2）エンゼルメイクは「看取りの手段」

全身の身だしなみの整えの「でき栄え」だけが主な目的なのではなく，ご家族がご覧になったり，看護師のサポートを受けて実施したりすることが看取りの手段になる．ご遺体に寄り添ったり，触れたりするきっかけになる．

3)「退院のご準備」(病院の場合)「お帰りのお支度」「お帰りの準備」(入所施設の場合)

退院またはお帰りための準備，と考えるのは，医療・ケアの立場として自然な発想だと思われ，顔のメイクをどの程度にするか，家族にどういう声かけをしたらよいのか，冷却はどの程度行えばよいのか，などなど様々な局面において判断しやすくなる．

4)「普段どおりに身ぎれいに」「普段どおりの〇〇さんらしく」(在宅看取りの場合)

告別式などの儀式の準備ではなく，普段の雰囲気で看取りの時間を過ごすためのケアである，という考え方を「普段どおり」という言葉に意味を込めることができる．

5)「一方的に進めない」

ご家族の判断を最優先で対応していくためには，適切な声かけ，説明，相談が必要となる．ご家族ははじめての経験の場合が多く，加えて心身の疲労や喪失のショックもあるため，ご家族からの積極的な言葉は少ないためケアする側からの一方的な形になりやすいことを十分意識しながら行う．

6)「ご家族の得心のために」

得心には納得よりももっと心が深く頷くような気が済むといった語感がある．エンゼルケアでは，うまく説明できないけれど〇〇して欲しい，という家族からの希望が少なくない．そうすれば得心がいく，といった種類の希望だと捉えて，できるだけ添う方向で対応し，同僚に「ご家族の得心につながると考えて，そのようにした」と説明ができる．

文書の活用

エンゼルケアの時間には限りがあり，必要な説明を口頭で行うのには限界がある．また，喪失の直後であるご家族は，言葉に頷いていたとしても内容が頭に入らない場合もある．

よって，どなたにも共通して説明が必要な点などをパンフレットなどにまとめ，それをわたすことをお勧めする．家族はあとから読んで確認できることに安心する．

以下，ご家族向け文書作成のための項目案である．この項目案にそって作成した実際例が『説明できるエンゼルケア』(医学書院)に掲載されている．

ケア領域別に，説明事項の重点の置き方が多少違ってくる．

- 挨拶
- 死後の身体変化全体のこと
- 主な死後変化について：肌の乾燥，脆弱化，蒼白化，死後硬直，出血，漏液，臭気，腹部膨満(消化器系→黄疸の肌色変化/循環器系→顔のうっ血の可能性/乳幼児→強い乾燥傾向/耳鼻科，眼科の腫瘍への対応，などを入れる配慮)
- 冷却について
- 触れたり，メイクしたりしてもよいこと
- ケアの立場としてはどういう考えで身だしなみを整えたかの説明

○褥瘡のある方，リンパ浮腫のある方，など状態別に文書を作成
　　○葬儀社のサービスを受ける際のポイント
　　○各種届出について
　　○問い合わせ先：退院時に担当した看護師　　など

『ナースのための決定版エンゼルケア』（学研メディカル秀潤社）には，以上の内容をさらに充実させて作成し実際に現場で使用できる家族向けパンフレットの付録があるので参考にしていただきたい．

家族への声かけ例

1）同室をお願いするとき

「ご退院のためのお支度として，これから清拭やお着替えをしたりさせていただきたいと思いますので，どなたか同室をお願いいたします」

「これから，○○さんらしく身だしなみの整えをさせていただきたいと思いますので，同室をお願いいたします」

ご家族のどなたかに了承を得て実施内容も相談しながら進めるため，お入りいただかなければ進めることが難しい，という姿勢がポイント．

2）医療器材を取り外すとき

「これから点滴などのカテーテルや尿のチューブを身体からお取りします．よろしいですか？」

「これからカテーテルやチューブなどをお身体からお外しいたします」

ご家族に取り外す了承を得るという態度で．

3）顔のエンゼルメイクを始めるとき

「今後，お顔色が変化すると同時に肌の乾燥も進みます．そのことを配慮しながら，スキンケアやメイクをさせていただきたいと思います」

「すっきりと穏やかで○○さんらしいお顔になっていただきたいと思います．どうぞ，そばでご覧ください」

スキンケアやメイクのプロセスが貴重な看取りの場面になることを意識し，場合によってはご家族自身に行っていただけるよう，クレンジング・マッサージや口紅の塗布など始める前などタイミングをみて「よかったら，なさいませんか？」などと声をかける．

V. 家族のグリーフ　〜お別れ支度のお手伝い〜

　当院緩和医療科で主催している遺族のためのサポートグループに，看護師が研修で参加した．その日は，その看護師がケアした患者の家族がはじめて参加する日だった．亡くなって3ヵ月が経とうとしていた．その家族は「まだ亡くなったことが信じられない」と語った．看護師はその言葉に衝撃を受けたという．「ありがとうございましたとおっしゃって帰っていったから，死を受け入れたものと思っていた」．

　看護師は患者が亡くなったあと，家族がどうしているか気になりながらも，新たな患者のケアが繰り返されるなかで，その思いは薄れていく．患者が亡くなった時点で看護は終結しても，かけがえのない家族を亡くした悲嘆はそこから始まり，そして何年も続くのである．

　本項では，まず，悲嘆と遺族の心理過程について説明する．それを理解したうえで，看護師にできる遺族ケアについて，その可能性を探る．

1. 悲嘆と遺族の心理過程

Essence 21

✤ 悲嘆には感情的反応，認知的反応，行動的反応，身体的反応が含まれる．
✤ 予期悲嘆が死別後の悲嘆の軽減につながるとは必ずしもいえない．
✤ 悲嘆からの回復とはもとの状態に戻ることではなく，新たな環境に適応していくことである．人はそのような力（レジリエンス）を持っている．
✤ 悲嘆は自然な反応であるが，時にうつ病や複雑性悲嘆など治療の対象になることもある．

悲嘆およびその周辺領域の用語の整理

1）悲嘆（grief）

悲嘆については様々な定義があるが，「悲嘆とは，喪失によって起こる心理的・身体的症状を含む情動的反応である」[1,2]など，単なる感情的なものではなく，心理的・身体的症状を含む情動的反応であることが特徴である．悲嘆には感情的反応，認知的反応，行動的反応，身体的反応が含まれる[2]．

悲嘆は自然な反応であり，病気ではない．ただ，時にはうつ病や複雑性悲嘆が生じることがあるので，そういう場合は治療が必要である．

2）予期悲嘆（anticipatory grief）

患者の死が近づいているときに，われわれはよく「患者の家族の予期悲嘆」という言葉を用いる．しかし，予期悲嘆は，次に示すようにもっと広義の意味で用いられる：「死を予期しての悲嘆だけではなく，病気の進行に伴って，患者や家族，医療者などが経験する多様な心理的，社会的，身体的（物理的）喪失に対する反応で，過去，現在，未来の喪失を含む」[3]．

ところで，予期悲嘆として死別前に悲嘆を経験しておけば，死別後の悲嘆は軽減されるのであろうか？　確かに突然の事故などの急死に比べれば，がんなどの病気を経て亡くなるほうが，遺される家族は亡くなることに対する心の整理や準備はできるかもしれない．しかし，だからといって，死の予期が死別後の悲嘆の軽減につながるとは必ずしもいえない．遺族は，「入院しているときは病院に行けば会えた．顔をみることができた．でも，今はもう会えない」，「声が聴きたい」と，涙を流す．予期悲嘆と死別後の悲嘆は同じものではない．この家族は患者の死を受け入れ，悲しみを表出できていたから，患者が亡くなっても大丈夫だと思うのは間違いである．

3）対象喪失（object loss）

対象喪失の「対象」を小此木[4]は「愛情・依存の対象」であるといい，広い意味での対象喪失を以下のように述べる．

①愛情・依存の対象の死や別離

②住み慣れた環境や役割などからの別れ

③アイデンティティ，自己の所有物，身体的自己の喪失（自己の死を含む）

4）死別（bereavement）

死によって大切な人を喪失した人の客観的状況を，死別という[1]．死別が悲嘆を引き起こす．

遺族の心理過程

悲嘆には様々な反応がある（表1）．ただ，悲嘆は単なる反応としてだけではなく，病気や死に対処し，適応する過程として捉えるべきである．そこで，次に，悲嘆からの回復プロセスについての理論を紹介する．

表1 悲嘆反応

＜身体的反応＞	＜心理的反応＞	＜認知的反応＞	＜行動的反応＞
○眠れない	○悲しい	○集中力の低下	○故人を探し求める
○朝，起きられない	○空しい	○記憶力の低下	○緊張
○食欲がない	○寂しい	○故人を思うことに没頭	○動揺
○気力が出ない	○憂うつ	○故人を感じる	○落ち着かない
○頭痛	○孤独感	○自分を外から眺めているよう	○泣く
○動悸	○苛立ち	○自尊心の低下	○引きこもる
○血圧が高い	○罪悪感，自責感	○抑圧・否認	○人の助けを拒否する
○病気に罹りやすい	○感情がなくなった	○希死念慮	○過活動

（坂口幸弘．悲嘆学入門―死別の悲しみを学ぶ，昭和堂，京都，2010: p.4, p.26-31, p.121-123 [2]を参考に著者作成）

1）キューブラー・ロスの段階理論

キューブラー・ロス[5]は，死にゆく人々が「否認」「怒り」「取引」「抑うつ」「受容」の5段階の心理過程を経て死を迎えることを示した．これは終末期の患者に限った心理過程ではない．受け入れがたい衝撃的な事実に直面させられた人々に共通する心理過程であり，遺族の心理過程にも当てはまる．

2）パークスやボウルビィの位相理論

パークス[6]やボウルビィ[7]は，表2のような4位相で遺族の心理過程を説明している．

3）ウォーデンの課題理論

ウォーデン[8]は，段階や位相が嘆き悲しむ人が通過しなければならない受け身的な感じを含んでいるとし，課題という概念を提示した．嘆き悲しむ人自身にできることがあるという視点

表2 パークスやボウルビィの位相理論

第1相：無感覚，麻痺	
「心が麻痺した」「心が固くなった」という言葉で語られる心の状態．食欲がなかったり，ぐっすりと眠れないこともある． 時に，涙も流していないと批判的にいわれる遺族がいるが，悲しみがあまりにも深過ぎて心が麻痺した状態なのかもしれない．	
第2相：思慕と抗議	
思慕の情が悲哀の最大の特徴である．故人の声や姿，感触をはっきり感じてそれに心を奪われることや，故人と関係の深い場所やものに注意を向けることがある．抗議では，怒りや罪責感がみられる． 怒りは，医療や主治医への怒り，「どうして私を置いていったのか」という故人への怒り，「なぜ私の夫が死ななければいけなかったのか」という運命への怒りなど様々である．「なぜもっと早く気づかなかったのか」など，怒りが自身に向くと罪責感や悔いとなる．	
第3相：混乱	
日々の生活への関心が欠如する．未来や人生に目的をみつけることができない．抑うつの感情が生じる．	
第4相：回復	
身体的な欲求，社会的な関心が回復し，新たなことを計画する意欲が回復する．喜びとともに過去を振り返ることができる．新しい生き方や方向性が生まれる．	

(Parks CM. Psychiatry 1970; 33: 444-467 [6]；J. ボウルビィ．母子関係の理論—Ⅲ．対象喪失，黒田実朗ほか（訳），岩崎学術出版，東京，1981: p.91-111 [7] を参考に著者作成)

表3 ウォーデンの課題理論

第1の課題：喪失の事実を受容する	
亡くなったという事実を否認したい気持ちが起こるが，「大切な人は逝ってしまい，戻ってくることはない」という事実を受け入れる．	
第2の課題：悲嘆の苦痛を乗り越える	
深く慕っていた人を失って苦痛を感じないことは決してあり得ないが，この苦痛を享受し，乗り越える．苦痛を感じないようにしたり，否認したりすると，悲哀の過程を妨げることになるからである．	
第3の課題：故人のいない環境に適応する	
残された人は生活の方向性を見失ったと感じるが，それまでの人生観の問い直しを行い，喪失とそれによって行った生活の変化に，自分の人生の意味を探ろうとする．様々な役割を担ってもらえなくなったことに適応するために，その人なしでどう生きていくのかということに取り組む．慣れない役割を取り，持っていなかった技術を身につける． たとえば，遺された夫が毎日の家事に悩まされ，失敗を繰り返しながらも，徐々にうまく取り組めるようなることである．	
第4の課題：故人を情緒的に再配置し，生活を続ける	
故人の思い出や考えを抱き続けることは自然なことであるが，自分たちの生活が続けられるあり方でそれらができる．故人との関係をあきらめるのではなく，自分のなかに情緒的に故人の適切な場所をみつけ，故人との新たな関係に出会う． ある女性は夫を亡くしたばかりのころ，夫はお化け屋敷のようなおどろおどろしいところにいるのだと感じていた．それが回復とともに「空にいて私たち家族を見守ってくれている」と思えるようになっていた．	

(J.W. ウォーデン．グリーフカウンセリング—悲しみを癒すためのハンドブック，鳴澤 實（監訳），川島書店，東京，1993 [8] より引用)

から，悲哀から回復するための4つの課題を示している（表3）．

4）喪失志向コーピングと回復志向コーピング

　最愛の人を亡くしてどんなに悲しくても，人は四六時中泣いているわけにはいかない．遺された人は生きていかなければならない．大切な人の死によって生じた変化に対処して，家事や財産管理などを担い，生活を続けなければいけないのである．シュトローベ[9]によると，グリーフケアである喪失への対処（喪失志向コーピング）と生活上の変化への対処（回復志向コーピング）とがあり，その2つの間を揺らぎながら，つまり，行ったり来たりしながら回復志向へ移行していくという．

5）意味再構成論

　ニーメヤー（Neimeyer RA, 2002/2006）[10]は，誰もが等しく経験する悲嘆や取り組むべき課題というものはないし，悲嘆とはゴールに向かって階段をのぼる経験ではなく，様々な局面に繰り返し対処しながら折り合いをつけていく経験であるという．つまり，喪失に対する反応は人それぞれで，それぞれの意味やプロセスがある．悲嘆のプロセスとは自分の体験に意味を見い出し，新しいアイデンティティをみつける再適応という能動的なプロセスである．

適応していくということ

　悲嘆からの回復とは，もとの状態に戻る（recovery）のではなく，新たな環境に適応していく（adaptation）ことである[11]．人はそのような力（レジリエンス）を持っている．

　悲嘆からの回復には1年ほどかかるといわれることがある．しかし，親しい関係にあった人を失った場合は，悲嘆から回復するのに要する時間は2年でも足りないことが多く，個人差がある．悲しみからの回復は直線的に進むものではないし，決まったゴールがあるわけでもない．悲しみに直面したり，逃避したり，その間を揺れ動く．それでも，ある時期が来れば，その人を思うとき，悲しみの気持ちが生じても懐かしく思い出せるようになる．

　過去の故人との歴史がいまの自分の歴史として，いまの自分を支えるものとして息づいていることを実感し（「歴史の連続性の実感」），故人とのつながりの質は変わったが，いまも自分のなかにいる．見守ってくれているというつながりに変化して息づき（「つながりの連続性の回復」），さらに亡くなったときは過去に向かっていた思いが，故人が見守ってくれていると思えるようになったことでいまを生きられるようになる（「時間の連続性の回復」）というプロセスが生じている[12]．

文献

1) Stroebe W et al. Bereavement and Health: The Psychological and Physical Consequences of Partner Loss, Cambridge University Press, 1987: p.7
2) 坂口幸弘．悲嘆学入門—死別の悲しみを学ぶ，昭和堂，京都，2010: p.4, p.26-31, p.121-123
3) Rando TA. Clinical Dimensions of Anticipatory Mourning: Theory and Practice in Working with the Dying, Their Loved Ones, and Their Caregivers, Research Press, 2000: p.4-5, p.51-101
4) 小此木敬吾．対象喪失—悲しむということ，中公新書，東京，1979: p.27-35
5) E・キューブラー・ロス．死ぬ瞬間—死にゆく人々との対話，川口正吉（訳），読売新聞社，東京，1971
6) Parks CM. The first year of bereavement: a longitudinal study of the reaction of London widows to the

death of their husbands. Psychiatry 1970; **33**: 444-467
7) J. ボウルビィ．母子関係の理論—Ⅲ．対象喪失．黒田実朗ほか（訳），岩崎学術出版，東京，1981: p.91-111
8) J.W. ウォーデン．グリーフカウンセリング—悲しみを癒すためのハンドブック，鳴澤　實（監訳），川島書店，東京，1993
9) Stroebe MS et al．死別体験へのコーピング（対処）の二重過程モデルから見た意味の構成．喪失と悲嘆の心理療法—構成主義からみた意味の探求．ロバート・A・ニーマイアー（編），富田拓郎，菊池安希子（監訳），金剛出版，東京，2007: p.68-82
10) R.A. ニーメヤー．＜大切なもの＞を失ったあなたに—喪失をのりこえるガイド，鈴木剛子（訳），春秋社，東京，2006
11) Sandler IN et al. Resilience rather than recovery: a contextual framework on adaptation following bereavement. Death Stud 2008; **32**: 59-73
12) 広瀬寛子．悲嘆とグリーフケア．医学書院，東京，2011: p.52-61, p.79-145

2. 遺族会，手紙（遺族に向けた手紙），遺族訪問，地域のリソース

> **Essence 22**
> ✤ グリーフケアには，情緒的サポート，道具的サポート，情報的サポートがある．
> ✤ 遺族のグリーフケアの方法には，手紙やカードの送付，遺族会，電話，訪問，遺族外来，遺族カウンセリング，サポートグループなどがある．
> ✤ グリーフケアを提供するときは個々の遺族にとっての意味や影響を考慮して行う．
> ✤ 地域のリソースを用いるときは，ウェブ上からの検索も利用できる．
> ✤ 悲しみは消えるものではないので，遺族の苦しみに寄り添う姿勢が大切である．

グリーフケアは悲嘆にある人へのケアである．グリーフケアの対象は様々であるが，ここでは，遺族を対象としたグリーフケアについて論じる．

遺族のグリーフケアの内容

坂口[1]は遺族ケアの内容として，①情緒的サポート，②道具的サポート，③情報的サポートをあげている．

1）情緒的サポート

情緒的サポートは遺族の語りを聴く姿勢が中心となる．聴くときのポイントとしては，①その人にとっての真実を尊重して聴く姿勢：受容と共感，②自然な反応であることを保証する，③感情表出を支える：語ることを支える・泣くことを支える，怒りを受け止めるなどがある[2]．

2）道具的サポート

道具的サポートとは，葬儀の手伝い，料理を提供するなどの家事のサポートなどが含まれる．家族が十分に泣けるように，看護師が適切な部屋を提供することも含まれるだろう．

3）情報的サポート

自分たちの施設が遺族ケアを提供できなくても，遺族ケアを受けられる場を教えることはできる．また，大切な人を亡くしたあとに人はどのように悲嘆を経験するかなど，悲嘆反応や悲嘆プロセスについて書かれた冊子やリーフレットを提供することもできる．遺族のなかには「こんなに落ち込んでいるのは私が弱いからではないか，私がおかしいのではないか」などと悩んだり，自分を責めたりしている人がいる．そういう人がこのような冊子やリーフレットを読む

ことで,「自分の反応は異常ではない.みんな同じなんだ」「こういう時期を経て回復していくのだ」ということがわかると,安心できる.

ある遺族は,『妻を看取る日』[3]をほかの遺族から紹介されて読んだことで,2つの意味で救われたという.ひとつは,がんの権威の医師でも自分の妻のがんを治すことができなかったのだから,自分が妻のがんを治せなかったのはしようがないんだと思えたことである.もうひとつは,あんなに偉い医師でも妻が亡くなったあとあんなに落ち込んでうつ状態にまでなったのだから,自分が落ち込んでいるのもいいのだと思えたことである.

遺族のグリーフケアの取り組み

グリーフケアの方法には,手紙やカードの送付,電話,遺族会,遺族外来,遺族カウンセリング,グループ療法などがある.一般病棟では遺族ケアを行うことはかなり厳しいと思わるが,ホスピス・緩和ケア病棟を中心に,手紙やカードの送付や遺族会などが行われている.

1) 手紙やカードの送付

坂口[4]によると,日本の遺族ケアプログラムのなかでは手紙送付が最も多い.送付時期は四十九日が過ぎたころ,100日が過ぎたころ,1年後など,施設によって様々である.

内容としては,個々の患者や家族の思い出を含めて個別に書くことが一番丁寧である.しかし,そういう方法は時間的に医療者の負担が大きく,また,遺族がどのような気持ちで受け取るかわからない.そこで,雛形を作成して一言添えたり,プライマリーナースの名前を添えるなどの方法もある.

J-HOPE3の研究結果によると,遺族は手紙やカードを受け取って,悲しみを癒す心遣いや気にかけてくれていることをよかったと評価している一方で,事務的な書面に感じたという批判もあった[5].批判的に受け取った人は,ほかにも複雑な事情や心境が絡んでいたのかもしれない.病院からの郵便物だというだけで,つらさが増す遺族もいる.事務的に全員に手紙やカードを送付するのではなく,個々の遺族にとって送付することの是非をスタッフで検討したほうがよい.

2) 遺族会(追悼会)

死別後1年後ぐらいの遺族を対象にした年に1回程度の追悼会も,多くのホスピス・緩和ケア病棟で行われている.担当のスタッフを配置した小テーブル毎で遺族同士が語り合えるようにする.簡単なお茶菓子を用意し,思い出の写真をスライドショーで流す,スタッフによるスピーチや朗読,音楽の演奏,全員で斉唱などのプログラムがある.

ほとんどの参加者は追悼会に参加できたことをよかったと評価してくれる.しかし,なかにはつらくて参加できない人もいれば,来てはみたもののつらさが増してしまう人もいる.よって,個別に案内送付の是非を検討し,参加中につらくなったときにスタッフが対応できるようにしておくことが必要である.

3）サポートグループ

定期的に遺族が集まれる場を提供し，遺族同士の語り合いを中心としたサポートグループを運営している施設も数は少ないが存在する．サポートグループは，同じ悩みや問題を抱える参加者を支える専門家のもとで，参加者同士の相互作用を通して，自分たちの問題と折り合いをつけていく道をみつけ，生きていく力を得ていくものである．

頻度は年に数回のところもあれば，筆者が行うサポートグループ[2]のように隔週のところもある．心理士，チャプレン，看護師が運営することが多い．表1は，筆者らのサポートグループの枠組みである．

表1 当院における遺族のためのサポートグループの実施方法

- 対象者：当院緩和医療科においてがんで家族を亡くした遺族が中心
  　　　　四十九日を過ぎた頃に案内を送付
- 頻度・時間・場所：月2回，病院近くの会議室
- スタッフ：ナース・カウンセラー，カウンセラー，看護師
- プログラム：90分（語り合い），30分（感想文の記入，ティータイム）
- 形式：open group（故人との関係を限定せず，参加者の出入りがある）
- 語り合いのテーマ：参加者毎に，①故人の思い出の品を持ってきて語る，②故人に手紙を書いてきて読む，などを時期をみて提案．グループ全体のプログラムとして，③自由に今の思いを語る，④悲嘆に関するミニレクチャー，⑤死別に関する絵本を読む，など．

（広瀬寛子．悲嘆とグリーフケア．医学書院，東京，2011: p.52-61, p.79-145[2] より引用）

4）遺族訪問

坂口[4]によると，家庭訪問を行っているホスピス・緩和ケア病棟は，2012年調査で「しばしば行っている」施設は0，「たまに行っている」施設は14％に過ぎなかった．

訪問看護師は利用者遺族の自宅訪問を行っているが，保険で算定できないことや人員不足のためにボランティアで行うしかなく，回数を重ねることはできない[6]．病院看護師の場合は，もともと自宅を訪問すること自体が仕事内容に含まれていないため，遺族訪問はさらに困難である．個人的に自宅訪問したくても，組織で働く者として許されないこともあろう．

組織や制度が変わらない限りは，現状では遺族訪問は難しい．一方，自宅に訪問することは遺族に対して最も侵襲的な手段でもあり，実行する場合は十分な配慮が必要である．

5）地域のリソース

悲嘆反応や悲嘆プロセスを理解するために，冊子やリーフレットが発刊されている．たとえば，大切な人を亡くした人へのメッセージである『これからのとき　大切な方を亡くしたあなたへ』という悲嘆の小冊子は，財団法人日本ホスピス・緩和ケア研究振興財団のホームページからダウンロードできる（http://www.hospat.org/from-now-on.html）[7]．また，埼玉県精神福祉協会では「大切な人を失うということ」という遺族ケアのリーフレットを発行している．

悲嘆は病気ではない．しかし，なかには悲嘆反応が長引いて生活に支障をきたすことや，うつ病や複雑性悲嘆を発症することもある．遺族に「眠れているか？」「食欲はあるか？」など，確認することは重要である．症状によって内科や精神科の受診を勧める．日本では，埼玉医科

大学国際医療センター精神腫瘍科に「遺族外来」がある．がん患者遺族のみを対象とし，精神科医と臨床心理士で薬物療法と心理療法を行っている．

医療機関を受診するほどではなくても，ほかの遺族と語り合いたいと思う人たちがいる．地域におけるサポートグループや自助グループの情報は，地域の精神保健福祉センターに確認したり，ウェブ上で調べることができる．キーワードとして「遺族会」，「遺族の集い」，「グリーフケア」などを用いて検索できる（表2）．グリーフ＆ビリーブメント研究会のサイトでは，「グリーフの基礎知識」や「死別体験者へ支援」などの項目がある（http://gandb.net/index.html）[8]．

表2 ウェブ上から検索できる遺族のサポートグループおよび自助グループの例

関西遺族会ネットワーク	http://izoku-net.com/list.html
ほほえみネットワーク・グリーフサポート	http://www.hohoemi-network.org/
生と死を考える会	http://www.seitosi.org/
グッドグリーフ・ネットワーク	https://www.ggnetwork.jp/
（30〜40歳代で若くして配偶者を亡くした人たちの自助グループ）	
仙台グリーフケア研究会	http://www.sendai-griefcare.org/

（最終アクセス2017年11月1日）

グリーフケアを行うときの留意点

遺族へのアプローチは様々であるが，共通した留意点がある．それを表3に示した．

悲嘆からの再適応は，直線的に進むものではないし，悲しみが消えることでもない．私たちはなくしたものを取り戻すことはできない．しかし，その苦しみに寄り添うことはできる．

表3 遺族ケアを行うに当たって心にとめておかなければいけないこと

- 喪失に対する反応は人それぞれであるから，その人にとっての意味を尊重する．
- ケアによって悲嘆のプロセスを早めたりすることはできないのだから，その人のペースを尊重する．
- 再適応するまでには様々な感情を経験することを理解する．
- 悲嘆と平静の間を，否認と受容との間を揺れ動くことを理解する．
- 人は悲嘆から再適応する力（レジリエンス）を持っていることを尊重し，悲嘆が人間的成長への契機になりうることを信頼する．
- 様々な感情が生じることは自然なことであり，その感情を表出することは大切なことである．

文献

1) 坂口幸弘．悲嘆学入門—死別の悲しみを学ぶ，昭和堂，京都，2010: p.4, p.26-31, p.121-123
2) 広瀬寛子．悲嘆とグリーフケア，医学書院，東京，2011: p.52-61, p.79-145
3) 垣添忠生．妻を看取る日，新潮社，東京，2009
4) 坂口幸弘．わが国のホスピス・緩和ケア病棟における遺族ケアサービスの実施状況と今後の課題—臨床医学における倫理的決定のための実践的なアプローチ，2002年調査と2012年調査の比較．Palliative Care Research 2016; **11**: 137-145
5) 北得美佐子．ホスピス・緩和ケア病棟の遺族ケアに関する研究．遺族によるホスピス・緩和ケアの質の評価に関する研究3(J-HOPE3)，日本ホスピス・緩和ケア研究振興財団／「遺族によるホスピス・緩和ケア

2. 遺族会，手紙（遺族に向けた手紙），遺族訪問，地域のリソース

の質の評価に検する研究」運営委員会（編），東京，2016: p.120-128
6) 工藤朋子，古瀬みどり．訪問看護師が捉えた利用者遺族を地域で支える上での問題．Palliative Care Research 2016; **11**: 201-208
7) 財団法人日本ホスピス・緩和ケア研究振興財団．『これからのとき　大切な方を亡くしたあなたへ』http://www.hospat.org/from-now-on.html（最終アクセス2017年11月1日）
8) グリーフ＆ビリーブメント研究会．「グリーフの基礎知識」「死別体験者へ支援」　http://gandb.net/index.html（最終アクセス2017年11月1日）

VI. デスカンファレンス ～看護師のグリーフ～

1. デスカンファレンスの意義

Essence 23
* デスカンファレンスの意義は多岐にわたる．
* デスカンファレンスは今後のケアの質を高めるために行う．
* デスカンファレンスは倫理教育の機会となる

次のケアに活かす

　デスカンファレンスの目的は，様々な場面から，亡くなった患者と家族のケアを振り返り，今後のケアに活かすこと，倫理的教育の場，亡くなった患者と家族のケアに関する葛藤の表出を促し，医療者の心の負担を軽くすることであると考える．客観的に多職種で振り返ることで，倫理的な視点でカンファレンスを行うことができ，倫理教育の場となる．

　デスカンファレンスで看取りのケアを振り返り，どのようなケアが適切だったかを検討する．また，うまくいったケアは意味づけを行うことで教育の機会となる．

　若い看護師は先輩看護師の看護の知識や技を聞くことで成長の機会となり，先輩看護師は若い看護師の感覚に気持ちを新たに次のケアに向き合うことができる．

　デスカンファレンスの意義，目的，悲嘆へのケア，それぞれの施設のやり方や事例については宮下光令氏がコーディネートした看護技術誌2010年1月号～12月号連載『明日の看護に生かすデスカンファレンス』を参照いただきたい（http://plaza.umin.ac.jp/~miya/misc.htm）[1]．

心の負担を軽くする

　死は避けられないものであるが，かかわりや思い入れが深いほど，患者が亡くなったときに受ける衝撃は大きくなる．患者が亡くなる過程や亡くなり方に衝撃を受けて心に大きな負担を抱えたり，患者が亡くなったあと「もっと自分にできることはなかったか」「自分のかかわりは患者のためになったのか」などと思い悩むことがある．また，患者を亡くすことを予期して悲しむ家族の姿や，患者が亡くなったあとに大きく悲しみを表現する家族の姿に戸惑うことがある．このような体験を一人で抱えているとその困難な体験が蓄積されて，バーンアウト症候群などの状態に陥ることがあるといわれている．

　デスカンファレンスを行うことによって，患者と家族の治療やケアにかかわっていたメンバーとそのときの状況や思いを共有することができると，困難な体験でつらい思いを感じているの

は自分だけでないという感覚が得られ，心の負担を軽くすることができる．

倫理的な感受性を高める

　倫理の原則を用いて検討することで，釈然としない思いは何によるのか，なぜ判断に困惑するのか，判断の違いは何によるのかなど，問題を顕在化させることができ，解決のための検討事項をみつけることができるようになる[2]．倫理的な判断を行うために，多職種で情報を理解して検討するときに活用できるJonsenらの4分割法[3]もある．倫理的な視点でディスカッションできると，倫理的な感受性を高めることにつながると考える．

文献
1) 宮下光令．『明日の看護に生かすデスカンファレンス』（連載）．看護技術誌 2010; **56** (1〜12) http://plaza.umin.ac.jp/~miya/misc.htm)（最終アクセス2017年11月1日）
2) 公益社団法人 日本看護協会．倫理原則　http://www.nurse.or.jp/nursing/practice/rinri/index.html（最終アクセス2017年11月1日）
3) Albert R. Jonsen, Mark Siegler, William J. Winslade．臨床倫理学―臨床医学における倫理的決定のための実践的なアプローチ．赤林　朗ほか（監訳），新興医学出版社，東京，1997

2. デスカンファレンスの進め方

Essence 24

- デスカンファレンスには準備が必要である
- ファシリテーターの役割がカンファレンスの成否を決める．
- デスカンファレンスシートを用いて何を話し合いたいのかを明らかにしておくことが重要である

デスカンファレンス開催の準備

デスカンファレンス事前準備のポイントを表1に示す．

表1　デスカンファレンス事前準備のポイント

1. 開催日時の設定
   - 亡くなられてから2週間以内．自殺症例は3日以内で担当医，担当看護師が出席できる日時の調整
2. 取り上げる事例の選択
   - 困っていた事例
   - 問題を解決できないまま亡くなった事例
   - ケアがうまくいった事例
   - プライマリーナースがケアを振り返りたい事例　など
3. デスカンファレンスのテーマの決定
   - カンファレンスを行う理由を考え，テーマは1～2個に絞る
4. 参加者の調整
   - 担当医・担当看護師と病棟医師・看護師，患者のケアにかかわった職種（精神科医・医療ソーシャルワーカー・薬剤師・転棟前の担当医・担当看護師，地域医療者
5. 情報の整理
   - 患者とその家族の背景
   - 病気と治療の経過
   - 看護介入の方法と評価
   - 困っていたこと，問題と感じていたこと
6. 準備の一例
   ① 亡くなった日または亡くなった翌日の昼のカンファレンスで，その患者のデスカンファレンスを行うかどうか決める．
   ② 行うことが決まったらデスカンファレンスシートに，カンファレンスを行う理由，カンファレンスのテーマ，などを記入する．
   ③ プライマリーナースはデスカンファレンス開催日までに，カンファレンスシートに患者とその家族の情報を記載する．

1）必要時取り上げる事例の選択

全症例でやるのではなく，患者が亡くなられた日または亡くなられた日の翌日の昼のカンファレンスで，その患者さんのデスカンファレンスで振り返ったほうがよいかどうかを決める．問題が解決できなかった，担当者が振り返りたいなどの事例を取り上げる．

2）開催日時の設定

開催する時期は，医療者の記憶や思いが鮮明であるうちが適切と考える．亡くなられてから2週間くらいを目安にしている．

3）開催する時間と場所

ナースステーションで行っている場合が多い．日々の病棟のカンファレンスの時間を利用して行うことが多いが，参加する職種の都合によっては夕方に実施することもある．カンファレンスに出席しているメンバーがナースコールの対応で次々に席を離れると集中が途切れるので，その時間にナースコールの対応を行う役割の看護師をあらかじめ決めておくなどの工夫を検討することも必要となる．

4）参加者の調整

主治医，受け持ち看護師はもちろん，患者のケアにかかわった職種の参加が望ましい．転院や退院調整がご本人やご家族のニーズに合っていたのか，どのような希望を持っていたのかなどを振り返りたい場合は，メディカルソーシャルワーカーや退院調整看護師の参加を依頼する．また，苦慮した精神症状や，家族の精神的苦痛が強かった場合は精神科医に参加を依頼する．特に自殺事例などは，精神科医にはファシリテーターの役割をお願いし，勤務上の調整や部署全体での支援なども必要になるので，看護管理者の参加は必須となる．

緩和ケア病棟でのデスカンファレンスの場合は，1週間以内で亡くなるケースも多く，治療医や一般病棟の看護師にも出席してもらうと，治療の経緯や患者と家族のたどってきた経過がわかり，充実したカンファレンスになる．同様に在宅移行した場合は，在宅診療所の医師，訪問看護師，セラピストなどとデスカンファレンスの機会をつくる．お互いの情報交換により，家での様子，症状緩和のための方略なども共有でき，ケアに対する考え方や実践が変化する．また，患者や家族がどのように考えていたのかいろいろな角度から知ることができ，次にどのようにかかわったらよいかのヒントや気づきを得る．

5）取り上げる事例

限られた時間のなかで，すべての亡くなられた方をデスカンファレンスで取り上げるのは困難である．当院でデスカンファレンスで取り上げている事例は，対応に困った事例，患者と家族の意向を尊重できたのかと悩む事例，治療・ケアの目標設定と支援は適切だったのかと悩む事例，「モヤモヤする」「これでよかったのかな」と感じる事例，症状緩和が難しかった事例，患者と家族との関係構築が難しかった事例，残された時間の使い方などの意思決定支援が難しかった事例，鎮静を行った事例，などがある．

デスカンファレンス充実化のポイント

1）効果的なカンファレンス

　多様なニーズや複雑な問題を抱えるがん患者や家族への効果的な介入のためには，看護師間の情報やチームでの目標の共有と行動計画の検討が重要である．カンファレンスの場は，看護師や多職種が一堂に介し，情報共有や意見交換を図るための機会として重要である．そもそもチームとは，共通の目的，達成すべき目標，そのための方法（アプローチ）を共有し，お互いに責任を持ちながらかかわり合うことのできる，専門性を持った人々のことを指す．多職種でのカンファレンスで注意すべきことは，患者のためになることを話す，相手が応えるチャンスを用意する，相手が心配していることを話す，無理に謝らせないということである．共通の目的を持ち，常に患者・家族のために何ができるかという視点を見失わないことが大切である．

①場をつくりつなげる：内容に対して中立の場を貫く．人の話を積極的に聴き，ほかのメンバーにもそうするように求める．
②受け止めて，引き出す：メンバー同士の話し合いを促し，意見の相違を歓迎する．
③かみ合わせて，整理する：メンバーの発言を記録し，整理し，要約する．メンバー間の意見の相違を方向転換し，活用して，共通の利益にする．
④まとめて，分かち合う：意思決定やコンセンサスに向かう道筋をつける．グループが進歩と成長を自己評価するように仕向ける．

2）デスカンファレンスシートの活用

　当院では，デスカンファレンスの開催を病棟のメンバーで共有できるように，患者が亡くなり，デスカンファレンスで検討したいときは，病棟内に提示している計画表に記載するようにしている．

　また，あらかじめデスカンファレンスシート（表2）に，患者と家族の背景，病気の治療と経過，看護介入の方法と評価，「病棟で困っていたこと，問題と感じていたこと」を記載しておく．話し合うべき議題は1～2個に絞る．

　今後同じような場面に直面したときに今回の知見を活かせるように，「次のケアに活かすために」まで検討している（表3）．

3）デスカンファレンスの司会とその役割

○その日のチームリーダーが司会を担当する．
○プライマリーナースよりシートに沿って，経過と話し合いたい内容をプレゼンテーションする．
○質問がないか確認する．
○討議内容からそれないように，参加者全員がカンファレンスで意見が述べられるようファシリテートする．

表2 デスカンファレンスシート

亡くなった日，または，亡くなった翌日のカンファレンスで記入する

患者さんの氏名：＿＿＿＿＿＿＿＿＿＿＿＿＿＿＿＿
旅立たれた日　　　　年　　　　月　　　　日
プライマリーナース：＿＿＿＿＿＿＿＿＿＿＿＿＿
病棟で困っていたこと，問題と感じていたこと：＿＿＿＿＿＿＿＿＿＿＿＿＿＿＿
＿＿＿＿＿＿＿＿＿＿＿＿＿＿＿＿＿＿＿＿＿＿＿＿＿＿＿＿＿＿＿＿＿＿＿＿＿
＿＿＿＿＿＿＿＿＿＿＿＿＿＿＿＿＿＿＿＿＿＿＿＿＿＿＿＿＿＿＿＿＿＿＿＿＿

話し合いたいこと：＿＿＿＿＿＿＿＿＿＿＿＿＿＿＿＿＿＿＿＿＿＿＿＿＿＿＿＿
＿＿＿＿＿＿＿＿＿＿＿＿＿＿＿＿＿＿＿＿＿＿＿＿＿＿＿＿＿＿＿＿＿＿＿＿＿
＿＿＿＿＿＿＿＿＿＿＿＿＿＿＿＿＿＿＿＿＿＿＿＿＿＿＿＿＿＿＿＿＿＿＿＿＿

デスカンファレンス開催予定日　　　　年　　　月　　　日　　曜日

プライマリーナースがデスカンファレンス開催日までに記入する

＜患者さんとその家族の情報＞

年齢：＿＿＿＿＿＿歳　　性別：男性・女性　　疾患名：＿＿＿＿＿＿＿＿＿＿＿＿＿＿＿
最も辛かったと考えられる患者さんの苦痛：＿＿＿＿＿＿＿＿＿＿＿＿＿＿＿＿＿
＿＿＿＿＿＿＿＿＿＿＿＿＿＿＿＿＿＿＿＿＿＿＿＿＿＿＿＿＿＿＿＿＿＿＿＿＿
＿＿＿＿＿＿＿＿＿＿＿＿＿＿＿＿＿＿＿＿＿＿＿＿＿＿＿＿＿＿＿＿＿＿＿＿＿

患者さんの社会的役割：＿＿＿＿＿＿＿＿＿＿＿＿＿＿＿＿＿＿＿＿＿＿＿＿＿
家族構成：＿＿＿＿＿＿＿＿＿＿＿＿＿＿＿＿＿＿＿＿＿＿＿＿＿＿＿＿＿＿＿
キーパーソン：＿＿＿＿＿＿＿＿＿＿＿＿＿＿＿＿＿＿＿＿＿＿＿＿＿＿＿＿＿
家族員同士の関係：＿＿＿＿＿＿＿＿＿＿＿＿＿＿＿＿＿＿＿＿＿＿＿＿＿＿＿
家族の健康問題：なし・あり＿＿＿＿＿＿＿＿＿＿＿＿＿＿＿＿＿＿＿＿＿＿＿

医療者から本人への説明内容：＿＿＿＿＿＿＿＿＿＿＿＿＿＿＿＿＿＿＿＿＿＿
本人の理解と同意：＿＿＿＿＿＿＿＿＿＿＿＿＿＿＿＿＿＿＿＿＿＿＿＿＿＿＿

医療者から家族への説明内容：＿＿＿＿＿＿＿＿＿＿＿＿＿＿＿＿＿＿＿＿＿＿
家族の理解と意向：＿＿＿＿＿＿＿＿＿＿＿＿＿＿＿＿＿＿＿＿＿＿＿＿＿＿＿

2. デスカンファレンスの進め方

表3　デスカンファレンス実施の記録

```
※デスカンファレンスを開催するときに記入する
           【カンファレンス実施の記録】
デスカンファレンス開催日時：＿＿＿＿＿＿年＿＿＿月＿＿＿日
時間：＿＿＿＿：＿＿＿　～　＿＿＿：＿＿＿
出席者：
話し合いの内容：
次のケアに活かすために
```

表4　デスカンファレンスのタイムテーブル例

```
13:30 ～ 13:35　ファシリテーターが進行
        今回のデスカンファレンスの目的，話し合いたい内容について説明
        担当医・担当看護師より事例の補足説明
13:35 ～　質問がないか確認後，全員で討議
13:55 ～　意見の集約
        今後のケアに活かす内容について確認
14:00　終了
```

4）デスカンファレンスのタイムテーブル例

表4に示す．

文献

1) 小川朝生，内富庸介（編），医療研修推進財団（監修）．精神腫瘍学クイックリファレンス，医療研修推進財団，東京，2009: p386
2) 小川朝生．「主治医はメンタルをわかってないみたいです」．サイコオンコロジーを学びたいあなたへ，内富庸介，大西秀樹，小川朝生（編著），文光堂，東京，2011: p.117-124
3) 關本翌子，小林直子．デスカンファレンスの効果的な運営・充実化のポイント．オンコロジーナース 2017; **10**(3): 8-14

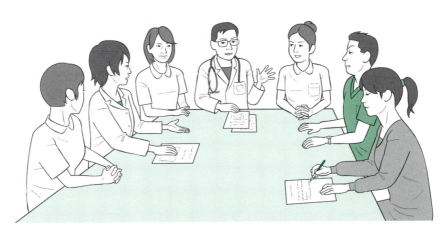

3. デスカンファレンスの実際

> **Essence 25**
> ❁ デスカンファレンスの事例提供者は受け持ち看護師・主治医が行う．
> ❁ 事例紹介後，話し合いたいテーマは2〜3つに絞り，スタッフ全員で討議する．
> ❁ 担当者の気持ちを肯定したうえで，客観的・批判的な意見を受け，落としどころをはっきりさせる．

事例1

1) 患者とその家族の情報

①50歳代後半，女性．卵巣がん
②最もつらかったと考える患者の苦痛：腹膜播種の痛み，腰痛，全身倦怠感．家で最期を迎えたいと考えていたなかでの再入院
③患者の社会的役割：デザイナー，妻
④家族構成：夫(50歳代後半)，長女(20歳代前半)，長女の夫(20歳代後半)，孫(2歳)と5人暮らし．キーパーソン：夫，主な介護者：長女，家族員同士の関係：良好
⑤家族の健康問題：有　長女パニック障害の既往
⑥医療者から本人への説明：
「病状が進んでいます．痛みとお腹の滲出液の量をコントロールします．家に帰るのは難しいかもしれません」
本人の理解と反応：
「痛みとお腹の水がなんとかなれば，また帰れるのかしら．病気は進んでいるのはわかる．もう動けなくなってきているから．でももう一度死んでもいいから帰りたい」
⑦医療者から家族への説明：
「病気が急速に進行しています．衰弱もしていますし，家に帰るとしても移動中に亡くなる可能性もあります」
家族の理解と反応：
「私たちも悪くなっているのは承知しています．ただ，本人が自宅を希望しているのでそうしてあげたいです」

2) カンファレンスの実際

デスカンファレンス開催日時：X年7月△日水曜日　13時30分〜14時

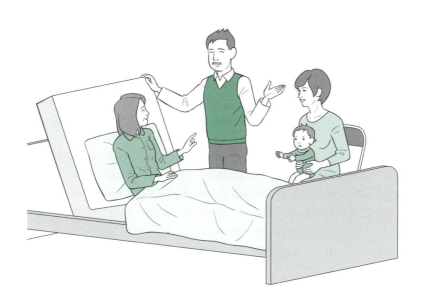

　出席者：研修医1人を含む，医師3人，医療ソーシャルワーカー1人，担当看護師，最期の数時間の苦痛増強時から看取りまでかかわった看護師を含む，看護師6人．

①担当医・担当看護師より経過紹介

　200X年5月，卵巣がんⅣ期の診断を受けて化学療法を続けていた．X＋2年，がん性腹膜炎による腸閉塞で人工肛門造設術．膣転移による尿道圧迫で膀胱留置カテーテル挿入．X年＋1年5月，疼痛コントロール目的で入院．腰仙骨神経叢浸潤による疼痛を緩和する目的で，くも膜下サドルブロックを受け，症状は軽減した．X年＋1年6月，本人と家族から在宅療養の希望があり，療養環境の調整を行い自宅に退院した．

　退院から11日後のX年7月，腸管皮膚瘻出現と痛みの増強があり緊急入院．夫と娘は「思ったより頑張れました」と笑顔で在宅療養を振り返り，Bも「またよろしくね」と笑顔をみせていた．身体状態は急激に悪化．A氏は状態が悪いなかにあっても「家に帰りたい」と再度在宅療養を希望した．担当医は「移動中に亡くなる可能性を承知したうえで希望するなら退院しましょう」と家族に面談．家族は「本人が帰りたいと言っているので，危険を承知したうえで本人を連れて帰りたい」と話した．医師と看護師は1週間後の退院を目指して治療を行い，週明けに具体的な日程調整予定であった．しかし，A氏は入院8日目の日曜日の明け方に，夫と娘に見守られながら病室で亡くなられた．

②デスカンファレンスの目的を確認

　○「死んでも家に帰りたい」と話していたA氏の希望を叶えることができなかったという受け持ち看護師の思いを共有する．

　○身体状態が悪い患者が入院直後から退院を希望する際の支援についてスタッフで共有する．

③話し合いの内容

　○退院の時期について：A氏にとって，1週間後の退院を目指した治療の計画は，適切であったのか．入院注に身体状況が急激に悪化したので，予後予測が難しく，退院のタイミングを計るのが難しかった．週末に退院を強く希望したときに自宅に帰せなかったか，往診の

介入，フェンタニル注射薬などの準備が難しく，社会資源活用の限界がある．
○治療について：1週間の入院を目安にした場合，オクトレオチドの使用は妥当だったのか．腸管皮膚瘻に対してオクトレオチドを使用して腸液の減少は図れたが，今回の場合，本当に必要だったのかはわからない．
○家族の思いについて：2回目の入院で，家族が在宅療養を願う気持ちは変化した可能性がある．A氏の死後，家族から「ここで看取れて，落ち着いて看取れたのでよかった」という言葉があった．2回目の入院時に夫と長女が「思ったよりがんばれました」と話したのは，本人の在宅療養の希望を支えることができたこと，夫と長女が自宅でA氏を介護できたことで満足感を得ることができたからの言動ではないか．

④次のケアに活かすために
　初回入院の退院時に，「2回目に入院することがあれば，次に退院することは難しくなることが予測される」と本人と家族に伝えておく方法もあるかもしれない．患者の状態が悪くても，本人と家族が本当に退院を考えるのであれば，2回目の入院時からカンファレンスで治療計画を検討していく必要がある．

事例2

1）患者とその家族の情報
①40歳代前半，男性．膵臓がん
②最もつらかったと考える患者の苦痛：呼吸困難，疼痛，病気の急激な進行
③患者の社会的役割：会社員，夫，父
④家族構成：妻と子供3人との5人暮らし．子供は男の子3人で，9歳，6歳，4歳．キーパーソンおよび主介護者：妻，家族員同士の関係：良好
⑤家族の健康問題：なし
⑥医療者から本人への説明：
「膵臓がんが進行し肺に転移しています．積極的な抗がん治療は難しいです」
本人の理解と反応：
「一度でもがんの治療をしたのなら受け入れられるが，このまま何もせず死を待つだけとはあまりにも情けない」
⑦医療者から家族への説明：
「病気が急速に進行しています．予後は相当厳しいです」
家族の理解と反応：
「みつかって2ヵ月足らずでこんなことになるなんてうそのようです．本人の希望になるべく沿いたいと思っています」

2）カンファレンスの実際
デスカンファレンス開催日時：X年3月△日勤曜日　13時30分～14時
出席者：研修医1人を含む，医師3人．医療ソーシャルワーカー1人，担当看護師，最期の

数時間の苦痛増強時から看取りまでかかわった看護師を含む,看護師6人.

①担当医・担当看護師より経過紹介

　200X年1月に腹痛と下痢が出現し,近医で消化性潰瘍疑いとして胃薬が処方された.2月,腹痛が悪化したため前医受診.上部消化管内視鏡検査の結果,逆流性食道炎と潰瘍瘢痕を指摘された.3月,夜間眠れないほどの背部痛が出現.CTにて膵頭部がん・肺転移の疑いがあり当院を紹介され,精査目的で入院.

　精査の結果,本人と妻は予後1〜2ヵ月と病状説明を受けて症状緩和中心の治療方針となった.

　入院後,本人と家族は近医の漢方医の受診を希望した.担当医が許可して,週1回漢方医の診察と処方を受けていた.「ここ(病院)で切った貼ったが,ひとつでもあれば,ここ(病院)の意味がまた違ったんでしょうね.何にもしてないから.面談でも余命2ヵ月って言われたんですよ.あと1週間? 死ぬ感じしないよね.死にたくないもん」と語り,呼吸困難が強くなった時期も,妻の協力を得て病棟から漢方医のもとへ足を運んだ.

　亡くなる数時間前から呼吸困難とせん妄が急激に悪化.医師からAと家族に,オピオイド増量と鎮静導入について説明していたが,本人が薬剤調整を強く拒否したため,対応が非常に困難だった.入院約1ヵ月後,妻と子どもたちに囲まれて亡くなられた.

②デスカンファレンスの目的を確認

　○漢方医を拠りどころとしていたため,病棟では信頼関係が築きにくく,直接的な看護介入が難しかった.

　○最期の数時間で苦痛が悪化した際,薬剤調整を患者が拒否したため実施できず,身体的な苦痛が強いまま亡くなった印象が強い.

　○B氏と家族にどのような介入が適切だったのか共有する.

③話し合いの内容

　○漢方医の存在について:B氏にとって漢方医は病気の治療を考えてくれる存在.B氏は漢方医を非常に信頼していた.B氏と家族にとっての拠りどころだったがために,当院の医師や看護師との信頼関係の構築に影響を与えていた.

　○妻への介入について:もっと積極的に介入するべきだったが,いつも小さな子供を連れてきており,時間を確保することが困難だった.妻は「悪い話は聞きたくない」と話しており,病状の進行に対して,死に対する構えなどについては聞けなかった.

④次のケアに生かすために

担当医,担当看護師だけでなく,全体でコミュニケーションをとれるような話し合いが必要.

　○カンファレンス自体の問題点:症状緩和に関する内容を中心に,担当医一人が看護師から責められる構図となるようなカンファレンスとなり,医師は自己防衛に努める.責められた担当医は,感情的に看護師の意見を求めたため,建設的なカンファレンスにはならなかった.

　○このカンファレンスを次回に活かすために:ファシリテーターはお互いの葛藤や弱さを率直に出しあえる雰囲気をつくり,誰かを責めるようなカンファレンスにはしない.相手の立場や考えを理解しようとする姿勢を示す.

　○B氏とその家族に対する理解を深める:診断時に余命1〜2ヵ月と告げられたB氏と家族の

思いはどのようなものであったのだろうか．漢方医を頼ることで最期まで生への希望を持ち続けられたのではないだろうか．

最期の数時間に薬剤調整を拒否したB氏の状況を認められなかったのは医療者側．情報を伝えても，3人の子どもたちに父親としての生き様を伝えたかったのではないだろうか．

○B氏へのケアを振り返る：B氏とその家族に「できたケア」として振り返ると，入浴など清潔のケアを拒否することなく，楽しみにしていた．ケアの際に言葉数の少ないB氏から「ありがとう」という言葉や，妻に対する労い，子どもたちの学校での様子を語ってくれることがあった．

○カンファレンス後の出来事：B氏のデスカンファレンスを開催したその日の夕方，B氏の妻が受け持ち看護師と担当医に会いにきてくれた．「漢方には期待はしていなかったものの，それが妻として支えていることになると思って必死だった．子ども3人抱えて，もう何が何だかわからなかった．ここの先生も看護師さんもいつも温かく迎えてくれた．子どもたちも何度か泊めてもらった．最後の日も彼の希望を聞いてくれた．そのおかげで父親としての言葉を子どもたちに残せたと思う．本当に感謝している．急かされたことがなかったのがありがたい」と話された．

事例3

1) 患者とその家族の情報

①男性，70歳代．肺がん

②最もつらかったと考える患者の苦痛：意識障害，麻痺，けいれん

③患者の社会的役割：元会社役員，夫

④家族構成：妻と2人暮らし．長女と長男はそれぞれ子どもがあり別世帯．キーパーソンおよび主介護者：妻，家族員同士の関係：良好

⑤家族の健康問題：妻は，週に2回自宅での書道教室のために帰宅する以外は，昼夜患者に付き添っている．妻は義母を自宅で数年介護したあと，看取った経験がある．

⑥医療者から本人への説明：

「肺がんが脳に転移し麻痺や意識障害が進行しています」

本人の理解と反応：

「最期の入院になるかもしれないね」

⑦医療者から家族への説明：

「病気が急速に進行しています．予後は相当厳しいです」

家族の理解と反応：

「お父さんは私一人でみれますので，家に帰してあげたいです」

2) カンファレンスの実際

デスカンファレンス開催日時：X年3月△日勤曜日　13時30分～14時

出席者：研修医1人を含む，医師3人，担当看護師，看取りにかかわった看護師を含む，看

護師6人.

①担当医・担当看護師より経過紹介

経過：X-1年3月に間質性肺炎を経過観察していた近医で肺腫瘍を指摘されて当院紹介．非小細胞肺がん，脳転移の診断を受ける．化学療法を続けてきたが，X-1年10月間質性肺炎の増悪で中止．X年2月ころより，脳転移の進行により左顔面神経麻痺が出現．その後C氏は寝たきりの状態となり，妻が一人でC氏を介護していた．

X年3月に左上肢のけいれんがあり緊急入院となった．入院後は抗けいれん薬の投与でけいれん発作はなくなった．脳転移の進行に伴い，ADL低下，認知機能障害が徐々に進行するが，妻は看護師に「この人は大丈夫．私が一番よくわかっている」を繰り返し，開眼しないC氏を座らせて食事をさせたりしていた．

妻が在宅で看取ることを希望したため調整を行っていたが，全身状態が徐々に悪化し妻・息子・娘に見守られながら亡くなられた．

②デスカンファレンスの目的を確認

否認と思われる行動，C氏を管理したいという思いがあり，妻への対応が大変だった．
妻にどのように対応するのが適切だったのか共有する．

③話し合いの内容

○妻への対応について：看護師は妻の言いなりになっていたような気がする．妻の思いに沿った介護の実現は，妻の満足感につながったという見方もできる．C氏の誤嚥のリスクなど害につながることもあった．

○C氏とその家族に対する理解を深める：妻が管理したいという気持ちは当然のもので，日中の食事摂取の状況や清潔のケアについて情報の提供を行う，共有するという作業が必要だった．食事の形態や，体位，介助方法，口腔ケアなど，細かに相談していくことが必要であった．食物や水分を口に含んだまま，飲み込むこともできず，吐き出すこともできずという状態になったときは状況を医師から伝え，誤嚥の危険が高まることを話していた．それでもなおかつ食事介助をしようとする妻の気持ちや行動の意味を聞いていなかった．また，妻以外の家族がみえてこない．妻の負担も相当強かったことも予測されるし，最期まで「私が」という姿勢を貫き通したのかもしれない．しかし医療者として，ほかの家族の反応や理解度を聞き，家族全体をみて妻の支えを確認することも必要であった．

④次のケアに活かすために

家族の介護の仕方を尊重し，ゆずりながら相談していく．

○患者や家族の気持ちの揺れや葛藤などをありのままに受け止めていく．

○家族がいない間の情報，病態の変化や予測される問題は，丁寧に情報提供し，理解度やどのような反応であったかを確認する．

○十分な説明のうえ，家族が本人の意思を尊重し決定したケアを継続して支援していくことを保証する．

4. 看護師のグリーフ

Essence 26
- がんの終末期にかかわる看護師の負担は大きい．
- デスカンファレンスは看護師のグリーフケアになる．
- 看取りにおける看護師の死生観を養うことが大切である．

看護師のグリーフとは

　看護師は日常的に患者の臨終や看取りの場面に遭遇し，患者の回復あるいは安らかな死を迎えるための支援をしている．看護師自身も信頼関係を築きながら，かかわった患者を失うことでのグリーフ（悲嘆）を経験する[1]．日々「予期悲嘆」「喪失体験」「死別」を体験し，自分の「死に対する恐怖・不安が惹起されるともいえる．

　患者や家族の前で泣いてはいけない，感情を抑えてあるいは切り離して対応しなければならないと考える看護師もいる．この抑えなければならない感情とは，患者・家族の苦悩に触れたとき，患者に深く入り込んだとき，コミュニケーションが難しい患者や家族に対応するとき，患者の死に直面したときなどに湧き起こるものである．看護師は，患者に腹が立ったり嫌悪感を抱くと，やさしくできない自分を責めたり，落ち込んだりする．患者とのかかわりのなかで感じている自分自身の感情を抑えずにみつめることで，患者・家族から注ぎ込まれた感情，すなわち自己に投影された感情に気づく手がかりとなる[2]．看護師自身の過去の喪失体験や個人的な死の体験（家族や身内の死）は感情に影響を与えることになるが，患者や家族とのかかわりのなかで，自分の感情を揺さぶられることを意識することで，より適切な患者・家族へのケアにつながることになる．

　経験が少ない看護師にとって看取りは，「家族」になってしまってつらくなる．自分と同世代もしくは若い患者の将来できないことのあれこれを自分の経験と重ねつらくなってしまう，別れがつらい，自分は何もできなかったという不全感などの感情を伴う．あまりにも喪失感が強いと，リアリティショックに影響し，離職につながるケースもある．

　しかし，このような看護師の感情は，看取りの場面で仕方のないものと片づけられ，看護師の悲嘆や死別のケアについて目が向けられていない現状がある．看護師が，看護の相手である患者から距離をおいてケアをすることは難しい．感情をあまりにも抑圧してしまうと患者への共感性の高まりが規制されてしまい，ケアが成立しない．しかし，感情移入すればするほど，患者の体験の深い部分に，巻き込まれつらくなることもある．過度の巻き込まれは，専門職としての客観性や中立性を損なうことになる．看護師の場合，24時間，いわゆる「生活」にかか

わるという職業的な性質ゆえに，ほかの医療者とは異なる距離の取り方，かかわり方が必要である．また，看護師は日常的に，患者に深く気持ちが入り込んだり，難しい患者を看取ったりと，精神的にかなり揺さぶられる体験をしている．

レイクらは，複雑性悲嘆に陥りやすい危険グループのひとつとして，援助職に就く人たちをあげている．こうしたストレス状態から生じる精神的問題のひとつにバーンアウトがある．

バーンアウトについて

そもそも医療従事者には，自分が失敗したら自分を責める，責任感が強い，自己犠牲の精神が高い，自罰的であるという特性がある．こうしたストレス状態から生じる精神的問題のひとつにバーンアウトがある．バーンアウトの概念は，1970年代に米国で，医療従事者をはじめ対人関係を扱う専門職の人々に対するメンタルヘルスの領域で注目されるようになった．1977年にMaslach Burnout Inventory(MBI)が出版されて以来，現在では医療者にみられるバーンアウト症候群は，「長時間にわたって患者に援助を行う過程で，心のエネルギーが絶えず適度に要求された結果，極度の心身の疲労と感情の枯渇をきたすことを主とする症候群」とされる．

ストレス，バーンアウト，共感疲労，および道徳的苦痛の概念はすべて，腫瘍学におけるストレスとバーンアウトの問題が関連し研究されている[3]．MaslachとJacksonの米国のがん医療にかかわる医師と看護師を対象にした研究では，33％が高感情疲労，33％が脱人格化，33％が自己効力感の低下を示した．がん患者のケアに携わっているスタッフは，高い死亡率，緩和できない症状（難治性疼痛，呼吸困難，倦怠感）といった，がん医療特有の要因に直面することで，特にその傾向が強いといわれている．「こまごまと気配りすることが面倒」「同僚や患者の顔をみるのも嫌だし，何も話したくない」「仕事はあまり意味がない」というような情緒的消耗感が増すと，「こんな仕事，もう辞めたい」「心にゆとりがなくなった」「職場に出るのが嫌」という脱人格化をきたす．圧倒的な感情疲労（バーンアウトの基本的な個々のストレスの次元）は，過度に拡張され，自己の感情的および物理的資源を枯渇させる感情を指す．仕事を冷やかにみる感情と情熱の感情，仕事中の様々な側面に対する否定的，または過度に切り離された反応を呈する．バーンアウトは本人も気づかず，周囲も，看取りのケアにおいてはそのような感情になっても仕方がないと見過ごしてしまうことが多い．

デスカンファレンスの意義

悲しみや迷いを胸の奥に封じ込めたまま次々に看取りに向き合っていれば心が燃え尽きるのは時間の問題である[4]．自分の感情を大切にしながら仕事を続けていくためには，気持ちの対処の仕方を学んだり，医療者同士が支え合う機能を持つことが大切である．度重なる看取りで心を痛めているスタッフにとって，良質なケアを続けていくうえで大切なのは自己のケアに対する他者からの承認である．デスカンファレンスの目的のひとつは，医療従事者のグリーフケアとなることである．担当医師，担当看護師の感情に手当をすることであり，有効に機能すれば，バーンアウトの予防につながる．

1）自殺の場合

　入院患者に自殺がみられた場合，当該病棟には独特の沈うつで張りつめた雰囲気が漂い，人間関係にも影響する．この場合は，デスカンファレンスを行うことが，ポストベンションとしての意味を持つ．自殺にいたった治療経過を多職種で冷静に振り返ることができれば，医療スタッフの無用な精神的負担の軽減にも有用である．担当医，担当看護師，当該病棟の看護師長をはじめ関係医療スタッフの出席を可能にし，できるだけ早期に開催する．司会は精神科医や心理職などが行うとよい[5]．医療スタッフの抱く複雑な感情の表出を促し，多くの医療スタッフが同様の気持ちを抱いていることを共有する．また当該病棟の看護師長は，その後の勤務調整（勤務形態やパートナーの配慮）や定期的な面談など，周囲の環境を整える役割がある．

2）語ることの大切さ

　看護師は看取りのケアにおいて悲しむことを仕方ないと考えたり，自分は何ができたんだろうという無力感などの自分の感情を押し込んでしまうこともある．傷つきや自責感，怒り，悲しみを吐き出したとき，はじめて癒やされていく．まずは自分の感情を認めることから始める．この気持ちを必要なときに言葉で表現することができれば，聞き手が共感し，無力で不完全な自分を受け止めてくれることで，自己否定から自己受容へと変化していく．経験に新しい意味が付与されていく．

3）他職種からのフィードバック

　心理療法士は，より厳密に共感性を調整する方法を知っている．医師は，論理的思考が強く，巻き込まれを回避して客観性を維持するように訓練されている．自分は何もできなかったと感じる看護師にとって，他者からの客観的なフィードバックは，非常に有効である．できたことを認められ，できないことがある事を受け入れる．気持ちの対処の仕方を学んだり，医療者同士が支え合う機能を持つことが大切である．

看護師の悲嘆・死別のケア

　看護師が感情に巻き込まれ，共感し過ぎることにより，患者の死をまるで家族の死のように受け取ってしまうことがある．一方で，人生の最期の時期にかかわれることができる看護師にとって，目の前の患者の死を，他人事の死である三人称の死と受け止めるのはあまりにも淡々としている．柳田邦夫氏は，看護師の患者の死の捉え方を2.5人称が適切であると述べている．

　人間を相手としてアプローチする専門職は，すべて共感性を持っている．一方，共感性が強過ぎると，主観的かつ感情的となり，客観的な視点に欠け，患者にどのようなケアが必要であるかを判断できなくなる．

　デスカンファレンスを行う，あるいは上司や同僚と気持ちの吐露を行う．同じような感情を持っていることや，相違する感情を持っていることを話し合うことで，自己の感情に気づかされるという共感のプロセスは医療者のコミュニケーションにとって大事なことである．気をつけなければならないのは，悲しみが強い時期には無理にカンファレンスという土俵にあげるこ

とはせず，かといってこの時期は仕方がないと放置することではなく，誰がどの時期に対応したほうがよいのかをよく考えることである．精神科医や精神看護専門看護師へのコンサルト，専門家が行うエンカウンター・グループへの参加など，リソースを利用し，適切な時期の手当を行っていくことも大切である．

文献

1) 小林珠実．看護師のグリーフ（悲嘆）アセスメントとケア．がん看護 2015; **20**: 299-302
2) 広瀬寛子．悲嘆とグリーフケア．医学書院，東京，2011: p.150
3) Oncology Staff Stress and Related Interventions, Mary L.S Vachon and Philis N. Butow, Phicho-Oncology Third Edition, OxFORD MEDICINE ONLINE
4) 和田浄史．デスカンファレンスを続けていくために必要なこと．エンド・オブ・ライフケア．オンコロジーナース 2017; **10** (3): 2-7
5) 明智龍男．自殺・希死念慮．緩和ケアチームのための精神腫瘍学入門．日本サイコオンコロジー学会教育委員会（監修），小川朝生，内富庸介（編），医薬ジャーナル社，大阪，2009

第2部
実践！ 看取りケア（応用編）

Ⅰ. 看取りに向けたケア　①からだの変化

1. 食べられない患者にできるケアは？

Essence 27

❀ 患者がなぜ「食べられない」のか，その原因，誘因について多職種が協働して多角的にアセスメントする．

❀「食べられない」ことは，患者の生活にどのような影響を及ぼしているのか，どのようなことを意味しているのかを理解しようと関心を寄せることがケアの手がかりになる．

❀ 家族は「食べられない」患者を目の前にして，無力感，自責感などの心理的負担を感じている．家族の気がかりや心配ごとへの対応と患者の病状理解が進むような支援を行う．

根拠と研究のエビデンス

　食べられない患者のケアについては，食べられない原因，食べられないことによる患者への影響，食べられない患者を目の前にする家族の思いを考慮することが重要である．

　がん患者が「食べられない」場合には，「食べたい」という食欲はあるが食べられない場合と食欲自体がない場合がある．前者の原因は，治療の副作用や消化吸収にかかわる障害などが考えられる．後者の原因は，痛みなど苦痛症状や悪液質，精神・心理状態が考えられる．終末期の患者は，悪液質に加えて痛みがあるなど，食べられない原因が複雑に混在していることが多い．多職種が協働して原因をアセスメントし，原因への対処および，栄養療法を検討する．

　食べられない原因が悪液質の場合は，従来の栄養療法では改善が難しい．欧州臨床栄養代謝学会（The European Society for Clinical Nutrition and Metabolism）のガイドライン[1]では，悪液質が原因で食べられない人のケアとして，栄養療法，運動療法，薬物療法の組み合わせをあげている．栄養療法は栄養状態に影響を与える症状の緩和と栄養相談である．終末期では積極的な栄養投与を控えることを推奨している．運動療法は全身状態に応じた筋肉量の減少予防のための運動である．薬物療法の副腎皮質ステロイドの使用については，長期の使用による副作用のため，終末期の投与に限定される．

　次に，食べられないことによる患者への影響について，進行がんによるイレウスの患者を対象とした質的研究[2]では，患者にとって食べられないことは，食物を摂取できないだけでなく，活動や思考能力の低下，孤独や自己概念の低下，死への過程を意味していた．ケアの手がかりとして，医療者が患者にとっての食事の意味や食べられないことの意味を理解しようとすることが重要である．また，理解しようと患者に関心を寄せること自体がケアになる．

　最後に，食べられない患者を目の前にする家族の思いと必要とされるケアについて検討する．

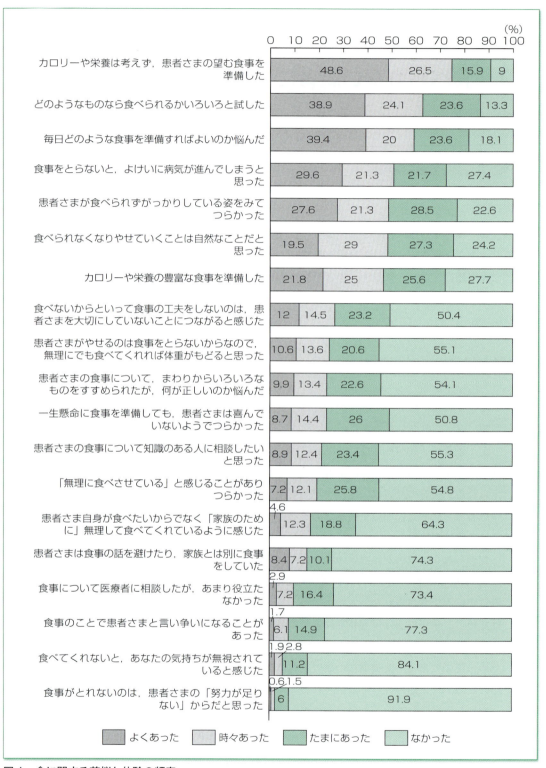

図1 食に関する苦悩と体験の頻度
（天野晃滋．終末期がん患者の遺族の栄養サポートに対するニーズ，食に関する苦悩と体験に関する研究．遺族によるホスピス・緩和ケアの質の評価に関する研究3（J-HOPE3），2014：p.169[3)]より許諾を得て転載）

がん患者の遺族に食に関する苦悩と体験や栄養サポートに対するニーズを調査した研究[3]では，「食べられない」患者を目の前にする家族の思いについて，図1のような結果がある．家族は悩みながら患者の望む食事をいろいろと試し，医療者による栄養サポートに加えて，患者の食欲不振と体重減少の理由についての十分な説明を望んでおり，こられに対応することが必要である．

患者の水分・栄養摂取が低下したときの家族に対する望ましいケアを検討する研究[4]では，「食べられない」患者を目の前にする家族の思いについて，7割の人がつらさと何もしてあげられないという無力感や自責感を感じており，家族にできることをともに見い出すケアを行う．

終末期の輸液に関する認識では（表1），家族は，患者が脱水状態になると苦しい，食べられないと死んでしまうと考え，患者が食べられないときに点滴を望んでいた．家族に対して，終末期で食べられない患者に対する点滴の医学的なメリットとデメリットを説明するだけでなく，家族のつらさや家族が考える点滴の意味に配慮した対応が必要である．

また，家族の自責感や無力感，患者が脱水状態になると苦しいという考えは，家族のつらさを強める要因になっており（表2），家族が自分を責めていないか，何もしてあげられないと考えていないか，患者が食べられないために脱水で苦しんでいると考えていないかを確認しながら，家族の気持ちや心配を十分に聞き対応を行うことが重要である．

表1　終末期の輸液に関する家族の認識

家族の認識	平均値±標準偏差※ （とてもそう思う／そう思うと回答した割合）
点滴をすれば，だるさがとれて元気になる	2.8 ± 0.8（62%）
点滴をすると，浮腫や腹水など苦痛が増えることがある	2.1 ± 0.8（23%）
点滴を少なくすると，浮腫や腹水などが和らぐことがある	2.0 ± 0.8（15%）
口の渇きをやわらげるためには，点滴よりも氷などを口に含むほうが効果的だ	2.8 ± 0.8（50%）
点滴をしないと食べられないために死んでしまう	2.7 ± 1.0（43%）
脱水状態で死を迎えることはとても苦しい	3.2 ± 0.8（60%）
点滴は最低限のケアである	3.0 ± 0.8（56%）

※「1：まったくそう思わない〜4：とてもそう思う」の平均値±標準偏差を示す
（山岸暁美，森田達也．遺族からみた水分・栄養摂取が低下した患者に対する望ましいケア．遺族によるホスピス・緩和ケアの質の評価に関する研究（J-HOPE），2010：p.64[4]より許諾を得て転載・一部改変）

表2 気持ちのつらさとケアの評価に関与する要因

		家族の気持ちのつらさ		ケアの改善の必要性	
		オッズ比 (95% CI)	p	オッズ比 (95% CI)	p
	家族患者の状況				
無力感や自責感を抱いていると，つらさが2.5倍になる	何もしてあげられないという無力感や自責感を感じた	2.5 (1.6～3.8)	<0.001	1.3 (0.9～1.6)	0.098
	痛みや息苦しさなど十分にやわらげられていない苦痛があった			1.8 (0.9～3.4)	0.084
	終末期の輸液に関する知識，認識				
脱水が苦しいと家族が感じていると，つらさが1.9倍になる	脱水状態で死を迎えることはとても苦しい	1.9 (1.1～3.5)	0.018		
	実際に受けたケア				
医療者に気持ちや心配を十分に聞いてもらえたと感じている場合，ケアの改善が必要だと感じる割合が6割に減る	点滴をするかしないかだけでなく自分たちの気持ちや心配も十分に聞いてもらえた			0.6 (0.4～0.8)	0.037

(山岸暁美，森田達也．遺族からみた水分・栄養摂取が低下した患者に対する望ましいケア．遺族によるホスピス・緩和ケアの質の評価に関する研究(J-HOPE), 2010: p.66 [4] より許諾を得て転載・一部改変)

ケアのポイント

1）アセスメントの仕方

対象	アセスメント項目	何をどうみるか（アセスメントのポイント）
患者	食事の状況	○現在の食事状況と変化（どのような食事を食べているか，食事時間，回数，摂取量，嗜好，食欲，どのような食事が食べられるか，いつからどのように変化しているか）
	身体の状況	○栄養状態と代謝の変化（体重減少，BMI，血液データ：血清タンパク・アルブミン，炎症反応），脱水や電解質異常の有無（尿量，クレアチニン，尿素窒素，Na，K，Ca） ○疾患の状況（がんの部位，進行状況，治療の状況，がんに伴う苦痛症状，PS，予後予測） ○消化吸収にかかわる障害の有無（がんやイレウスによる消化管閉塞，下痢・便秘，腹水貯留に伴う蠕動運動の低下や腹部膨満感） ○口腔機能の障害や口腔内の状態，微量元素不足の有無
患者 家族	生活への影響，思い，意味	○「食べられないこと」は生活にどのような影響を及ぼしているか，どのような思いを抱いているか，どのようなことを意味しているのか ○特に，家族が無力感や自責感，気がかりや心配事を抱えていないか
	患者の状態についての理解と対処方法	○「食べられないこと」をどのように理解して，どのような対処をしているか

2) ケアの選択肢

ケアの選択肢	その選択をする理由，根拠
①原因や誘因への対処	終末期においては多要因が混在して生じていることが多いため
②栄養療法 / 栄養相談	栄養障害がある場合には栄養療法による改善が期待できるが，悪液質の場合は改善が難しいため
③薬物療法	悪液質に伴う食欲不振に副腎皮質ステロイドの効果が期待できるため
④口腔ケア	食べられないことによる唾液分泌低下により，口腔内が乾燥して清潔が保てないことで生じる感染リスクや食欲低下を防ぐため
⑤提供する食事の検討	患者の思いに沿い，状態に合う食事はよりおいしく食べられる可能性があるため
⑥精神的支援	患者にとって「食べられないこと」は，栄養が摂取できないだけでなく，自己概念の低下や死の過程を意味し，深い苦悩を抱えているため
⑦家族ケア	家族は患者の食事について思い悩んでおり，無力感や自責感を抱き，つらく感じているため

3) ケアの手順

❶ なぜ「食べられない」のか，その原因，誘因について，多職種が協働してアセスメントし，改善できるものについて対処する．

❷ 栄養サポートチームとの協働による栄養療法により，栄養状態を改善する．

❸ 悪液質の場合は，栄養療法，運動療法，薬物療法について検討する．

❹ 食べられない場合でも，口腔ケアチームや歯科医との協働による口腔ケアを行う．

❺ 患者の思いを傾聴し，患者の思いに沿い，状態に合う，おいしい食事を提供できる環境（食事の盛り付け，量，温度，食感や口当たり，彩り，季節感などの配慮）を栄養士や家族の協力を得て調整する．

❻ 食事の場所，家族と食事をとれるような配慮など，精神的な支援を行う．

❼ 家族の思いに関心を寄せ，無力感と自責感の緩和，患者の状態を理解するための説明，輸液の情報提供を含む栄養相談，家族の気がかりや心配事への対応を行う．

4) かかわりのポイント

主治医，看護師，薬剤師，緩和ケアチーム，栄養サポートチーム，口腔ケアチームや歯科医など多職種の協働により効果的なケアにつなげられる．患者にとっての「食べられない」ことによる影響やその意味を理解しようと耳を傾けることが精神的支援になる．また，家族に「気がかりや心配なことがありますか」と問いかけ，家族の思いに関心を寄せることが大切である．

文献

1) Arends J et al. ESPEN guidelines on nutrition in cancer patients. Clin Nutr 2017; **36**: 11-48
2) Gwilliam B et al. The nature of terminal malignant bowel obstruction and its impact on patients with advanced cancer. Int J Palliat Nurs 2001; **7**: 474-481
3) 天野晃滋．終末期がん患者の遺族の栄養サポートに対するニーズ．食に関する苦悩と体験に関する研究．遺族によるホスピス・緩和ケアの質の評価に関する研究 3 (J-HOPE3)，日本ホスピス・緩和ケア研究振興財団／「遺族によるホスピス・緩和ケアの質の評価に検する研究」運営委員会（編），東京，2014
4) 山岸暁美，森田達也．遺族からみた水分・栄養摂取が低下した患者に対する望ましいケア．遺族によるホスピス・緩和ケアの質の評価に関する研究 (J-HOPE)，日本ホスピス・緩和ケア研究振興財団／「遺族によるホスピス・緩和ケアの質の評価に検する研究」運営委員会（編），東京，2010

2. 大量腹水の患者にできるケアは？

> **Essence 28**
> ❋ 大量腹水の根治を目指すことは極めて困難なため，患者のよりよい QOL を目標としたケアを選択する．
> ❋ 治療では，輸液の調整，利尿薬の使用，腹水穿刺が有効な可能性がある．
> ❋ 大量腹水に伴う苦痛症状を評価し，それらの苦痛症状が少しでも和らぐようなケアを検討する．

腹腔内には通常 20～50 mL の液体が生理的に存在し，生理的な量を超えて腹腔内に液体が貯留した状態を腹水という[1]．また，悪性腹水は「悪性腫瘍によって生じた腹腔内の異常な液体貯留」[2]と定義されている．悪性腹水では複数の要因が関連しており，腹膜血管新生や透過性の亢進，肝転移や合併する肝硬変による門脈圧亢進，腫瘍によるリンパ管閉塞などがある[2]．

腹水が多量になると，腹部の不快感・緊満感，横隔膜圧迫による呼吸困難，起坐呼吸，胃圧迫や腹圧の亢進に伴う早期満腹感，食欲不振，胸焼け，悪心・嘔吐，下肢や外生殖器の浮腫がみられる[1]．大量腹水の患者はそれらの全身に及ぶ苦痛を抱えており，看護ケアが重要な鍵となる．

根拠と研究のエビデンス

悪性腹水に関する前向き研究では，がん性腹膜炎 53％，広範囲の肝臓転移 13％，がん性腹膜炎と広範囲の肝臓転移 13％，門脈圧亢進症を伴う肝臓がん 13％，乳び性腹水 7％と報告されている[1]．悪性腹水の診断からの生存期間中央値は 20 週未満である．化学療法に反応する卵巣がんや悪性リンパ腫を除くと，生命予後は数ヵ月と考えられる[1]．悪性腹水の患者 209 例において，腹部膨満 55％，腹痛 53％，悪心 37％，食欲不振 36％，嘔吐 25％，倦怠感 17％の症状が報告されている[1]．

悪性腹水の治療については，肝硬変による腹水管理では減塩食が推奨されるが，悪性腹水に対する減塩の効果を検討した研究はない[2]．しかし，生命予後や病態を考えると減塩にはあまり意味がないと考えられる．

また，輸液と腹水の関係についても質の高い研究はない．しかし，既存の研究結果より生命予後が 1 ヵ月程度と考えられる終末期がん患者に対して，がん性腹水による苦痛がある場合，腹水による苦痛を悪化させない目的として 3 つの示唆がある．①1,000 mL/日以下の輸液では腹水を著明に悪化させない可能性が高い，②経口的な水分摂取が 500 mL/日程度可能な場合には

輸液は行わないことが望ましい，③輸液量を減量することで腹水による苦痛を軽減できる可能性がある[3]．

ほかにも悪性腹水の治療としては利尿薬の使用，腹腔穿刺などがある．腹腔穿刺の排液時間と排液量に関して標準的な方法はないが，1回の穿刺で排液が5L以下であれば比較的安全に実施できる[2]．また，頻回な穿刺を避ける目的で腹腔内にカテーテル留置をして腹水の排液を行う場合がある．

悪性腹水の病態や治療については上記のようなエビデンスがあるが，残念ながらケアに関してはエビデンスといえる水準のものは非常に乏しく，現在は経験に基づく苦痛を緩和するケアが中心である．

ケアのポイント

1）アセスメントの仕方

対象	アセスメント項目	何をどうみるか（アセスメントのポイント）
患者	大量腹水の原因	○画像検査：超音波，CT検査の所見 ○腹腔穿刺による腹水検査：病理所見 ○以上より，腹水は症状改善が可能か否かを評価する
	大量腹水に伴う苦痛症状	○腹部の不快感・緊満感，胃圧迫や腹圧の亢進に伴う早期満腹感，食欲不振，胸焼け，悪心・嘔吐，便秘，横隔膜圧迫による呼吸困難，起坐呼吸，下肢や外生殖器の浮腫などによる苦痛の程度と日常生活への影響を評価する
	大量腹水による腹部への影響	○画像検査所見より腹水の程度・腸管内のガスや便の状況，腹囲，形状（膨隆），波動の感知，打音（振水音），腸蠕動音
	大量腹水による胸部への影響	○画像検査所見より横隔膜の位置の変化はないか ○呼吸リズム・深さ・回数，SpO_2値，呼吸音

2）ケアの選択肢

ケアの選択肢	その選択をする理由，根拠
①安楽な体位の工夫	大量腹水の貯留に伴い自分で身体を動かすことが困難なため．また，腹水の影響で横隔膜の位置が変化し，呼吸面積が狭小化するため，本人が安楽だと感じる体位を工夫する
②排便コントロール	大量腹水の影響で物理的に消化管が圧排されることで，消化管の動きが減退している可能性が高い．したがって，便秘になりやすい状況であり，それによる腹部膨満感を軽減する
③皮膚のケア	大量腹水の影響で腹部が膨隆し，腹部の皮膚は伸展して脆弱になっている．また，腹部のほかに下肢や外生殖器などにも浮腫がみられる場合がある．浮腫みのある皮膚部位は，清潔を保ち，皮膚の保湿・保護をすることで皮膚損傷の予防ができる
④食事の工夫	大量腹水の影響で一度にたくさん食べると満腹になるため，少量ずつ小分けにして食べるのがよいことを伝える

3）ケアの手順

❶安楽な体位の工夫は，頭位挙上，クッションの利用で呼吸困難を軽減したり，体動困難で同一体位で過ごす時間が多くなるため体位変換の介助を行う．患者が心地よいと思う体位

を患者といっしょに検討していく．

❷排便コントロールは，日々の腹部膨満感，排便・排ガスなどの状況や腹部所見を評価しつつ，医師や薬剤師と下剤の調整，経肛門的処置を検討する．

❸皮膚のケアは，皮膚の清潔・保湿・保護を行うことである．清潔では，大量腹水で皮膚が伸展している腹部や浮腫のある皮膚は脆弱なため，ゴシゴシこすらず泡立てた石鹸の泡で優しくなでるようにしたあと，お湯で洗い流すのがよい．保湿は，皮膚を清潔にしたあと，保湿剤を塗布する．保湿剤は本人の使い慣れたものを使用すると，より心地よいケアとなるかもしれない．保護では，締め付けない・柔らかい素材の衣服を選択し，外傷や感染を予防する．

❹食事の工夫は，本人の嗜好を考慮し，少量ずつ小分けにして食べる具体的方法について栄養士と相談しながら検討する．

4) かかわりのポイント

前述したように腹水の病態は複雑であり，患者一人ひとりによっても異なることが多いため，標準治療は確立していない．しかし，大量腹水は，それに伴う様々な苦痛症状で患者のQOLを下げるものである．私たち看護師は，大量腹水に伴う症状，日常生活への影響を評価し，病状や予後を考慮しながら看護の方向性を検討していくことが大切である．そのため，大量腹水の消失を目指すというよりも，患者のQOLをよりよくしていくことに主眼を置き，看護目標を立案していく．

具体的には，困難となっている日常生活動作，たとえば起き上がりや室内履きをはく行為，トイレまでの移動などを本人のできる部分に配慮しながら，できない部分を手早く介助することは自律の尊重につながるケアである．また，安楽な体位や皮膚ケアなど，本人にとって心地よいケアを積み重ねることは，大量腹水に伴う全人的苦痛の緩和につながるケアとなる．

文献

1) 恒藤　暁．系統緩和医療学講座 身体症状のマネジメント―Ⅳ．消化器症状―E．腹水，最新医学社，大阪，2013: p.144-149
2) 日本緩和医療学会　緩和医療ガイドライン作成委員会（編）．がん患者の消化器症状の緩和に関するガイドライン 2011 年度版，金原出版，東京，2011: p.54-57
3) 日本緩和医療学会　緩和医療ガイドライン作成委員会（編）．終末期がん患者の輸液療法に関するガイドライン 2013 年版，金原出版，東京，2013: p.73-75

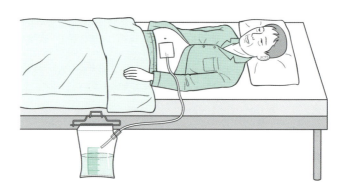

3. 脱水は苦痛なのか？

Essence 29

- 終末期がん患者にみられる血管内脱水は，患者の苦痛要因とはならない．
- 脱水に対して輸液を行うか否かは患者・家族を含めたチーム全体で検討する必要がある．

　終末期が近づくにつれてがん患者は腸閉塞，腹水・胸水・浮腫などの水分貯留症状，代謝の変化などの要因によって経口摂取量が減少し脱水状態となる．では，このような脱水は終末期の患者にとってどこまでが苦痛となるのか？

根拠と研究のエビデンス

　終末期がん患者には，浮腫などの水分貯留症状や栄養不良が出現していることが多く，これらは悪液質がかかわっていると考えられている．European Palliative Care Research Collaborative（EPCRC）のがん悪液質のガイドラインによると，がん悪液質とは「従来の栄養サポートで改善することは困難で進行性の機能障害をもたらし，著しい筋組織の減少を特徴とする複合的な代謝障害症候群」であるとされる．特に終末期の患者のように栄養治療に反応しない段階である不可逆的悪液質の段階では代謝動態の変化が起こる．その結果，がんの終末期には脱水を伴った水分貯留つまり等張性脱水を生じている患者が多くみられるが，この脱水は口渇感がないため苦痛を感じることは少ないとされている．

　一方，脱水は薬物の蓄積を通じて過活動型せん妄の発症を促進する要因となるため患者に苦痛をもたらす可能性はありうる．しかし，脱水のある終末期の患者は輸液治療をしている患者よりも苦痛は少ないことが事例研究によって示されている．1983年にZerwekhによって行われた研究では脱水は消化器や肺循環の分泌物を低下させ，結果的に嘔吐や咳嗽，肺うっ血を減少することが示された[1]．また，1988年にPrintzによって行われた研究では，終末期の脱水の生理学的特徴として代謝の変化による意識レベルの低下，ケトンの蓄積による感覚や熱量の低下，オピオイドペプチド（モルヒネ様作用を示すペプチドの総称）やエンドルフィン（脳内で機能する内在性オピオイドであり，モルヒネ用の作用を示す）の産生の増大があることが示された[2]．そのためPrintzは，終末期における脱水は患者にとって苦痛な状態ではなく，むしろ疼痛を軽減する要因となりうることを示唆している．

　以上の研究結果から脱水は薬物の蓄積を通じて過活動性せん妄の発症を促進する一面はあるが，終末期の患者にとって脱水の状態は苦痛ではないといえる．

　また，脱水に対する輸液に関しては輸液によって浮腫，胸水，腹水が強められ，輸液の効果

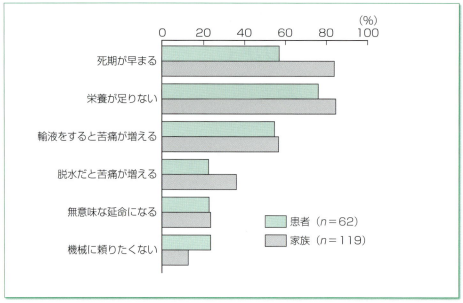

図1 終末期の輸液についての患者・家族の心配
（森田達也．終末期がん患者に対する輸液療法―身体症状への影響．緩和医療学 2004; 6: 130-139 より引用）

は一律に結論づけることはできないとされている．森田らによって緩和ケア病棟で治療を受けた患者とその家族に対して終末期の輸液についての心配について調査されている[3]．その結果，患者・家族は輸液治療に対して両価的な認識を持ち，輸液を行わないことについて76%が「必要な栄養が得られない」，56%が「死期が早まる」という不安を表現したが，一方で55%は「点滴のせいでさらに苦痛が増える」，37%は「点滴のせいでひとに負担をかけている気持ちになる」と回答していた（図1）．このように「無意味な延命になる」と考える患者がいる一方で，「点滴をしているだけで安心する」と考える患者もおり，輸液に対する患者の価値観は多様であることが指摘されている．この結果は点滴を行う・行わないという選択にあたっては，単に身体的・医学的判断のみではなく，患者が今，何を重要と考えているかに配慮することが不可欠であることを示唆している．

ケアのポイント

終末期がん患者は，細胞膜浸透性の亢進や膠質浸透圧の低下によってサードスペース［細胞内（ファーストスペース）・血管内（セカンドスペース）以外のスペース］への体液貯留を伴う血管内脱水の状態となるが，脱水状態は患者にとって苦痛要因とはならない．しかし，輸液を行うか否かに関して患者・家族の思いは多様であることから，看護師は患者・家族の思いに沿ったケアを提供することが必要となる．

1）アセスメントの仕方

対象	アセスメント項目	何をどうみるか（アセスメントのポイント）
患者	口渇の有無	○口腔内の状態，飲水渇望感の状態の観察
患者	浮腫の有無	○浮腫の部位・状態の観察
患者家族	患者・家族の輸液に対する思い	○輸液を行うことに対して抱く患者・家族の思いを聞く

2）ケアの選択肢

ケアの選択肢	その選択をする理由，根拠
①脱水症状の緩和	脱水を改善することは困難であるため，脱水に伴って生じる口渇や浮腫などの症状緩和を行う
②輸液療法に対する意思決定支援	輸液に対して医学的な情報だけでなく患者・家族の思いも含めて検討し治療を行うため

3）ケアの手順

[脱水症状の緩和]

❶脱水に伴ってどのような症状があるのか確認する．
❷口渇がある場合には，状態に合わせて氷片の摂取や口腔ケアを実施する．
❸浮腫がある場合には，ポジショニングの工夫やマッサージを実施する．
❹皮膚の乾燥がある場合は，患者の状態に合わせて保清の方法を検討し保湿剤などを使用する．

[輸液療法に対する意思決定支援]

❶輸液を行うことによって脱水を改善することは難しい状態であることを伝える．
❷患者・家族に対して脱水に対して輸液を行いたいか否か，理由も含めて尋ねる．
❸患者のQOLが保たれるように患者・家族とともにチーム全体で治療方法を検討していく．

4）かかわりのポイント

　脱水は苦痛要因にはならないとされているが，輸液の実施については患者にとって望ましい生を達成するために，患者にとって医学的に輸液が必要となるか，または障害となるかという観点から個別的に検討する必要がある．さらに，患者・家族が輸液は患者のQOL向上に貢献しないと判断している場合には輸液を強要されないこと，および輸液をすることが患者・家族にとって支えになっている場合には輸液を継続できるようにかかわることもともに重要となる．

文献

1) Zerwekh J. The dehydration question…whether or not to administer IV fluids to the dying patient. Nursing 1983; **13**: 47-51
2) Printz L. Is withholding hydration a valid comfort measure in the terminally ill? Geriatrics 1988; **43** (11): 84-86
3) Morita T et al. Perceptions and decision-making on rehydration of terminally ill cancer patients and family members. Palliat Care 1999; **16**: 509-516

4. 顔のうっ血がある患者のケアは？

Essence 30

- 終末期がん患者の顔のうっ血の原因は上大静脈症候群の頻度が高い．
- 付随する症状，特に呼吸器症状への対処を十分に行う．
- 外観の変化に伴うコミュニケーションの問題に対し，家族へ接し方のコーチングを行う．

うっ血とは静脈の還流障害から局所的に血液が貯留した状態を指し，顔のうっ血は顔面・頭部に分布する静脈の血流が阻害される病態で生じ，うっ血が長引いた場合には浮腫（組織間隙に過剰な水分が貯留した状態）を伴う．がん患者では，上大静脈の閉塞による上大静脈症候群の頻度が高く，呼吸困難，咳，嗄声などの問題を引き起こす．また，外観の変化を容易に隠すことができず，心理社会的側面への配慮も必要である（図1）．

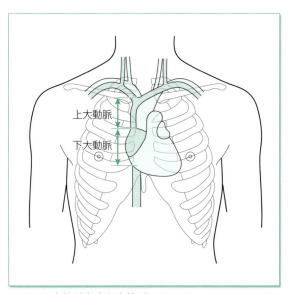

図1 上大静脈を含む血管系

根拠と研究のエビデンス

肺がん患者や縦隔転移のある患者の顔のうっ血は，まず上大静脈症候群を疑う（表1）．上大静脈症候群の徴候が最初に生じてからの進行は，数週間単位と比較的ゆっくりであるとされ，側副血行路の発達により致死的な症状を回避できることが多い．しかし，急速に，気管や脊椎

表1 上大静脈症候群のリスク患者と発生頻度の高いがん腫

- 小細胞肺がんもしくは非小細胞肺がんで，右側に腫瘍が存在する患者
- 非ホジキン悪性リンパ腫患者
- 原発もしくは転移性の縦隔腫瘍がある50〜70歳代の男性患者
- 縦隔転移のある乳腺腫瘍
- 縦隔に及ぶカポジ肉腫，胸腺腫，線維性髄膜腫，胚細胞腫瘍
- 中心静脈カテーテル，ペースメーカーが挿入されている患者
- 肺結核，ヒトプラズマ症，大動脈瘤など併存疾患のあるがん患者

非小細胞肺がん50%，小細胞肺がん25%，悪性リンパ腫10%，転移性腫瘍<10%，肺腺腫<5%，胚細胞腫<5%，その他の腫瘍<5%

(Bruera E et al. Clinical Features and Management of Superior Vena Cava Syndrome, 2nd Ed, Sanz A et al (eds), CRC Press, 2016: p.863-868 [1]; Flounders JA. Oncol Nurs Forum 2003; 30 (4): E84-E90 [2] を参考に著者作成)

への圧迫，脳障害を生じた場合には致死的となりうる．上大静脈症候群の治療の選択肢としては，①化学療法，②放射線療法，③ステント留置，④薬物療法，⑤外科手術があり，閉塞の原因，がんの組織型，症状の重症度，予後，患者の意向を鑑みて行われる[1]．治療的アプローチと個別的なケアによって全体としてのQOL改善を目指す．

ケアのポイント

事前に上大静脈症候群の発症を想定している患者やご家族は少なく，看取りが近い時期に，顔のうっ血やそれに伴う呼吸困難を体験した場合には強い衝撃を受ける．治療の選択肢がいくつかあるが，予後の短い患者では，治療のメリットだけを享受することは困難であり，リスクや有害事象を理解したうえで治療を行うかの意思決定を支援する．ケアのポイントとしては呼吸器症状への対処と，患者・家族の気持ちに寄り添った丁寧な説明である．

1) アセスメントの仕方

対象	アセスメント項目	何をどうみるか（アセスメントのポイント）
患者	進行の速度と重症度	○表2参照，発症からの経過と浮腫の部位と範囲
	がんの病期	○がんの組織型，治療歴，病勢コントロールの状況
	推定される予後予測	○予後予測スコアに基づく評価が望ましい
	呼吸器症状	○呼吸困難の有無・増悪因子や軽減因子，酸素飽和度，気道狭窄音の聴取，呼吸数，薬物療法の効果
	脳圧亢進症状	○頭痛・頭重感の有無と程度，意識レベル，悪心の有無
	患者の捉え方	○外観の変化や呼吸器症状についてどう感じているか
患者家族	患者-家族関係の変化	○家族の戸惑い，コミュニケーションの減少がないか

2) ケアの選択肢

ケアの選択肢	その選択をする理由，根拠
①呼吸器症状への対応	上大静脈症候群に伴う肺水腫，胸水貯留，気道狭窄が呼吸困難や咳の原因になる．呼吸困難は死の恐怖などの精神面にも影響する
②体位調整	重力に従って頭痛や浮腫の症状が改善する可能性がある．呼吸困難のため起坐呼吸となると，より顔面のうっ血を促進する
③薬物療法	ステロイドによる浮腫の軽減効果や，オピオイドによる呼吸困難への緩和が期待できる
④努責の回避	便秘や咳嗽による努責は静脈圧上昇の要因となり，呼吸困難や頭痛を誘発する．薬物療法で便秘に傾きやすくなる
⑤スキンケア	皮膚が脆弱になっているため，摩擦や圧迫，乾燥などの刺激を避ける
⑥温罨法・冷罨法	エビデンスはないが心地よさを感じる可能性がある
⑦補液管理	看取りの時期の補液については他項を参照
⑧患者や家族への説明	顔の浮腫によって無表情にみえ，コミュニケーションの問題が生じやすい．呼吸困難や外観の変化は患者・家族の不安を増大する

表2 上大静脈症候群による重症度と症状の頻度

軽度～中等度		重症	
顔と頸部の腫脹	80%	嗄声/喘鳴	<5%
頸静脈の怒張	60%	意識障害	10%
胸部静脈の怒張	55%	頭痛	10%
四肢の腫脹	50%	めまい	<10%
呼吸困難	50%	視野障害	<5%
咳	50%	混乱	<5%

(Bruera E et al. Clinical Features and Management of Superior Vena Cava Syndrome, 2nd Ed, Sanz A et al (eds), CRC Press, 2016: p.863-868 [1] を参考に著者作成)

3) ケアの手順

❶呼吸困難：低酸素血症を伴う場合は酸素投与，活動調整，送風，呼吸法の習得，パニックコントロールなどの非薬物療法と薬物療法を組み合わせる．
❷体位：頭部を軽度，挙上した姿勢で就寝する．むくみがある側を下にしない．
❸薬物療法：副作用対策と効果的な使用法，適応と使用時期を見極める．
❹努責の回避：便は常に柔らかい状態に保つよう調整する．咳をコントロールする．
❺スキンケア：浮腫が生じている部位での血管確保，血圧測定は避ける．
❻冷罨法・温罨法：希望に応じて眼瞼の一時的な冷却や肩や顔の温罨法を行う．
❼説明：患者の意思が明確になる質問の仕方や，側に付き添う，背中に手を当てることで安心感を得られることや，患者が話すペースを尊重できるように支援する．

4) かかわりのポイント

病状から，上大静脈症候群による外観の変化や呼吸困難が予測される場合には，出現の早期から今後の見通しを伝え，「どのようなケアが効果的かは個人差がありますが少しでもよくなる

ようにいっしょに考えさせてください」とケアを保証することが重要である．上大静脈症候群に対し，顔面のマッサージや圧迫療法は，心負荷や呼吸困難の増悪につながるため原則行わない．根本的なうっ血の改善ではなく，だるさを軽減し，心地よさを提供できる方法を検討する．

文献
1) Bruera E et al. Textbook of palliative medicine and supportive care. Clinical Features and Management of Superior Vena Cava Syndrome, 2nd Ed, Sanz A et al (eds), CRC Press, 2016: p.863-868
2) Flounders JA. Superior vena cava syndrome. Oncol Nurs Forum 2003; **30** (4): E84-E90

5. 脆弱化した皮膚のケアは？

Essence 31

- 終末期がん患者は，わずかな摩擦やずれの刺激でも，皮膚の損傷（スキンテア）を受けやすい．
- スキンテアの予防と発生時の適切な対処が重要である．
- 身の置きどころのないつらさや混乱による体動の激しさも，スキンテアの発生要因となる．

スキンテア（skin tear）とは，主に高齢者の四肢に発生する外傷性創傷であり，摩擦単独あるいは摩擦・ずれによって，表皮が真皮から分離（部分層創傷），または表皮および真皮が下層構造から分離（全層創傷）して生じる創傷である[1]．ここでは，がん終末期患者のスキンテアに対する予防方法および発生した際の対処方法について紹介する．

根拠と研究のエビデンス

終末期がん患者の場合は，病状の進行とともに，がん悪液質や浮腫，脱水，肝機能障害や腎機能障害による皮膚の乾燥や脆弱化を認め，わずかな摩擦やずれの刺激でも，皮膚の損傷を受けやすい状態になる．また，痛みや呼吸困難，倦怠感やせん妄といった症状により，身の置きどころのないつらさや混乱が生じることで，体動が激しくなり，打撲や転倒リスクが高くなり，摩擦やずれの刺激を受けやすい[2]．

ケアのポイント

「根拠と研究のエビデンス」に示したとおり，終末期のがん患者は，スキンテアの発生リスクが高い．患者の皮膚障害を予防するためには，皮膚の状態を整え，摩擦やずれの刺激を回避する予防的スキンケア，環境整備，身の置きどころのなさにつながる症状の緩和が重要となる．また，スキンテアが発生した際には，創を観察し，創の状態に応じた処置方法を検討する必要がある．

1) アセスメントの仕方

対象	アセスメント項目	何をどうみるか（アセスメントのポイント）
終末期がん患者	予防：全身の皮膚の状態	○「皮膚の弾力性，乾燥や落屑，浮腫，表皮剝離やびらんなどの皮膚損傷，褥瘡」の有無
	予防：全身状態	○「栄養状態，がん悪液質，肝機能・腎機能障害，呼吸困難や全身倦怠感，せん妄症状といった身の置きどころのなさにつながる症状」の有無
	発生後：スキンテアの状態	○日本語版STARスキンテア分類（図1）に基づき，皮弁の可否，周囲皮膚の脆弱性や変色の有無

日本語版STARスキンテア分類システム

STARスキンテア分類システムガイドライン

1. プロトコルに従い，出血のコントロールおよび創洗浄を行う．
2. （可能であれば）皮膚または皮弁を元の位置に戻す．
3. 組織欠損の程度および皮膚または皮弁の色をSTAR分類システムを用いて評価する．
4. 周囲皮膚の脆弱性，腫脹，変色または打撲傷について状況を評価する．
5. 個人，創傷，およびその治癒環境について，プロトコル通り評価する．
6. 皮膚または皮弁の色が蒼白，薄黒い，または黒ずんでいる場合は，24から48時間以内または最初のドレッシング交換時に再評価する．

STAR分類システム

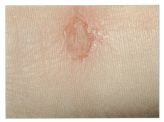

カテゴリー1a
創縁を（過度に伸展させることなく）正常な解剖学的位置に戻すことができ，皮膚または皮弁の色が蒼白でない，薄黒くない，または黒ずんでいないスキンテア．

カテゴリー1b
創縁を（過度に伸展させることなく）正常な解剖学的位置に戻すことができ，皮膚または皮弁の色が蒼白，薄黒い，または黒ずんでいるスキンテア．

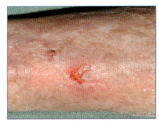

カテゴリー2a
創縁を正常な解剖学的位置に戻すことができず，皮膚または皮弁の色が蒼白でない，薄黒くない，または黒ずんでいないスキンテア．

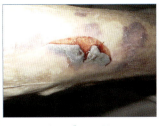

カテゴリー2b
創縁を正常な解剖学的位置に戻すことができず，皮膚または皮弁の色が蒼白，薄黒い，または黒ずんでいるスキンテア．

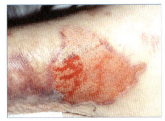

カテゴリー3
皮弁が完全に欠損しているスキンテア

図1 日本語版STARスキンテア分類システム
（日本創傷・オストミー・失禁管理学会．日本語版STARスキンテア分類システム　http://www.jwocm.org/pdf/starJapanese-Final.pdf [1] より許諾を得て転載）

2) ケアの選択肢

ケアの選択肢	その選択をする理由，根拠
[予防]	
①弱酸性の洗浄剤を用いた皮膚の洗浄	弱酸性の洗浄剤は，皮膚のpHに近く，脆弱化した皮膚の清潔の保持に適しているため
②刺激物の除去および機械的刺激の緩和	脆弱化した皮膚には，わずかな摩擦や刺激などでも皮膚の損傷を受けやすい状態となるため
③保湿	皮膚の水分保持能力や皮脂分泌機能が低下し，皮膚の弾力性の低下や乾燥をきたすため
④身の置きどころのなさや落ち着きのなさにつながる症状の緩和	呼吸困難，全身倦怠感，過活動型せん妄などの症状は，転倒や打撲の危険性を伴うため
⑤環境整備	ベッド柵，ナースコール，酸素チューブ，輸液ラインなどベッド周囲にあるものから皮膚の摩擦やずれの刺激を受ける危険があるため
[発生後]	
①創の状態に応じた処置方法の検討	皮弁の有無，あるいは皮弁がある場合は，もとに戻せるか否かによって，創への処置方法が異なるため

3) ケアの手順

❶皮膚の洗浄：弱酸性洗浄剤を十分に泡立て，こすらないように皮膚を洗う．清拭や入浴後の水分拭き取りの際は，こすらず，タオルで包み込むようにして軽く押さえながら拭く．

❷刺激物の除去および機械的刺激の緩和：洗浄剤は十分に洗い流し，消化液，排泄物などの刺激となるものは被覆材や撥水クリームで皮膚を保護して接触を防ぐ．

❸保湿：皮膚の水分が蒸散しないよう，清拭や入浴直後に，柔らかく伸びのよいローションタイプの保湿剤（摩擦刺激を回避するため）を使用する．

❹身の置きどころのなさや落ち着きのなさにつながる症状の緩和：呼吸困難，全身倦怠感，せん妄の背景にある原因を検索し，可逆性であると判断されたら，その原因を取り除く．また，ポジショニングを併用し，ミトンや抑制帯の使用を制限する．

❺環境整備：ベッド柵カバーを使用することや，ベッド周囲にチューブが重ならないようにまとめ，衣類や寝具のしわを伸ばす．また，体位変換など患者に触れる際は，指や手ではなく腕で上肢や下肢全体を支えるようにして動かす．

❻創の状態に応じた処置方法の検討：出血のコントロールおよび創洗浄を行う．また皮弁があり，もとに戻せる場合は，皮膚接合用テープで固定し（図2），戻せない場合は，皮膚剥離を予防できるドレッシング材や医療用粘着テープで管理する．

4) かかわりのポイント

前述のとおり，終末期のがん患者は，様々な理由により，スキンテアが発生する危険性を抱えている．そのため，皮膚の保湿や摩擦・ずれなどによる刺激の回避といった基本的な対応だけでなく，身の置きどころのなさや落ち着きのなさの背景にある症状の緩和にも着目し，スキンテアの発生を予防していく必要がある．

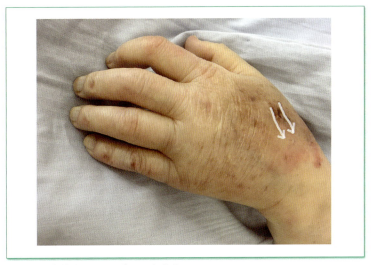
図2 皮膚接合用テープの固定方向

文献
1) 日本創傷・オストミー・失禁管理学会. 日本語版 STAR スキンテア分類システム　http://www.jwocm.org/pdf/starJapaneseFinal.pdf（最終アクセス 2017 年 11 月 1 日）
2) 祖父江正代. がん患者の皮膚障害―事例でわかるアセスメントとケアのポイント, サイオ出版, 東京, 2015: p80

6. 死前喘鳴に吸引は有効か？

Essence 32

- 家族が死前喘鳴をどのように認識しているのかを確認する．
- 吸引の効果はあっても一時的であり，実施により苦痛を伴うため，患者の病態や家族の認識・希望を確認したうえで，実施するかどうかは慎重に判断する．
- 口腔ケアや体位調整，本人の苦痛への配慮など，基本的な看護ケアが重要である．

死前喘鳴は，死が切迫した時期（死亡数時間前～数日前）に出現する，吸気時と呼気時に咽頭や喉頭部の分泌物が振動して起こるゼイゼイという呼吸音のことで，23～92％の患者が経験し，死亡直前に生じる特徴的な症状のひとつである．死前喘鳴には真性死前喘鳴と偽性死前喘鳴の2つのタイプに分類される（表1）[1,2]．緩和ケアにおいて，吸引は苦痛を伴うが効果が一時的であるため，あまり推奨されていない．一方で，臨床においては，「喉に痰や唾液が貯留しているから吸引して欲しい」と家族に頼まれ，実施するかどうかの判断に迷ったことのある看護師は少なくないであろう[3]．本項では家族の苦痛に焦点を当てて，死前喘鳴を経験している患者とその家族に必要なケアについて検討する．

表1　死前喘鳴（気道分泌亢進）の分類

種類	機序	特徴
真性死前喘鳴：1型	○嚥下機能や意識レベルの低下により，唾液が貯留して音が生じる	○死亡直前に生じることが多い ○意識レベルの低下のため患者は苦痛を感じていないと推察
偽性死前喘鳴：2型	○咳反射が弱くなり，痰などの気道内分泌が貯留して音が生じる ○背景疾患として，肺炎や上気道炎，食道気管支瘻などの気道病変が考えられる	○意識がしっかりしている，より早い時期より生じる可能性があり持続時間が長い ○意識レベルが保たれている場合，患者にとって苦痛である

（森田達也，白土明美．死亡直前と看取りのエビデンス．医学書院，東京，2015: p.146-154 [1]；Bennett MI. J Pain Symptom Manage 1996; 12: 229-233 [2] を参考に著者作成）

根拠と研究のエビデンス

吸引の効果については明確なエビデンスがない．死前喘鳴の原因となるような分泌物の多くはカテーテルの届かないところにあるためあまり有効ではないという意見と，抗コリン薬などの喘鳴で使用される薬剤はすでにある分泌物を減らす作用はないため初期はしっかりと吸引したほうがよいという意見があり，吸引の役割に関するコンセンサスは専門家の間でも得られて

いない[1,4]. 2007年に緩和ケア病棟で亡くなられたがん患者の遺族390人を対象に実施された遺族によるホスピス・緩和ケアの質の評価に関する研究（J-HOPE）の付帯研究において，46％の家族が患者の死前喘鳴を経験し，そのうちの90％が吸引を経験していた[5]. 吸引を経験した遺族の62％は吸引により患者が苦しんでいたと回答する一方で，74％は持続的な改善はなく，効果があってもすぐにもとに戻ってしまったと認識していた．吸引の実施を検討する際は，患者にとって苦痛を与える可能性があること，効果が一時的である可能性が高いことを十分に考慮する必要がある．真性死前喘鳴の場合，唾液の貯留が吸引カテーテルの届く範囲であれば吸引が有効である可能性があり，コリン薬による再貯留の抑制効果も期待できる[2,6]. そのため，タイプが真性か偽性かをアセスメントし，多職種で吸引の実施や薬剤の使用について吟味することが必要である．

一方で，吸引を実施するかどうか十分に相談できなかった家族は医療・ケアの改善の必要性を感じている傾向にあった（表2）．家族のなかには，効果が一時的であっても貯留した分泌物をできる限りとってあげたい方もいれば，患者の苦痛になるのであればまったくやらないで欲しいという方もいると思われ，家族とよく相談しながら対応することが重要となる．

また，家族の吸引への反応の違いには死前喘鳴に対する家族の認識があると思われる．多くの家族では，「溺れているようだと思った」，「窒息するのではないかと心配だった」，「自然なことだと思った」，「だんだん気にならなくなった」と認識されていた（図1）．患者が苦しんでいるのではという不安を抱えている家族ほど，喘鳴により苦痛を感じる傾向にあり，自然なことだと思えた家族は喘鳴による苦痛を感じにくい傾向にあった（表1）．このことから，家族が死前喘鳴をどのように認識しているかをアセスメントし，十分な説明をすることが大切である．

表2 家族のつらさ，改善の必要性に関連する要因

	家族のつらさ オッズ比 p	改善の必要性 オッズ比 p
患者の状態		
喘鳴の大きさ		2.3*
喘鳴が続いた期間		1.75*
患者が喘鳴を苦痛と言った		2.94*
苦痛を緩和するための看護ケア		
体位調整・口腔ケア・本人の苦痛を絶えず気にかける		0.04*
吸引の仕方について相談できなかった		5.09**
家族の認識・経験		
においが気になった		1.5*
「溺れているように息が苦しい」と思った	2.2**	
自然なことだと思った	0.63*	
「死期が近づいている」と感じた	1.57*	
ずっとみている自分も息が詰まりそうだった	1.69*	

*: $p < 0.05$, **: $p < 0.01$
オッズ比：左の条件に当てはめると，オッズ比の数値倍，家族のつらさや改善の必要性を感じやすく（にくくなる）ことを意味する（たとえば，喘鳴の音の大きさが大きいと小さい場合と比較して2.3倍，改善の必要性を感じやすくなる）．
(Shimizu Y et al. J Pain Symptom Manage 2014; 48: 2-12 [5]) を参考に著者作成）

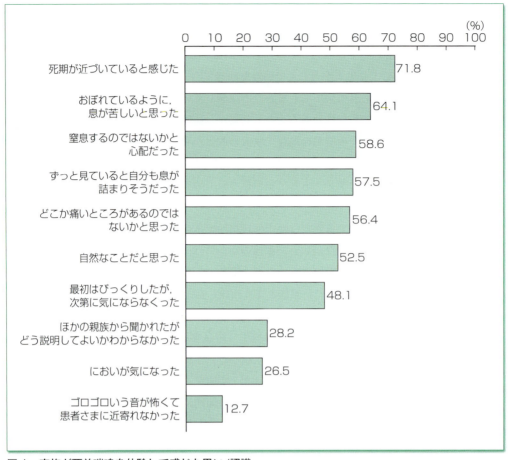

図1 家族が死前喘鳴を体験して感じた思い/認識
(Shimizu Y et al. J Pain Symptom Manage 2014; 48: 2-12 [5] を参考に著者作成)

「においが気になった」、「体位調整、口腔ケア、患者の苦痛を絶えず気にかけるなどの基本的な看護ケアが十分ではない」場合に、家族が医療・ケアを改善したほうがよいと感じる傾向にあり（表2）、口腔ケアにより口腔内衛生状態をできる限り保ち、口臭の発生を予防することが重要である。また、家族でもできるケアとして提案する。

ケアのポイント

家族と十分に相談して死前喘鳴に対する認識を確認し、誤った認識により不安や苦痛が増強しているようであれば、情報提供を行い苦痛の緩和を図る。そして、口腔ケアや体位調整、患者の苦痛を気にかけるなどの基本的な看護ケアをきちんと行うことが大切である。

1) アセスメントの仕方

対象	アセスメント項目	何をどうみるか（アセスメントのポイント）
患者	喘鳴の音の大きさ	○あらかじめ決められた基準で評価する（たとえば，0：聞こえない，1：枕元に耳を近づければ聞こえる程度，2：足元に近づけば聞こえる程度，3：部屋に入れば聞こえる程度，といったスコアを用いる）
患者	患者の苦痛の有無	○非言語的サイン（眉間の皺や手を握りしめているなど）をもとに評価する
家族	家族の喘鳴に対する認識	○家族がどの程度つらいと感じているかどうかに加えて，喘鳴をどのように捉えているかを確認する（「溺れているのではないかと感じる」「自然なことだと思う」など）
家族	家族の吸引に対する認識	○効果が一時的であっても吸引をして欲しいのか，患者に苦痛を与える可能性から実施して欲しくないのか，希望を確認する
患者家族	口臭などのにおいの有無	○口臭などのにおいがあるのかどうか，家族がにおいを気にしているかどうかについて確認する
患者	口腔内の状態	○口腔内の衛生状態，乾燥の程度，唾液の貯留の有無を確認する

2) ケアの選択肢

ケアの選択肢	その選択をする理由，根拠
①家族の話の傾聴	前述のとおり家族の喘鳴に対する認識を確認することは大切である．また，死が近づいていると認識することで予期悲嘆を引き起こす可能性も考えられるため
②家族に「意識レベルの低下している患者は苦しいとはあまり感じていない」ことを伝える	家族は患者が苦しんでいるのではないかと不安を感じることがあるため
③家族に「亡くなる前の自然な現象である」ことを伝える	異常なことが起こっていると誤認することで苦痛が増強する可能性があるため
④患者が苦しんでいるときのサインを家族に伝え，家族といっしょに患者の苦痛を気にかける	患者の苦痛に医療者が寄り添っていると感じられることは家族のケアの満足度を向上させる．また，患者が苦しんでいるときのサインがわかることで，余計な不安を避けることにつながる
⑤口腔ケアの励行	においがあることで家族のケア満足度が低下するため，口腔内衛生状態を保ち，においの発生を防ぐ
⑥体位の調整を行う	体位を工夫することで，貯留している分泌物の流出を促したり音の発生を抑えたりできることがあるため
⑦吸引の実施について家族とよく相談する	前述のとおり，吸引に対する家族の認識や希望に合わせて，吸引の実施を検討する

3) かかわりのポイント

喘鳴を目の当たりにした家族の多くは，患者が喘鳴により苦しんでいるのではないかと不安と苦痛を感じている．家族の気持ちに耳を傾け寄り添い，家族の感じている苦痛の軽減を図ることが大切である．患者がなるべく苦痛なく過ごすためにケアや処置などについてどのようにしていくのかを家族とよく相談し，家族といっしょにタッグを組んで患者をケアするような信頼関係を構築することが重要となる．

文献

1) 森田達也,白土明美.気道分泌:死前喘鳴(ゴロゴロ).死亡直前と看取りのエビデンス,医学書院,東京, 2015: p.146-154
2) Bennett MI. Death rattle: an audit of hyoscine (scopolamine) use and review of management. J Pain Symptom Manage 1996; **12**: 229-233
3) Morita T et al. Incidence and underlying etiologies of bronchial secretion in terminally ill cancer patients: a multicenter, prospective, observational study. J Pain Symptom Manage 2004; **27**: 533-539
4) Lokker ME et al. Prevalence, impact, and treatment of death rattle: a systematic review. J Pain Symptom Manage 2014; **47**: 105-122
5) Shimizu Y et al. Care strategy for death rattle in terminally ill cancer patients and their family members: recommendations from a cross-sectional nationwide survey of bereaved family members' perceptions. J Pain Symptom Manage 2014; **48**: 2-12
6) Morita T et al. Risk factors for death rattle in terminally ill cancer patients: a prospective exploratory study. Palliat Med 2000; **14**: 19-23

7. 目の乾燥のケアは？

> **Essence 33**
> ✤ 患者の臥床時間が長くなり，るいそうが出てきたころから，まぶたを閉じるための顔の保湿と，眼球を守るための眼球の保湿を習慣的に行う．
> ✤ 目の乾燥のケアは，顔全体の印象にかかわる大切なケアである．

　人は眠るときまぶたを閉じているのが自然であるが，臨死期の患者では，るいそうに伴ってまぶたの脂肪や筋肉が減少し，落ち窪んだ眼窩にまぶたが沈み込んで半開眼の状態になることがある．まぶたや眼球の印象は人の外見に大きく影響するだけではなく，まぶたは眼球を守り，涙液を眼の表面にまんべんなく行きわたらせる働きを持つ．まぶたが開いたままになると涙液が供給されず，角膜や結膜など眼球の表面が急速に乾燥する．眼球表面に傷がつくと眼球の濁りの原因となるため，目の乾燥へのケアは大切である．

根拠と研究のエビデンス

　臨死期の目の乾燥のケアに関する研究は見当たらないが，まぶたや眼球の構造・機能から，目を乾燥させないケアとして，まぶたを閉じるためのケアと，まぶたが閉じなくなったときの目のケアの2とおりが考えられる．

　臨死期にまぶたが閉じにくくなる要因は，るいそうと，意識障害に伴う長期臥床が考えられる．まぶたは主に皮膚・脂肪・筋肉からなり，栄養状態の悪化や脱水を伴う臨死期には，まぶたは薄くなり，閉じにくくなる．また，るいそうが進行し眼輪筋が落ちると，まぶたを閉じる力が低下してくる[1]．まぶたの皮膚は顔のほかの部位の皮膚の3分の1程度と薄く，皮脂腺が少なく皮脂膜をつくることができないため，刺激に弱く乾燥しやすい．まぶたを閉じやすくするには，まぶたの薄化を防ぐための保湿が有効である可能性がある．

　まぶたが閉じなくなったときの目のケアとしては，眼球の乾燥を防ぐために人工涙液，眼軟膏などを用いる方法が考えられる．目をガーゼで覆う方法を臨床で行うことがあるが，ガーゼが角膜を傷つける危険があるため，推奨されない．

　ケアに参加したい家族には，点眼や眼軟膏の塗布，顔やまぶたの保湿などを行っていただいてもよい．一方でケアへの参加に消極的な家族もいるため，意向を尋ね，無理強いしないことも大切である．

ケアのポイント

①まぶたを閉じやすくするためのケア：まぶたが閉じにくくなる前にケアを開始することが最大のポイントである．意識障害などで臥床が長くなったり，るいそうが出てくるころから，まぶたを含む顔全体の保湿ケアを開始する．保湿剤は，皮脂膜の成分であるスクワランや細胞間脂質成分であるセラミドを配合したもの，プロペト軟膏®など添加物がなく表面に定着し伸びやすいものを選択する．

②まぶたが閉じにくくなったときのケア：一見するとまぶたをしっかり閉じているようでも，実際には少し開いていることがある．まぶたが閉じない場合は，眼球を人工涙液や眼軟膏で保湿する．人工涙液は簡便であるが頻繁に点眼を要し，眼軟膏は効果が持続するが，手間がかかる．提供できるケアの頻度や家族の希望などを考慮して選択する．

1) アセスメントの仕方

対象	アセスメント項目	何をどうみるか（アセスメントのポイント）
患者	PS（臥床時間）	○1日の臥床時間の長さ，1週間前と比べて伸びたか
	顔の皮膚乾燥	○顔の皮膚，特に乾燥しやすい口唇や凸部分（頬，鼻，耳朶）の変色や硬化，しわの有無
	眼瞼の厚み	○眼瞼をそっとつまみ，厚みと，つまんだ形がもとに戻るまでの時間（直ちに戻らない場合は水分不足）
	眼窩のくぼみ	○まぶたが窪んで眼窩が深くなっていないか
	閉眼の状態	○閉眼した眼を足側からみて，隙間が開いていないか
	眼球の濁りの有無	○眼球の乾燥や傷を示す，黒目や白目の濁りの有無
家族	ケア参加への意向	○患者のケア（目のケア）に参加したいか，ケアに不安や恐怖心がないか
	患者の表情に対する家族の思い，希望	○まぶたが閉じにくい患者の表情を家族はどのように感じているか
環境	室内の環境	○エアコンの風向き，湿度が適切か

2) ケアの選択肢

ケアの選択肢	その選択をする理由，根拠
[まぶたを閉じやすくするためのケア]	
①保湿剤を塗布しながら，顔の皮膚をマッサージする	顔の清拭後は，温まった皮膚から水分が蒸発する．顔全体の乾燥と硬化を防ぎ，皮膚を伸びやすくするため，清拭後は保湿する．閉眼に関与する眼輪筋を半円を描くようにマッサージし刺激する
②室内の湿度を60～70％にするただし，患者が苦痛に感じない範囲で	環境湿度が人間の身体の水分含有量（約60％）よりも低いと身体から水分が蒸発する 高湿度は呼吸困難感などを強めることがある
[まぶたが閉じにくくなったときのケア]	
①点眼や眼軟膏を塗布し，上まぶたを下側へ，下まぶたを上側へ撫でる	眼球が乾燥すると，まぶたが滑らず閉じにくくなる．眼球を乾燥から保護し，混濁するのを防ぐ
②エアコンの風を顔に直接当てない	エアコンの風に当たると皮膚の乾燥が進む
[共通のケア]	
①家族にケアへの参加の希望を尋ね，希望があればケア方法を伝える	ケアに参加したい家族には，顔の保湿，点眼，眼軟膏塗布など具体的にケア方法を伝える 負担を感じていないか常に確認する

3）かかわりのポイント

　セルフケアが難しくなってきたら，「エアコンなどで乾燥するので，お肌や目をお手入れしましょう」などと声をかけ，早い段階から保湿の習慣をつけていただく．看取りに向けて，家族が患者にしてあげられる取り組みやすいケアのひとつが整容である．家族にケアへの参加の意向を尋ね，ケア開始後も家族の満足度や負担感を常にうかがいながら，無理なく行っていただくことが大切である．患者の顔に触れるのが怖いとか，苦痛を与えないかと不安に思う家族には「お顔のマッサージは心地よいとおっしゃる方が多いですよ」，「ご家族の手のぬくもりが伝わって安心されると思います」などと声をかけ，最初は看護師の見守りのもとで行うとよい．

　目の乾燥は，家族も医療者も関心が向きにくいが，細やかな観察とコツコツ積み重ねる保湿ケアによって臨死期や死後の患者の外見が整い，家族が感じるケアへの満足度にも影響する可能性があることを念頭に置いてケアにあたりたい．

文献
1) 角田直枝．Q&Aで学ぶエンゼルケアの概要．遺体管理の知識と技術―エンゼルケアからグリーフケアまで．伊藤　茂（編著），中央法規出版，東京，2013: p.250-251

8. 口渇・口腔乾燥に有用なケアは？

Essence 34

✤ 口渇・口腔乾燥に対して有用なケアは口腔ケアである．
✤ 輸液は口渇・口腔乾燥に対して有用なケアとはいえない．
✤ 患者の嗜好に合った保湿ジェル・スプレーなどの口腔ケア用品を選択することが望ましい．

　終末期の患者は酸素投与・口呼吸・脱水などにより口渇・口腔乾燥を呈し，さらに全身状態の悪化によりセルフケアも困難となるため，様々な問題が口腔内に生じる．この口腔トラブルが起こることによって「食べる」「呼吸をする」「話す」などの機能が障害され，著しく患者のQOLを低下させることになる．では，このようなトラブルを引き起こす口渇・口腔乾燥に有用とされるケアとは何か？

根拠と研究のエビデンス

　終末期の口渇・口腔乾燥を和らげるために輸液は有効ではないことを示唆する根拠がいくつかある．Cerchietti らの無作為化比較試験の研究では，水分摂取のできない平均生命予後4日の患者を対象に口腔ケアに加えて1,000 mL/日の皮下輸液を48時間行った群と行わなかった群を比較した[1]．その結果，口渇は両群とも24時間以内に改善し，群間差はみられなかった（図1）．また，McCann らの研究では口渇に対して輸液治療を行わずに，患者の嗜好に合わせた食事，口腔ケア，氷片を口に含むといった看護ケアを行った[2]．その結果，34％の患者は口渇を経験せず，治療初期や死亡まで断続的に口渇を経験した患者は全例において看護ケアにより口渇が緩和されていた．さらに，終末期がん患者における脱水の主な病態はサードスペース［細胞内（ファーストスペース）・血管内（セカンドスペース）以外のスペース］への体液貯留を伴う血管内脱水であり，輸液によって口渇をもたらしている変化を改善するのは難しいことが指摘されている[3]．

　以上の研究結果から，終末期患者の口渇・口腔乾燥に対して輸液は有効ではなく，看護ケアとして口腔ケアを行うことが口渇・口腔乾燥の症状を緩和する有用なケアであることが示唆されている．

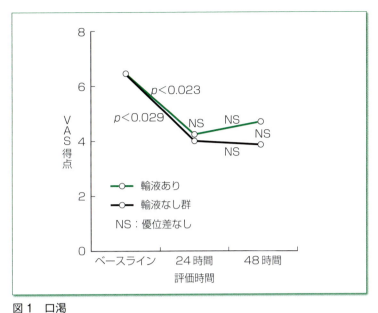

図1 口渇
(Cerchietti L et al. Int J Palliat Nurs 2000; 6: 370-374 [1) を参考に著者作成)

ケアのポイント

　一般的に口腔乾燥の他覚的な症状として舌乳頭の萎縮による平滑舌や溝状舌，口腔粘膜の発赤，口角びらん，口臭があり，自覚的な症状として口渇，飲水切望感，唾液の粘稠感，口腔粘膜や口唇の乾燥感や疼痛，味覚異常などがある．さらに口呼吸などに伴って生じる口腔乾燥の場合，多くの患者は舌苔や毛舌を呈する．

1) アセスメントの仕方

対象	アセスメント項目	何をどうみるか（アセスメントのポイント）
患者	口渇・口腔乾燥の状態	○唾液分泌量減少の有無，口内炎の有無，口呼吸の有無，水分摂取量低下の有無，全身状態の観察，向精神薬やオピオイドの使用の有無
	舌苔の状態	○舌苔の色や性状の観察
	口臭の状態	○口臭の有無
	カンジダ性口内炎の有無	○点状かつ不連続性に広がる舌・口蓋粘膜・頬粘膜・咽頭粘膜上の白苔の有無
	口腔内出血の有無	○持続的出血や炎症の有無，痂皮形成の有無
	味覚異常の有無	○栄養状態や亜鉛欠乏の有無，味覚異常の有無，味覚異常による食思低下の有無
家族	家族の思い	○患者のために何かしたいという思いの確認，患者と家族の関係性の確認

2）ケアの選択肢

ケアの選択肢	その選択をする理由，根拠
①口腔内の保湿ケア	口渇・口腔乾燥を緩和し，口臭・口腔カンジダ症・口腔内出血・味覚異常などを予防または緩和できる
②舌苔のケア	舌苔のケアは，口臭および感染を予防できる
③家族のケア	家族が患者の身体的ケアを実施することによって，家族は患者のために役に立っているという満足感を持つことができる

3）ケアの手順

[口腔内の保湿ケア]

❶顔の清拭・唾液腺のマッサージも兼ねた顔のマッサージ
❷スポンジブラシで口腔内清拭：「歯肉（上下）→口腔底→口蓋→舌」．ガーゼでの清拭は粘膜保護に必要な唾液も除去するためスポンジブラシで清拭する．
　○歯肉：左右に分割し歯肉と口唇の間を奥から中央へ向けてスポンジブラシを回転させる．
　○口腔底：口腔底の奥から手前に向かってスポンジブラシを回転させる．右→左→中央
　○口蓋：奥から口唇に向けてスポンジブラシを回転させる．右→左→中央
　○舌：奥から手前に向けてスポンジブラシを回転させる．右→左→中央
❸口腔内保湿
　○保湿ジェルをつけた指（手袋着用）や綿棒を用いて「歯肉（上下）→口腔底→口蓋→舌」の順に塗る．口唇には白色ワセリンを塗る．
　○保湿ジェルの効果は通常6時間程度とされているが，患者の全身状態や湿度，室温などにより左右されるため，保湿ジェルに加えて定期的に保湿スプレーを噴霧することも有効．
　○患者がセルフケアを行えない場合は4時間ごとに清拭と塗布を繰り返すことが望ましい．
　○水分とミネラルだけで蛋白質成分がない人工唾液は，唾液の持つ抗菌作用もないため，使用感がよくない場合がある．唾液分泌が少なく口腔内が乾燥している場合は，唾液酵素成分を含有するマウスウォッシュや口腔化粧品などを使うとよい．

[舌苔のケア]

❶保湿ガーゼ（保湿液で湿らせたガーゼ）舌上に置き，舌を浸軟させ舌苔を浮かせる．
❷舌をスポンジブラシや舌ブラシなどで磨き，舌苔を取り除く．その際，一気に取ろうとせず，こすっても取れないものは無理に剥がさない．それでも除去しにくい場合は10倍希釈のオキシドール溶液の使用を検討する．
❸取り過ぎは逆に舌を傷つけ，嘔吐反射の原因になるため，小まめで段階的なケアが必要．

[家族のケア]

❶家族の患者のために何かをしたいという思いを傾聴する．
❷家族に口腔ケアに必要な物品の準備をお願いする．
❸家族に声かけし，家族といっしょに口腔ケアを実施する．
❹家族だけでも実施可能な簡単な口腔ケアの方法を指導する．

4)かかわりのポイント

　終末期患者の口腔ケアはリフレッシュや苦痛緩和として受け入れやすくする必要がある．そのための工夫のひとつとして保湿剤は医療者が選択するのではなく患者が嗜好に合わせて選択できるようにする，または保湿剤を冷却することで，爽快感，潤い度，味，使用感を良好にする方法がある．このように口腔乾燥による苦痛を緩和し，患者の最後まで口から食べたい，最期に感謝の言葉を伝えたい，快適に家族と過ごしたいといった願いを支援することが終末期患者の口渇・口腔乾燥を改善するためのケアとして重要となる．

文献

1) Cerchietti L et al. Hypodermoclysis for control of dehydration in terminal-stage cancer. Int J Palliat Nurs 2000; **6**: 370-374
2) McCann RM et al. Comfort care for terminally ill patients. The appropriate use of nutrition and hydration. JAMA 1994; **272**: 1263-1266
3) 森田達也．終末期がん患者に対する輸液療法—身体への影響．緩和医療学 2004; **6**: 130-139

9. 聴覚は最後まで残るのか？

Essence 35

- 患者の意識がなくなっても聴覚は残っている場合があると考えられる．
- 医療者や家族は，患者の意識があるときと同じように最期まで患者に声かけをすることが大事である．

「聴覚は最後まで残る」といわれているが，本当だろうか？ 患者の死が近づいてきている徴候として，眠っていることが多くなる，意識レベルが低下する，昏睡などがある．このような状態のときに，声かけによって落ち着く患者をみた経験があるかもしれない．しかし，がん終末期の患者がこのような状態のときに患者の耳が聞こえていることを確証する研究は現時点では見当たらない．一方，頭部外傷や心停止によって昏睡状態となった患者の聴覚や記憶を調査した研究がある．

根拠と研究のエビデンス

日本で1984年に発表された研究において，脳死判定の際に聴性脳幹反応の検索が有用か否かを検討するために，昏睡患者50症例の脳波と聴性脳幹反応を経時的に調査した[1]．聴性脳幹反応とは他覚的聴力検査の方法のひとつ．クリック音を聞かせることで，音刺激に同期して蝸牛，蝸牛神経，脳幹の聴覚路で誘発された電気現象の波形を記録する．この聴力検査は，意識レベルの影響を受けない．昏睡に陥った原因は，来院時心肺停止，頭蓋内出血，くも膜下出血，硬膜外出血，心停止などだった．脳波に何かしらの活動所見がみられた21例の聴性脳幹反応所見はほぼ正常であった．また，平坦脳波を示した29例のうち8例の聴性脳幹反応所見もほぼ正常であった．この結果から，昏睡状態や脳波が確認されない状態であっても患者の脳に音が届いている場合があると考えてよいだろう．

一方，音刺激が脳に届いていたとしても，意識がない患者がそれを認識できているのだろうか？ 心停止から生存し退院した患者を対象に，心停止で意識がない間の記憶について調査した研究がある．101人にインタビュー調査が実施され，9％（9人）には臨死体験の記憶があり，うち2人には，蘇生中に医療者が叫んだ言葉を正確に記憶しているなど意識がない間の聴覚の認識があった．46％（46人）は，臨死体験ではない記憶があり，その内容は，恐怖・動植物・明るい光・家族・苦しめられたり暴力を受けたりする体験などに関することであった（図1）[2]．すなわち，約半数の患者に心停止で意識がない間の記憶があり，わずかな割合だが聴覚の認識があった患者もいた．この結果から，心停止によって臨床的には意識が確認されない場合であっても

9. 聴覚は最後まで残るのか？

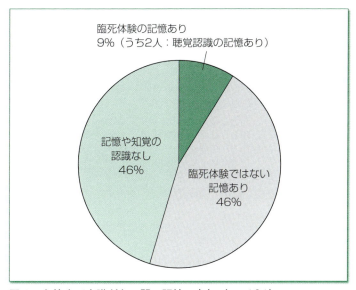

図1　心停止で意識がない間の記憶の有無（n=101）
（Parnia S et al. Resuscitation 2014; 85: 1799-1805 [2]）を参考に著者作成

患者は意識がある可能性があるかもしれず，さらに，脳に届いた音刺激を認識しているかもしれないとも考えられる．

ケアのポイント

「根拠と研究のエビデンス」に示したとおり，患者の意識がなくなっても聴覚は残っており，音刺激は脳に届き，認識されている可能性があると考えられる．患者が最期まで穏やかな気持ちで過ごせるように，患者が言葉や反応を示さなくなったとしても，最期まで患者の意識があるときと同じように患者に声かけをすることが大事である．また，患者が言葉や反応を示さなくなったとき，多くの家族は言語的コミュニケーションが取れなくなったことを深く悲しんだり，動揺してしまうこともあるため，家族の語りかけは患者に届いていることを保証し，家族にも最期まで声かけをしてもらうようにする．

1) アセスメントの仕方

対象	アセスメント項目	何をどうみるか（アセスメントのポイント）
家族	家族にとっての体験のつらさ	○言語的コミュニケーションがとれなくなったことのつらさの程度や，患者への接し方に困っていないか確認する
患者	声かけに対する反応	○意識がなくても声かけに対して表情や体の動きなど何か反応があるか，反応があるならばどんな声かけの内容に反応しやすいか確認する

2）ケアの選択肢

ケアの選択肢	その選択をする理由，根拠
①家族に患者の聴覚が残っていることを保証する	患者の反応がなくても，声は患者の脳に届き認識されていることを伝える
②患者への接し方を伝える	以下を具体的な接し方として伝える ・耳元でゆっくりと大きな声で身体に触れながら話す ・患者の趣味や興味があることなど好きな内容を話しかける ・患者への感謝やお別れの言葉など，伝えておきたいことを話しかける ・患者が好きな音楽をかける，耳元で好きな歌を歌ってあげる，普段どおりに声かけする，静かに足をマッサージする，部屋のなかで家族が話す声が聞こえるなどのことで患者は安心することを伝える

3）かかわりのポイント

　意識がなくても患者には家族の声が聞こえていることを保証することで，動揺している家族に安心してもらうことや，患者への声かけを通じて看取りや死別のつらさを緩和することにつながる可能性がある．「意識がなくても聞こえていますよ」，「ご家族の声が聞こえると安心した表情をしていますね」などと声かけするとよい．

文献
1) 馬場俊吉ほか．昏睡患者の脳波と聴性脳幹反応―聴性脳幹反応による脳死の判定．脳と神経 1984; **36**: 595-600
2) Parnia S et al. AWARE: AWAreness during REsuscitation: a prospective study. Resuscitation 2014; **85**: 1799-1805

［参考文献］
a) 草刈　潤．聴性脳幹反応検査．Audiology Japan 2006; **49**: 322-338

10. お迎え現象はどれくらいの患者が経験するのか？

Essence 36

- 遺族調査では 20％が患者が死亡する前に「故人やあの世を見た体験がある」と回答した．
- 見えていたものは亡くなった両親が最も多かった．
- 家族は医療者に対して「非科学的と決めつけず，現実を受け入れていっしょに考えること」を望んでいる．

「お迎え現象」という言葉を聞いたことがあるだろうか？　看取りが近くなった患者が「亡くなった母が天国から迎えに来た」などといわれることがある．「何言っているのよ，縁起でもない」「せん妄では？」などと片づけてしまいがちだが，もしかしたら患者にとって死を受容するためのプロセスのひとつかもしれない．

お迎え現象自体はよく知られたことであるが，それに着目しその言葉を広く知らしめたのは日本の在宅緩和ケアのパイオニアである故 岡部健 氏であった．

根拠と研究のエビデンス

2014 年に実施された J-HOPE3 の付帯研究において，がん患者の遺族への調査によって「故人やあの世を見た体験」の有無を調査した[1]．2,212 人（一般病棟 715 人，緩和ケア病棟 574 人，在宅 923 人）から回答が得られ，全体では 21％（464 人）の遺族がそのような体験があったことを報告した．このとき見えていたものは亡くなった両親が 67％，亡くなった兄弟が 24％，亡くなった友人・知人が 16％だった．天国・あの世・浄土の風景などを見たという回答は 19％，川・トンネル・橋などの境界を見たという回答も 13％あった（表 1）．

この患者の体験に対する患者・家族の感情としては否定的な感情（怖かった・不安だった）を感じた患者が 19％，家族が 22％，肯定的な感情（安心した・ほっとした）を感じた患者が 24％，家族が 9％だった．このような現象を体験した家族が医師や看護師に求めるケアについて図 1 に示す．78％の家族が「非科学的と決めつけず，現実を受け入れていっしょに考えること」と回答した．このような体験が起こる割合は高齢である患者，女性の患者で多かったが，死亡場所（一般病棟，緩和ケア病棟，自宅）で統計的に有意な差はなかった．このような体験をした患者としなかった患者で穏やかな死を迎えられたか，Good Death Inventory という尺度で比較した結果は統計学的に有意な差はみられなかった．

表1　見えていたもの

	n (%)
見えていた「人」	
亡くなった両親（母 177，父 133）	310 (67)
亡くなった兄弟	113 (24)
亡くなった友人・知人	76 (16)
亡くなった子供	52 (11)
亡くなった配偶者	40 (8.6)
亡くなった親戚	20 (4.3)
ペット	8 (1.7)
亡くなった祖父母・先祖	6 (1.3)
見えていたもの，景色	
天国・あの世，浄土の風景（花畑など）	88 (19)
川・トンネル・橋などの境界	59 (13)
神・仏	45 (9.7)
光	33 (7.1)

故人やあの世を見た経験があった，と答えた464人が母数．
(Morita T et al. J Pain Symptom Manage 2016; 52: 646-654, e5 [1] を参考に著者作成)

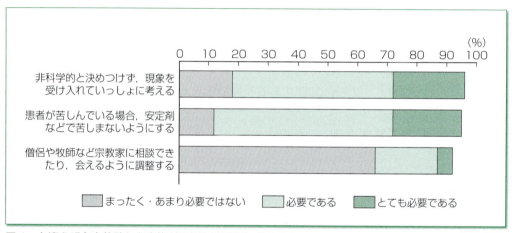

図1　お迎え現象を体験した家族が医師や看護師に求めるケア
(Morita T et al. J Pain Symptom Manage 2016; 52: 646-654, e5 [1] を参考に著者作成)

ケアのポイント

「根拠と研究のエビデンス」に示したとおりに患者の体験を「非科学的と決めつけず，現実を受け入れていっしょに考えること」を家族は望んでいる．この対応はせん妄を呈する患者に対する対応と基本的には同じである．実際にはせん妄と考えられるケースもあるが，せん妄が否定されるケースもしばしば経験されることから，患者の話に真摯に耳を傾けることが望ましい．また，家族は「患者がおかしくなってしまった」「死が近いのではないか」などと不安を呈することも少なくないため，家族の訴えを聞くことも必要である．

1）アセスメントの仕方

対象	アセスメント項目	何をどうみるか（アセスメントのポイント）
患者	患者が体験したこと	○患者が何を見たかを聞く
	患者にとっての体験の意味	○患者がその体験をどう意味づけているかを聞く（もうお迎えが近いようだ，など）
	患者にとっての体験のつらさ	○患者がこの体験をつらいと感じているか，また，その程度
家族	家族にとっての体験の意味	○家族がその体験をどのように捉えているか確認する（原因や不安に思っているかなど）
	家族にとっての体験のつらさ	○家族がこの体験をつらいと感じているか
	せん妄の有無	○せん妄の有無について確認する．ただし，せん妄でこのような発言があったからといって，ただちにせん妄に対する治療が必要なわけではない

2）ケアの選択肢

ケアの選択肢	その選択をする理由，根拠
①患者の話の傾聴（患者が故人やあの世を見たという体験を否定しない）	患者や家族の気持ちに沿った対応を行う
②家族の話の傾聴	家族も不安に思っていることがある
③家族に「よくある事象である」ことを伝える	家族によくある事象であることを伝え，必ずしも死が間近に迫っているわけではないことを伝える
④抗不安薬の必要性の検討	患者がこのことをつらい体験と感じている場合など
⑤宗教者の面会を促す	信仰心が大きい家族でお迎え現象が多く報告されている．患者も同様に信仰心が大きい可能性がある

3）かかわりのポイント

　前述のとおり「お迎え現象」はせん妄に似ており，実際にせん妄を呈している患者も少なくない．ただし，せん妄だったとしてもこの体験だけでは治療の必要性はあまり高くはない．海外の研究では多くの患者にとってこのような現象が心地よい体験であったという報告もある．今回提示した研究でその割合が必ずしも高くない理由として，家族が「お迎え現象」だけでなく，患者のせん妄など同時期に起こったあまりよくない経験も思い出したからかもしれないと考察されている[1]．かかわりのポイントとしては，再度になるが，「（たとえば故人が枕元に立つなど）そんなことはあり得ない」「せん妄である」という反応ではなく，「～さんが見えたのですね」「～さんは何かおっしゃってましたか」「～さんにお会いしてどうお感じになられましたか」などと声かけをするとよい．患者がどのような体験をしているか，その体験を患者・家族がどのように捉えているかをアセスメントし，個別性を重視した対応をすることが必要である．また，このような現象について，非科学的，医療とは関係ないという理由から家族は医療者に話すことが少ないということも心にとどめておくとよい．

文献

1) Morita T et al. Nationwide Japanese survey about deathbed visions: "My deceased mother took me to heaven". J Pain Symptom Manage 2016; **52**: 646-654, e5

I．看取りに向けたケア　②治療やケア
1．体位変換はルーティンで必要か？

Essence 37

- 体位変換はルーティンとして実施する必要はなく，苦痛緩和目的とした実施にとどめる．
- 体位変換だけでなく，体圧分散マットレスやポジショニングクッションの使用，スモールシフトを組み合わせた体圧分散ケアを実施する．
- 褥瘡予防だけでなく苦痛緩和も含めた観点で体圧分散ケアを実施することが望ましい．

がんが進行し終末期に移行すると，多くの患者はがん悪液質症候群による倦怠感・るいそう・病的骨突出・浮腫が顕著に出現し，がん性疼痛や呼吸困難などにより活動性や可動性が低下する．また，疼痛や呼吸困難に対するモルヒネなどの鎮静薬の使用によって知覚が低下しているため褥瘡発生のリスクが高い．では，終末期患者にとって体位変換はルーティンとして実施すべきなのか？

根拠と研究のエビデンス

最新の日本褥瘡学会の『褥瘡予防・管理ガイドライン（第4版）』では，褥瘡予防に有効なベッド上での体位変換について，基本的に2時間以内の間隔で体位変換を実施することを勧めている（推奨度B：根拠があり，行うよう勧められている）．一方，粘弾性フォームマットレスを使用する場合，体位変換間隔は4時間以内の間隔で行うことを勧めており（推奨度B），上敷二槽式エアマットレスを使用する場合，体位変換間隔は4時間以内の間隔で行ってもよいとしている（推奨度C1：根拠は限られているが，行ってもよい）．ただし，体圧分散マットレスを使用するすべての人の体位変換について4時間ごとに体位変換を行えばよいということではなく，看護師は患者の状態や使用しているマットレスの評価・分析を行い患者にとって適切な体位変換の時間間隔を導き出す必要がある．

また，日本褥瘡学会はがん終末期患者に特徴的な褥瘡発生要因として，痛みと呼吸困難をあげ，これらの症状は終末期がん患者特有のものであり，症状を和らげたり増強を防いだりするために同一体位で過ごすことが褥瘡発生に影響していると指摘している[1]．さらに，渡邉らは終末期において体位変換の実施は困難な状況にあることを指摘している[2]．終末期の患者は途中覚醒や熟睡感の欠如による不眠や全身倦怠感によって日中も眠気を感じ，肺がんや前立腺がん，腎がん，乳がんなど脊椎転移をきたしやすい疾患の場合には体位変換によって強い痛みを生じるとされている．このように終末期の患者に対して体位変換することにより体動による疼痛や

呼吸困難などの苦痛症状を助長させてしまうことがある．

　このような体位変換困難な終末期がん患者にはスモールシフトが有効となる．スモールシフトとはクッションの当て方や上下肢の屈曲の程度，体幹の傾きをわずかに変化させることで体圧を分散させるケアのことである．楠らは，緩和ケア病棟入院中で体位変換困難な患者116人を対象にスモールシフト導入前後で比較検討を行った[3]．その結果，統計的優位差はみられなかったものの介入群のほうが褥瘡発生率は低く，スモールシフト導入は安楽の阻害を防ぎ，かつ褥瘡発生率を下げる可能性が示唆されている．また終末期の患者が得手体位を好む場合や循環動態不良に対する浮腫予防に対してはスモールシフト導入のみでは難しく，適切な体圧分散マットレスの選定などの検討が必要とされている．

ケアのポイント

　全身倦怠感・疼痛・呼吸困難が増強する終末期患者の場合，体位変換はからルーティンとして実施する必要はなく，苦痛緩和を目的とした実施にとどめ，患者の状態や希望に合わせた体圧分散ケアを行う必要がある．

1）アセスメントの仕方

対象	アセスメント項目	何をどうみるか（アセスメントのポイント）
患者	意識状態	○JCSの観察
	疼痛の状態	○疼痛の部位・程度・発現の要因の探索
	呼吸状態	○呼吸困難の有無，呼吸数の変化の観察
	病的骨突出や浮腫の状態	○るいそうの程度の観察，浮腫の程度の観察，骨突出部の程度の観察，皮膚の状態の観察
	睡眠状況	○倦怠感の有無，睡眠時間の観察，中途覚醒の有無，日中の眠気の状態の観察，熟眠感の程度の観察

2）ケアの選択肢

ケアの選択肢	その選択をする理由，根拠
①体圧分散マットレスの使用	褥瘡の発生しやすい骨突出部などにかかる圧力の持続時間を短縮し，患者にとって安楽となる
②ポジショニングクッションを用いたスモールシフトの実施	褥瘡発生を予防する手段として，褥瘡の発生しやすい骨突出部などにかかる圧力の減少

3）ケアの手順

［体圧分散マットレスの使用］

❶体圧分散マットレスの種類は患者の褥瘡発生リスク・好みなどを考慮して選択する．
　○ベッド上にて同一体位で過ごしてる場合は「圧切替型エアマットレス」または「厚さ10cm以上のウレタンマットレス」を使用する．
　○呼吸困難があり，ベッドを挙上して過ごす時間が長い場合は「厚さ10cm以上のウレタンマットレス」または「圧切替型エアマットレス」を使用する．

❷綿シーツは「ハンモック現象」が生じないようにルーズフィットを心がける．
  ○「ハンモック現象」：伸縮性がないことで身体を沈める機能が活かせず，接触面が減ってその部分のみの圧力が上昇してしまう現象．
❸圧切替型エアマットレスを使用する場合，圧力設定の間違いやマットの破損による空気抜けがないかなど，実際にマットレスを押し正常に作動しているかを習慣的に確認する．

[ポジショニングクッションを用いたスモールシフトの実施]
❶骨突出部など1箇所に圧が集中しないようにクッションを隙間なく身体に当て接触面積が広がりをもたせる．
❷意識レベルの低下によって両下腿部が外転姿勢となる場合，下肢の良肢位を保つようにクッションで保持する．
❸呼吸困難や疼痛があり患者の得手体位がある場合，得手体位を基本体位として体位変換できるように工夫する．理学療法士や作業療法士と連携し，体位変換時の様子を動画や写真で残す工夫を行う．
❹体位変換により痛みや倦怠感が増強する患者には徐々にクッションを引き抜くことをしたり，クッションやマットレスと身体との間に手を入れ一時的に圧を除去する．

4）かかわりのポイント

終末期の患者にとって体位変換は，患者の疼痛や呼吸困難などの苦痛症状を助長させる要因となる．そのため看護師は終末期の患者に対して，動いたあとの患者の苦痛の度合いと長さ，生命予後なども併せて苦痛緩和を目的とした視点から体圧分散ケアの方法について検討する必要がある．

文献
1) 真田弘美ほか．褥瘡発生要因の抽出とその評価．日本褥瘡学会誌 2003; **5**: 136-149
2) 渡邉智奈美ほか．終末期がん患者における褥瘡予防対策の現状と課題．日本看護学会論文集: 看護総合 2012; **40**: 97-101
3) 楠 尚子ほか．終末期がん患者におけるスモールシフト導入による褥瘡予防対策の効果．日本看護学会論文集: 慢性期看護 2016; **46**: 198-201

2. 輸液は絞るべきか？

> **Essence 38**
> - 終末期の輸液量は1日500～1,000 mLの範囲におくことが妥当と考えられている．
> - 臨床的に著明な脱水がない患者では，余命が週単位となったときの1,000 mL程度の輸液は症状やQOL，生命予後の改善に有効ではない．
> - 1,000 mL/日以上の輸液は脱水の予防や症状緩和には寄与せず，体液過剰を招いて苦痛の悪化を伴うおそれがある．
> - 終末期の輸液は医学的意味に限らない多様な「意味」を持つことがある．

終末期の脱水は輸液量だけでは決まらない．水分量（静水圧）のほかに膠質浸透圧（主にアルブミンの量）や膜透過性（炎症反応）が影響するためである（スターリングの法則）．多くの終末期患者ではアルブミンの低下と炎症の亢進によって血管外に水分が漏れ出し，身体全体には水分があっても血管内は脱水に陥る．血管内脱水下での多量の輸液は体液過剰の増強につながるため，日本緩和医療学会の『終末期がん患者の輸液療法に関するガイドライン2013年版』では，終末期の輸液は500～1,000 mL/日が妥当としている[1]．

根拠と研究のエビデンス

はじめに，終末期に輸液を行う医学的意味について米国の無作為化比較試験[2]を紹介する．この試験では6つの在宅ホスピスのがん患者129人が皮下輸液を1,000 mL行う群（輸液群）と100 mL行う群（非輸液群）にランダムに分けられ，患者も評価者も輸液量が区別できない状態で，眠気やだるさなどの脱水に関連する症状，QOL，血液検査，生命予後などが比較された．血液検査上の脱水は輸液群のほうが改善したが，自覚症状やQOL，生命予後に差はなかった．対象は臨床的に著明な脱水がない患者で，多くは，週単位の余命でありperformance status 3～4と全身状態が悪化していた．臨床的に著明な脱水がない患者では，余命が週単位となったときの1,000 mL程度の輸液は症状やQOL，生命予後の改善に有効ではないと考えることができる．

輸液量については国内で行われた前向き観察研究[3]の結果が活用できる．この研究ではがん治療病棟14施設，緩和ケア病棟19施設，在宅緩和ケア4施設のがん患者226人を対象に死亡前1週間・3週間の輸液量と様々な症状との関係が検討された．死亡前の1日1,000 mL以上の輸液では，浮腫と腹水が有意に悪化し，胸水が悪化傾向にあった．脱水の悪化は輸液量が多いほうが軽かったものの，悪化を防ぐことはできなかった．その他，せん妄や気道分泌に輸液量

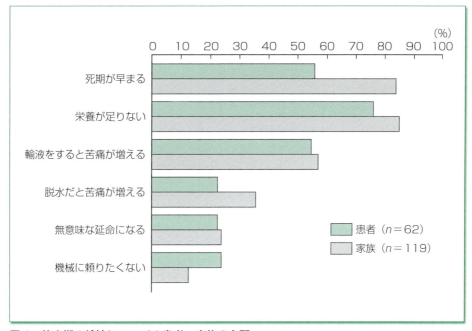

図1　終末期の輸液についての患者・家族の心配
(Morita T et al. Am J Hosp Palliat Care 1999; 16: 509-516 [4] より引用)

による差はみられなかった．1,000 mL/日以上の輸液は脱水の予防や症状緩和には寄与せず，体液過剰を招いて苦痛の悪化を伴うおそれがある．

　患者・家族からみた輸液の「意味」についても押さえておきたい．日本の終末期がん患者と家族が輸液についてどのような考えを持っているかを調査した研究[4]の結果を知っておくとよいだろう（図1）．この結果をみると，輸液の意味やその価値は人によって違うことがよくわかる．また，日本の緩和ケア病棟で亡くなったがん患者の遺族452人の調査[5]では，「脱水状態で死を迎えることはとても苦しい」という認識や「何もしてあげられない」という家族の無力感・自責感が家族のつらさを強める要因になっていた．このような認識や思いを持つ家族には，体液過剰のほうが苦しくなると伝えることや，家族が患者に対してできることをいっしょに探すこと，思いの表出を促すことなどが意味あるケアのひとつとなる．終末期の輸液は患者・家族にとって医学的意味に限らない多様な「意味」を持つことを十分に理解してかかわることが重要である．

ケアのポイント

　『終末期がん患者の輸液療法に関するガイドライン2013年版』[1]の内容を中心に説明する．

1) アセスメントの仕方

対象	アセスメント項目	何をどうみるか（アセスメントのポイント）
患者	輸液に対する意向・価値観	○患者が捉えている輸液の「意味」 ○輸液を希望する，あるいは希望しない背景
	身体状況	○原疾患の病態・病状，予測される生命予後 ○全身状態，栄養状態，脱水・電解質・代謝機能 ○経口摂取低下の原因 ○体液喪失の有無（嘔吐・下痢，汗・尿，ドレナージなど） ○胸水，腹水，浮腫，気道分泌など体液過剰による苦痛症状
	心理状況	○経口摂取低下に伴う心理的苦痛，抑うつ・不安
	輸液の内容・方法	○身体状況，活動状況，希望する過ごし方 ○輸液の処置に対する苦痛・不安，輸液による生活への影響
	輸液によって生じる効果	○身体症状（口渇，倦怠感，せん妄，体液過剰症状など） ○輸液に伴うQOLの変化，輸液に対する満足度 ○治療目的に基づき，数日から数週間隔で評価する
家族	輸液に対する意向・価値観	○家族が捉えている輸液の「意味」 ○輸液を希望する，あるいは希望しない背景
	心理状況	○患者の経口摂取低下に対する心理的苦痛，無力感・自責感
患者家族	決定のプロセス	○患者・家族との対話，患者の意向の尊重，医療チーム内での十分かつ継続的な検討など ○倫理的・法的妥当性の視点からも検討する（患者の利益とならない輸液になっていないか，など）

2) ケアの選択肢

ケアの選択肢	その選択をする理由，根拠
①患者・家族の輸液に対する考え・意向を確認する	患者・家族は輸液に多様な「意味」を見い出していることがある
②輸液の必要性や内容・方法について医療チームで検討する	患者・家族にとっての輸液の「意味」と医学的な輸液の「意味」のバランスを考える
③輸液以外の方法による経口摂取の改善に努める（原因治療，症状緩和，食事の工夫）	輸液療法は適切な治療を行っても経口的に十分な摂取ができないことを前提とする
④口渇には，原因治療や薬物療法，口腔ケア（湿潤・保湿，清潔の保持）を優先する	終末期の口渇は輸液では緩和されないことが多い
⑤輸液に伴う処置（特に穿刺時）の苦痛を確認し，苦痛の軽減と患者の思いの表出を図る	輸液の効果が実感できないことや病状が好転しないことへの怒り・苛立ちなどが隠れていることがある
⑥輸液による時間的拘束や生活上の制限が最小限になるよう輸液の方法（実施の時間帯，点滴時間，輸液経路など）を工夫する	輸液による生活への影響を軽減する 患者・家族は輸液をすると外泊や退院ができないと思うことがある
⑦患者の主観的評価を重視して輸液の効果を評価する	終末期の脱水は必ずしも不快ではなく，輸液を行うことで患者の苦痛が増すこともある
⑧医療チームで定期的に評価を行い，輸液の実施について継続的に検討する	輸液の効果は輸液を開始したあとも繰り返し評価・修正されるべきである
⑨輸液を行うかどうかにかかわらず輸液以外に家族が患者のためにできるケアを促す	家族は「何もしてあげられない」という無力感や自責感を抱くことがある

3) ケアの手順

❶輸液以外の方法による症状緩和に努める．

❷患者・家族の輸液に対する考え・意向を考慮し，全体的な治療の目標を基準として，輸液

の必要性や内容・方法について医療チームで検討する.
❸輸液を実施する際は,輸液に伴う処置の苦痛や輸液による時間的拘束・生活上の制限が最小限になるよう工夫する.
❹患者の主観的評価を重視しながら医療チームで定期的に評価を行い,輸液の実施について継続的に検討する.
❺輸液を行うかどうかにかかわらず,輸液以外に家族が患者のためにできるケアを促す.

4) かかわりのポイント

　終末期の水分出納は必ずしも脱水や体液過剰による症状の変化を予測しないため,直接効果を評価して輸液量を検討する必要がある.苦痛は体液過剰のほうが強いことが多く,終末期の輸液はやや絞り気味にするとよい.積極的な栄養投与も終末期には控えることが推奨されている.高度の代謝異常によって有効に栄養が利用されない(時に代謝上の負荷となり有害となる)ためである.患者・家族にとっての輸液の「意味」を理解しつつ,患者・家族が最善のケアを受けていると思えるよう症状緩和に努めることが重要である.

文献

1) 日本緩和医療学会　緩和医療ガイドライン作成委員会(編). 終末期がん患者の輸液療法に関するガイドライン2013年版, 金原出版, 東京, 2013
2) Bruera E et al. Parenteral hydration in patients with advanced cancer: a multicenter, double-blind, placebo-controlled randomized trial. J Clin Oncol 2013; **31**: 111-118
3) Morita T et al. Association between hydration volume and symptoms in terminally ill cancer patients with abdominal malignancies. Ann Oncol 2005; **16**: 640-647
4) Morita T et al. Perceptions and decision-making on rehydration of terminally ill cancer patients and family members. Am J Hosp Palliat Care 1999; **16**: 509-516
5) Yamagishi A et al. The care strategy for families of terminally ill cancer patients who become unable to take nourishment orally: recommendations from a nationwide survey of bereaved family members' experiences. J Pain Symptom Manage 2010; **40**: 671-683

3. 入浴はできるのか？

> **Essence 39**
> ✤日本人にとって入浴は，爽快感やリラクセーションのみならず，生きる意欲の回復や大切にされているという自尊感情の高まりなどの効果をもたらす．
> ✤患者や家族は入浴したいと思いながらも，様々な理由で躊躇することが往々にしてある．患者・家族の個別的な不安を鑑み，希望やスタイルに沿った入浴方法を提案する．
> ✤入浴は移動，更衣，洗髪，洗身などの複合動作であり，呼吸困難や疼痛を増強させずに，安全に心地よく入浴してもらうための事前準備，手順の確認，前後の観察が大切である．

毎日の入浴は日本人にとって生活習慣のひとつであり，入浴という行為から日常生活を取り戻すことにもつながる．患者の清潔や安楽のニーズが満たされ，喜ばれることは援助を行う看護師にとっても，大きな達成感に結びつく．

根拠と研究のエビデンス

2012年に実施されたJ-HOPE2の研究で，終末期がん患者が認識する望ましい看護に関し，97.9％の遺族が「いつも患者様が清潔を保つよう援助する」ことが重要と認識し，その頻度が最も高かった[1]．患者だけでなく家族にとっても清潔のニーズは非常に高い．「きれい好きな人だったので最後に入浴できてよかった」と家族からの言葉をいただくことも多く，臨死期における入浴は，患者と家族が喜びを共有し，思い出に残る体験となっていると感じる．終末期がん患者が感じる機械浴の意味を明らかにした研究においても，「病いから解放」「ささやかな目標・希望」「もてなしを受ける」「親しみのあるコミュニケーション」「生きる力を取り戻す」など，入浴には，自分らしさや日常生活を取り戻し，患者の生きる意欲を支える効果があることがわかっている[2]．

また，藤本らの研究では，緩和ケア病棟入院中の患者20人を対象に機械浴前後の血圧，脈拍，体温のほか，副交感神経，交感神経，自律神経の指標を用いた生理的影響と，STAI（特定不安尺度）を用いた心理的影響を明らかにしている．結果として，生理学的には循環動態に大きな変動を及ぼさず，心理的にはリラクセーション効果による不安の軽減が図られており，安全で安楽な看護ケアであることが示唆されている[3]．

疼痛の緩和という観点からも，浮力による筋肉への負担の軽減，深部体温の上昇による発痛物質の除去，リラクセーションによる疼痛の閾値上昇などが期待できる．特に，交感神経の損傷が関与した痛みは，正坐したときと同様の末梢神経の局所的虚血が生じており，温めると楽

ということが多い．

しかし，患者も家族も，状態が悪化するなかでまさか入浴ができるとは思っていないケースや痛みや倦怠感のためにおっくうになっているケースもあり，医療者から適切な方法で行えば，負担なく実施できることを積極的に伝える必要がある．

ケアのポイント

入浴やシャワー浴を援助する福祉用具の種類も増え，個々にあった入浴方法を選択できるようになっている．入浴などの清潔ケアは看護師が主となって行う専門領域であり，より心地よいであろう方法を提案する．入浴前後での変化は，経時的に捉え，実施とアセスメントの記録を的確に残す必要がある．

1）アセスメントの仕方

対象	アセスメント項目	何をどうみるか（アセスメントのポイント）
患者家族	清潔に関するニーズ	○お風呂が好きかどうか，普段の入浴方法や時間帯，こだわり，家族がケアに参加したいと思っているか
	入浴を躊躇していないか	○医療者や家族への気兼ね，疼痛や呼吸困難などの症状が十分に緩和されていないためにおっくうになっていないか，状態変化や身体的負担への不安がないか
	入浴後の満足度	○入浴により爽快感，満足感を得られたか，表情や顔色，皮膚の変化，改善や工夫できる点がないか
患者	移動の負担	○背部痛やアロディニア，呼吸困難が特定の体位や入浴台により増強される可能性がないか
	ルート・ドレーン類	○挿入部位と使用薬剤は一時的なロックか抜針により入浴可能か判断する
	全身状態（呼吸・脈拍・血圧・意識レベル）	○絶対値ではなく，入浴前後の経時的変化を捉える

2）ケアの選択肢

ケアの選択肢	その選択をする理由，根拠
①入浴の提案と十分な説明	患者，家族の不安や躊躇の理由は様々である．不安への対処法とともに入浴を提案する
②部分浴の提案	もし全身の入浴ができない場合や患者・家族が望まない場合には，部分浴でもリラクセーションや除痛効果を得られる
③症状緩和	入浴による満足度を高めるために予測して対処する必要あり
④適切な湯温と環境の設定	急激な心負荷を避けるための湯音や室温の設定を検討する
⑤酸素投与量の見極め	入浴による体温上昇や息止め動作は，酸素消費量を増大させる
⑥ルート類の整理	抜去可能なルートは抜き，安楽さの提供と感染予防を行う
⑦休息と水分補給	入浴後の休息と水分摂取が倦怠感の緩和につながる
⑧スキンケア	入浴直後の潤った肌は，時間の経過とともに水分が失われ乾燥していくため素早く保湿が必要である
⑨入浴後の評価	改善点・工夫できる点があれば患者，家族と話し合う．今後も気兼ねなく患者や家族が入浴を希望できる配慮が必要である

3）ケアの手順

❶ 入浴の提案と十分な説明：安全・安楽に入浴できる方法や入浴の効果について説明することで不安の軽減を図る．同時にリスクについても説明する必要があるが，そのときの対応まで含めて，患者・家族との十分なコミュニケーションを図る．

❷ 症状緩和：医療用麻薬の持続皮下注を行っている場合，血中濃度は2〜3時間保たれるので1時間程度，投与されなくても問題にならない．入浴前はレスキュー使用を検討する．

❸ 適切な湯音と環境の設定：湯音は低めに，浴室内と居室の温度差をなくす．急にお湯に入らず，シャワーは足元からゆっくりかける．

❹ 酸素投与：酸素投与が必要な患者では，高二酸化炭素血症などを懸念する場合以外には，入浴中は一時的に増量するほうが望ましい．

❺ ルート類の整理：抜去不可のドレーン類は刺入部を透明フィルムなどで密閉保護する．

❻ 休息と水分補給：食事の直前・直後は避ける．ただし発汗を考慮し，可能ならば入浴前にコップ1杯程度の水を摂取する．連続した動作で体力を消耗しないように調整する．

❼ スキンケア：弱酸性のせっけんを使用．入浴直後に素早く保湿剤を使用する．

❽ 入浴後の評価：ケアを行う者にとっても入浴が満足感や達成感を得られることを伝え，気兼ねなく入浴の希望ができる関係を構築していく．

4）かかわりのポイント

臨死期において，患者や家族が様々な理由から，「入浴したい」と言い出せないケースは意外と多く，入浴後に予想外なほど喜ばれるケースがある．もっと早く提案すればよかったと思うことのないように，医療者側からタイミングを逃さずに提案したい．その際には，「痛みが強くなるのではないか」「移動がおっくう」など患者・家族の不安をよく聴き，両者の思いに違いがないかも踏まえて十分に対応する．希望に応じて家族もケアに参加してもらい，「ご家族といっしょでリラックスされていましたね」などの声をかけるとよい．入浴前後に，患者から思わぬ本音や家族への感謝の言葉が聴かれることもあり，その思い出は残された家族にとってかけがえのないものとなる．

ただし，患者の入浴のニーズが高いとはいえ，胸腔ドレーン挿入中や出血がある場合など，どうしても入浴できないケースもある．その場合には，入浴だけにこだわらず，部分浴と清拭を組み合わせて清潔と心地よさを提供する方法を検討する．全身清拭も，方法によっては入浴に近づけることが可能である．

文献

1) 安藤悦子．終末期がん患者の家族が認識する望ましい看護．遺族によるホスピス・緩和ケアの質の評価に関する研究2(J-HOPE2)，日本ホスピス・緩和ケア研究振興財団／「遺族によるホスピス・緩和ケアの質の評価に検する研究」運営委員会（編），東京，2013：p.82-87
2) 平山さおりほか．緩和ケア病棟に入院している終末期がん患者における機械浴の意味．KKR札幌医療センター医学雑誌 2010; **7**: 40-45
3) Fujimoto S et al. Effects and safety of mechanical bathing as a complementary therapy for terminal stage cancer patients from the physiological and psychological perspective: a pilot study. Jpn J Clin Oncol 2017; **47**: 1066-1072

4. 血管に点滴の針が入らないときは？

Essence 40

- 静脈への点滴ルート留置が難しい場合には「皮下輸液法」を考慮する．
- 皮下輸液法は安全で簡便な手技であり，看護師，患者双方にとって負担が小さい．
- 使用できる薬剤や投与量に制限があり，急性期の治療には不向きである．

　皮下輸液法は，腹部や肋間の皮下組織に点滴針を留置し，少量ずつ輸液を投与する方法である．静脈内（intravenous：IV）ルートは輸液の投与経路として優れている一方で，細菌感染や静脈炎などの原因になりうるというリスクがある．また，終末期患者は一般に血管が脆弱なためにIVルートを確保することが難しい．そのようなときに，皮下輸液法を考慮する．薬剤の選択と輸液管理を適切に行えば，皮下輸液は手技が簡便で患者にとっても負担の少ない優れた輸液投与法となる．

根拠と研究のエビデンス

　ZalogaらはIV皮下輸液とIVルートからの輸液の安全性と有効性を比較するため，121人の入院患者を対象に多施設共同ランダム化比較試験を行った[1]．局所副作用（浮腫，強い痛みなど）の有無を主な評価項目とし，体重やアルブミン値などの栄養状態，ナトリウム値などの生化学的指標，手技の安全性などの臨床的アウトカムを副次評価項目とした．皮下輸液を受けた群とIVルートからの輸液を受けた群の2群間で比較を行ったところ，局所副作用はIVルートを用いた場合のほうが統計的に有意に多く発生しており，副次評価項目については2群間で有意な差は検出されなかった．以上から，皮下輸液はIVルートに代わる安全で有効な投与法であることが証明された．

ケアのポイント

　皮下輸液を適用する際はその利点と欠点を十分にアセスメントする．主な利点としては穿刺やその管理が容易であること，血管への穿刺に比べ患者の負担が少ないこと，血栓静脈塞栓などの重大な副作用のリスクが低いことなどがあげられる．一方で，穿刺部周辺の浮腫や炎症などの局所反応が起こるリスクがあり，また輸液の大量・急速投与には不向きであることが欠点としてあげられる．薬剤の適応については，日本緩和医療学会の『終末期医療における輸液療法のガイドライン2013』[2]に詳しく解説されているので，そちらも参照して欲しい．

1) アセスメントの仕方

対象	アセスメント項目	何をどうみるか（アセスメントのポイント）
患者	イン・アウトバランス	○輸液の投与量，投与速度などの指標となる．
	皮膚の状態	○創部や浮腫・炎症のある部位への穿刺は避ける．穿刺後も4時間に1回程度観察し，発赤，腫脹，疼痛，薬液の漏れや抜針がないかを確認する．
	指示された薬剤	○等張液以外は皮膚の発赤や疼痛などの副作用をきたすことがあるため注意する（高カロリー輸液などは適さない）

2) ケアの選択肢

ケアの選択肢	その選択をする理由，根拠
①投与量	1つの穿刺部位からの投与は24時間で1.5Lまでとする．2箇所から同時に投与する場合でも24時間で3Lを超えない量の投与が推奨されている
②投与速度	1分間に1〜2mL（1時間で60〜120mL）を目安に投与する
③穿刺場所	主に腹部，胸郭上部（鎖骨周辺），大腿部への穿刺が推奨される
④針の差し替え	針の差し替えは3〜5日ごと，あるいは強い発赤や痛みなどの異常が起こった際に行う．新しい穿刺部位は古い部位から5cm程度離す
⑤輸液ポンプの使用	ニプロインフュージョンポンプ，テルモフュージョンポンプなどのバッテリー内蔵ポンプ，またはバクスターインフューザーポンプなどのバルーン圧縮式ポンプを用いた投与も可能

3) ケアの手順

[準備するもの]

手袋，アルコール綿花，投与薬剤，穿刺ニードル（22〜23ゲージ程度の細めのもの），輸液ルート，点滴スタンド，フィルムドレッシング剤，固定テープ類．

[実施手順][3,4]

❶点滴指示と薬剤，患者名を確認する．
❷輸液のプライミングを行う．
❸患者に輸液の投与を開始することについて説明する．
❹穿刺部位を選定する（図1）．
　○胸郭上部，腹部，大腿部など，皮下脂肪があり体動の影響を受けにくい場所を選択する．
　○浮腫の強い場所，創部や関節部位は避ける．
❺穿刺部位をアルコール綿花で消毒し，片方の手で皮膚をつまむ．
　○穿刺部が不潔にならないように指と指の間は1cm以上あける．
❻患者に穿刺の声かけを行い，針を浅く皮下組織に穿刺する．
　○血管を避け，筋肉に到達しないように注意する．
　○刺入部の強い痛み，血液の逆流がないかを確認する．
❼クレンメを開放し薬液の滴下を確認したら刺入部をテープ類で固定する．
❽指示された速度で投与を開始する．
　○薬液は一時的に皮下に貯留するが，一定時間で吸収される．1日以上腫脹が継続する場合は穿刺部位を変更する．
　○痛みがある場合は投与速度を遅くする．

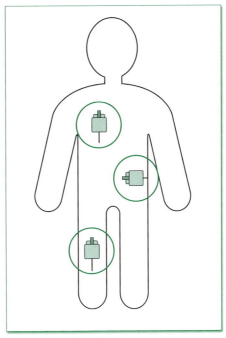

図1　穿刺部位の例

- ❾終了時の手順：固定テープを剥がし，片方の手で穿刺部にガーゼを当てて軽く押さえ，もう片方の手でニードルを穿刺時と同じ角度でゆっくりと引き抜く．ガーゼで軽く創部を抑え，固定する．
  - ○ルートを留置する場合も，生理食塩水やヘパリン生食によるフラッシュは不要．

4) かかわりのポイント

　終末期患者の多くは経口摂取量が減少し，低栄養・脱水状態に陥る．これは生体として自然な経過であると捉えることもできるが，患者のるいそうの進行は家族に不安や悲しみを与える．そのようなときは輸液を行うことで家族が「できるだけのことをしてあげた」という気持ちになり，罪悪感や悲嘆の軽減につながる場合がある．しかしながら，終末期患者は血管が細く脆弱であるため，IVルートの確保には熟練を要する．その点，皮下輸液は手技が簡便であり，血管穿刺の苦手な看護師であっても輸液を望む家族の思いに応えることができる．皮下輸液法を用いることで，少量ずつであっても確実に輸液が入っていることを家族に伝え，家族が安心して患者の終末期を受け入れることができるよう配慮することも重要なかかわりであるといえる．

文献

1) Zaloga GP et al. Safety and Efficacy of Subcutaneous Parenteral Nutrition in Older Patients: A Prospective Randomized Multicenter Clinical Trial. JPEN J Parenter Enteral Nutr. (Epub ahead of print), 2016
2) 日本緩和医療学会．終末期医療における輸液療法のガイドライン 2013　https://www.jspm.ne.jp/guidelines/glhyd/2013/pdf/glhyd2013.pdf（最終アクセス 2017 年 11 月 1 日）
3) 木下寛也ほか．Ⅳ緩和ケアのスキル—⑤皮下輸液．3 ステップ実践緩和ケア，木澤義之ほか（編），青海社，東京，2013: p.136
4) 「緩和ケア普及のための地域プロジェクト」(OPTIM プロジェクト)．ステップ緩和ケアムービー（医療者向け）　http://gankanwa.umin.jp/movies.html（最終アクセス 2017 年 11 月 1 日）

5. 鎮静は寿命を縮めるか？　安楽死なのか？

Essence 41

- 鎮静が集団としての生命予後を短縮するというデータは出ていない．
- 鎮静は「苦痛緩和」の手段であり，死を早めることを意図する安楽死とは異なる．
- 鎮静の安全性を高めるために多職種カンファレンスで医学的適応について検討する．
- 鎮静のために「寿命が短くなる」と感じる家族がいることに留意してケアを行う．

日本緩和医療学会による『苦痛緩和のための鎮静に関するガイドライン 2010 年版』では，鎮静は「苦痛緩和」のための手段であることが明確に定義されている[1]．様式からみると，意識の低下を維持する「持続的鎮静」と意識の低下しない時間を確保する「間欠的鎮静」があり，鎮静水準ではコミュニケーションができない水準の「深い鎮静」とそれらが可能な程度の「浅い鎮静」に分類される．鎮静が「寿命を縮めないか」という懸念は根強く，特に持続的な深い鎮静は，通常死亡まで深い鎮静を維持するため，生命予後への影響が議論にのぼりやすい．

根拠と研究のエビデンス

現時点で最も質の高いエビデンスは国内で行われた終末期がん患者の予後予測に関する多施設前向き観察研究（J-Proval 研究）のデータである．国内 58 の緩和ケア施設の患者 1,827 人で持続的な深い鎮静が生存期間を短縮させるか検討された[2]．持続的な深い鎮静は 269 人（15％）に実施されていたが，病院・緩和ケア病棟への入院や在宅緩和ケア開始からの生存期間に持続的な深い鎮静の有無による違いはなかった（図 1）．緩和ケアの十分な知識や経験がある人（＝緩和ケアの専門家）が整った状況で終末期がん患者に持続的な深い鎮静を実施しても，生存期間は平均的には変わらないというデータである．ただし，本研究における鎮静の定義はやや曖昧なものであり，生存期間は緩和ケア病棟入棟からの期間で，鎮静を開始してからの期間ではないなど，いくつかの研究の限界があるため，鎮静の実施やその後のモニタリングには慎重になるべきである．

過去の文献を系統的に検討した報告でも，鎮静を受けた患者の生存期間が有意に短いと報告した文献はなく，鎮静が集団としての（平均値や中央値で代表される）生命予後を短縮するというデータは出ていない[3]．鎮静はあくまで「苦痛緩和」の手段であり，安楽死とは明確に区別されるべきものである（表 1）．しかし，鎮静を受けた患者の家族の 24％は「鎮静で寿命が短くなった」と感じており，ケアに対する満足度の低下につながっていた．また，約半数の家族が鎮静によって「話ができなくなることがつらかった」と答えており，「苦しまず穏やかに過ごし

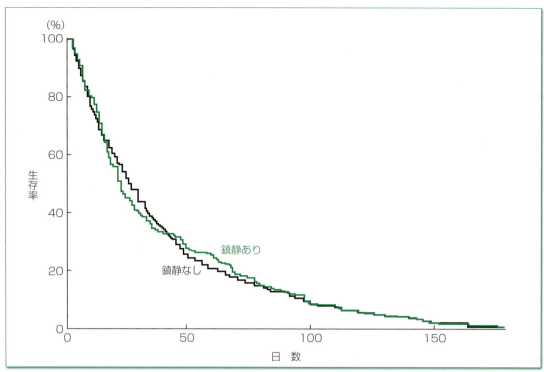

図1 持続的な深い鎮静の有無による生存曲線の比較
(Maeda I et al. Lancet Oncol 2016; 17: 115-122 [2] より引用)

表1 鎮静と安楽死の違い

	鎮静	安楽死
目的	耐えがたい苦痛を緩和すること	死期を早めること
方法	苦痛の緩和に必要十分な量の最小限の鎮静薬を投与すること	患者の要請に従って致死量の薬物を投与すること
期待される結果	苦痛の緩和	患者の死亡
意図しない結果	患者の死亡	患者の生存

てもらいたい」という思いと「起きて話をしていて欲しい」という思いの両方を持っていることがわかる．ほかにも「病状の変化に気持ちがついていかなかった」「決める責任を負うことが重荷だった」など，家族には強い悲嘆や負担感が生じており[4]，鎮静を受ける患者を見守る家族にも十分なケアが必要とされている．

ケアのポイント

1）アセスメントの仕方

対象	アセスメント項目	何をどうみるか（アセスメントのポイント）
患者	鎮静に対する希望・意向	○患者が鎮静を希望している（と推定される）か
	鎮静の妥当性	○耐え難い苦痛があるか，ほかに有効な方法がないか ○「苦痛緩和」を目的としているか ○予測される生命予後（2～3週以内であること） ○薬剤の種類・量，投与経路，鎮静の深さなど苦痛緩和に適切な方法が検討されているか
	鎮静の効果	○苦痛の程度を日常的なケアの範囲で定期的に評価する
	有害事象	○精神症状（せん妄・不穏など），呼吸抑制，舌根沈下，誤嚥，循環抑制など
家族	鎮静に対する認識・希望	○「苦痛緩和」という鎮静の目的が共有されているか（死期を早めるという誤解が生じていないか） ○患者との間や家族員の間に意見の相違はないか ○鎮静以外の苦痛緩和に対する認識・満足度
	心理状況	○鎮静に伴う悲嘆，鎮静の意思決定に伴う負担感 ○鎮静に対する不安・心配，疑問など ○鎮静開始後の苦痛緩和に対する満足度

2）ケアの選択肢

ケアの選択肢	その選択をする理由，根拠
[対象：患者]	
①ほかの専門家へのコンサルテーションを含め，実施している緩和ケアを再検討する	鎮静以外の苦痛緩和の方法について十分に検討・施行する
②鎮静の医学的適応があるか多職種で話し合う	苦痛緩和の最後の手段であると合意を得る
③繰り返し患者の状態を観察し，迅速かつ確実に苦痛が緩和されるよう対応する	鎮静を始めたにもかかわらず苦痛が長く続くことや苦しいまま亡くなることを避ける
[対象：家族]	
①家族の役割は患者の意思を想像（推定）することに限定し，主要な家族全員の意見を聞く	患者の意向を尊重するとともに，家族の意思決定の負担感を和らげる
②家族の不安や疑問に対応する	家族は病状の変化に対するつらさや整理しきれない気持ちなども抱えることがある
③鎮静が苦痛緩和につながっていると実感できるよう苦痛なく眠れていることを家族に言葉で伝える	苦痛緩和のためであっても，多くの場合鎮静を行うことは家族にとって苦渋の決断である
④鎮静が行われている間，家族が患者のためにできることを伝える（そばにいる，声をかける，体をさする，好きな音楽を流すなど）	鎮静を受けている患者の家族は「何もしてあげられることがない」という思いを持つことがある
[対象：患者・家族]	
①患者・家族に鎮静は寿命を縮めるためのものではないことを明確に伝える	鎮静が安楽死に近いものとして認識されていることが多く，その誤解を避ける
②患者・家族にほかの苦痛緩和の方法を十分検討したが，ほかに有効な手段がないことを伝える	苦渋の決断をする家族は「鎮静以外に方法があったのではないか」と感じることがある
③鎮静を始める前に患者と家族が話す時間や家族が患者に話しかける時間を確保する	苦痛が緩和されたとしても，患者と話ができなくなることはつらいことである

3）ケアの手順

❶鎮静を考慮するときは，実施している緩和ケアを再検討したうえで，鎮静の医学的適応があるか多職種カンファレンスで話し合う．

❷患者・家族に，鎮静は寿命を縮めるためのものではないこと，鎮静のほかに有効な手段がないことを伝える．

❸患者・家族が鎮静をどのように捉えているか確認し，不安や疑問に対応する．

❹患者自身に意思決定が困難な場合，家族の役割は患者の意思を想像（推定）することに限定し，主要な家族全員の意見を聞く．

❺鎮静を始める前に患者と家族が話す時間や家族が患者に話しかける時間を確保する．

❻鎮静を開始したあとは，繰り返し患者の状態を観察し，迅速かつ確実に苦痛が緩和されるよう対応する．

❼鎮静が苦痛緩和につながっていると家族が実感できるように苦痛なく眠れていることを言葉で伝えながら，家族といっしょに鎮静の効果を評価し，鎮静の間も家族が患者にできることを促す．

4）かかわりのポイント

医学的適応に則った鎮静が生命予後を短縮するというデータは出ていない．多職種カンファレンスで医学的適応を十分に検討することで，適応のある患者に対しては苦痛の緩和に貢献できる手段となりうる．家族に対しては，鎮静が強い悲嘆や負担感を伴う出来事と認識される場合があることを念頭に置き，医療者が意思決定の責任を共有する姿勢を示すことや家族の心情に配慮したかかわりを行うことが必要である．鎮静の妥当性や安全性を高めることは，決定に携わる医療スタッフの負担軽減を図ることにもつながる．

文献

1) 日本緩和医療学会　緩和医療ガイドライン作成委員会（編）．鎮静の定義と分類．苦痛緩和のための鎮静に関するガイドライン 2010 年版，金原出版，2010: p.16-17
2) Maeda I et al. Effect of continuous deep sedation on survival in patients with advanced cancer (J-Proval): a propensity score-weighted analysis of a prospective cohort study. Lancet Oncol 2016; **17**: 115-122
3) Maltoni M et al. Palliative sedation in end-of-life care and survival: a systematic review. J Clin Oncol 2012; **30**: 1378-1383
4) Morita T et al. Family experience with palliative sedation therapy for terminally ill cancer patients. J Pain Symptom Manage 2004; **28**: 557-565

6. 臨死期の心電図モニターは必要か？

Essence 42

- バイタルサインの変化だけで死亡の時期を予測することはできないため，心電図モニターを装着した継続的なモニタリングには検討の余地がある．
- 慣習的に，死亡確認のひとつとして心電図の平坦化を確認することも多いが，死亡確認において必須な条件ではない．
- 死期が近づいた患者へのモニターの装着については，患者や家族と医療者がいっしょに話し合い決定する過程が重要である．

根拠と研究のエビデンス

死期が近づいた患者に対する心電図モニターを装着しない取り組みは，以前から緩和ケア病棟でなされている．一方，一般病棟では心電図モニターを装着し，ベッドサイドモニターやセントラルモニターで管理している．心電図モニター装着の必要性について，死亡前のバイタルサインの変化と死亡確認に必要な検査，および，家族の心理的なつらさの2つの側面から検討する．

死亡前2週間のバイタルサイン（血圧，脈拍，呼吸数，酸素飽和度，体温）の変化を測定する研究[1]では，多くの患者のバイタルサインは亡くなる当日まで「正常」だった．図1は死亡前2週間のバイタルサインの変化を示したものである．血圧と酸素飽和度は最後の3日に有意に減少した．一方，脈拍と呼吸数は有意な変化は認めなかった．つまり，バイタルサインの変化は死の直前に生じる．心電図モニターを装着した継続的なモニタリングをしていても，死の直前まで変化がないことから，バイタルサインの継続的なモニタリングには検討の余地がある．

また，死亡確認は，医師が死亡判定の三徴候（呼吸停止，心停止，瞳孔散大）を確認して行われる．この三徴候は慣習的に定着したもので，医師は，患者の呼吸運動が停止し，心拍数が数分以上認められなくなった時点，あるいは心電図における活動電位が数分以上にわたり平坦になった時点で，さらに瞳孔の散大を確認して，死亡と判断している．しかし，死亡確認に特別な検査は必要ないという専門家の意見[2]や，心電図の平坦化はなくても死亡確認が可能であることから，死亡確認においても心電図モニターの装着が必要である根拠はないと考えられる．

次に家族の心理的なつらさの側面から心電図モニター装着の必要性を検討する．

がん患者の遺族に対して臨終時のケアを調査した研究[3]を表1，表2に示した．心電図モニターの装着の状況は家族の心理的なつらさの程度は有意な差がなく，多くの家族の心理的なつらさには，心電図モニターの装着の状況は影響していなかった．しかし，家族の

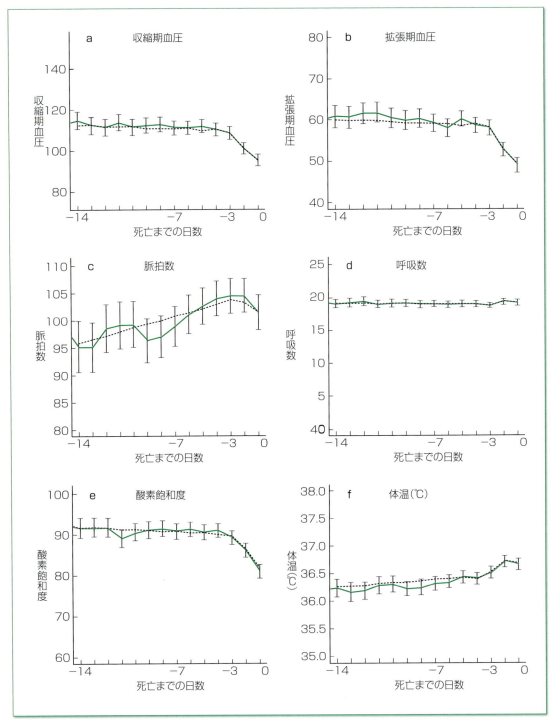

図1 死亡2週間前のバイタルサインの変化
血圧と酸素飽和度は最後の3日間に有意に減少した．体温はやや増加した．一方，脈拍と呼吸数には有意な変化を認めなかった．
(Bruera S et al. J Pain Symptom Manage 2014; 48: 510-517 [1)]を参考に著者作成)

表1 遺族のつらさと，医師や看護師の対応との関係

	n (%)	つらさが強い頻度 n (%) *	改善の必要性が強い頻度 n (%) **
1. 死亡確認			
主治医	265 (61)	115 (43)	88 (33)
主治医以外だが，知っている医師	65 (15)	30 (46)	37 (57)
主治医以外でまったく知らない医師	86 (20)	41 (48)	52 (60)
2. 臨終のとき，医師の立ち会い			
部屋にいた	85 (20)	37 (44)	25 (29)
部屋にはいなかったが，その日は頻繁に部屋に来ていた	119 (27)	53 (45)	45 (38)
部屋にはいなかったし，その日はあまり部屋に来なかった	204 (47)	96 (47)	106 (52)
3. 臨終のとき，看護師の立ち会い			
部屋にいた	178 (41)	88 (49)	67 (38)
部屋にはいなかったが，その日は頻繁に部屋に来ていた	168 (38)	69 (41)	69 (41)
部屋にはいなかったし，その日はあまり部屋に来なかった	65 (15)	28 (43)	40 (62)
4. 心電図モニター			
つけていなかった	318 (73)	142 (45)	142 (45)
つけていた．部屋にモニター装置はなかった	42 (10)	20 (48)	18 (43)
つけていた．部屋にモニター装置はあった	36 (8.2)	18 (50)	14 (39)

欠損データのため，合計が100%にならない箇所がある．
*：臨終前後の出来事が「とてもつらかった」群をつらさが強い群とした．
**：臨終前後の医師や看護師の対応が「改善の必要性が非常にある」「かなりある」「少しある」群の合計を改善の必要性が強い群とした．
(Shinjo T et al. Palliative Care Research 2010; 5: 162-170 [3]) を参考に著者作成）

受け止め方は多様であり，患者と家族の心電図モニター装着についての意向を確認しながら，いっしょに決めていく過程が大切である．

　臨終時の医師や看護師の対応の改善を求めている家族は，心理的なつらさも強く感じていた．心電図モニターの装着に頼らず，医師や看護師が臨終までに，頻繁に部屋に行き，患者の状態を観察し，家族の対応を行うことが重要であると示唆された．なお，これらのエビデンスは主に緩和ケア病棟で死亡したがん患者に対する調査に基づいており，一般病棟などではより丁寧な家族とのコミュニケーションに基づく判断やケアが必要となると思われる．

ケアのポイント

1) アセスメントの仕方

対象	アセスメント項目	何をどうみるか（アセスメントのポイント）
患者家族	患者や家族の心電図モニター装着を含めた看取りの意向	○患者や家族の心電図モニター装着を希望しているか ○患者や家族が看取りについてどのような考えや希望を持っているか

表2 改善の必要性と，医師や看護師の対応との関係

	改善の必要性 （平均±標準偏差）*	グループ1	グループ2	p^{**}
1. 死亡確認				
主治医	1.4 ± 0.6	主治医	主治医以外だが，知っている医師	0.003
主治医以外だが，知っている医師	1.6 ± 0.6	主治医	主治医以外で，まったく知らない医師	< 0.001
主治医以外で，まったく知らない医師	1.7 ± 0.7	主治医以外だが，知っている医師	主治医以外で，まったく知らない医師	0.74
2. 臨終のとき，医師の立ち会い				
部屋にいた	1.4 ± 0.7	部屋にいた	部屋にはいなかったが，その日は頻繁に部屋に来ていた	0.72
部屋にはいなかったが，その日は頻繁に部屋に来ていた	1.4 ± 0.5	部屋にいた	部屋にはいなかったし，その日はあまり部屋に来なかった	0.004
部屋にはいなかったし，その日はあまり部屋に来なかった	1.6 ± 0.7	部屋にいた	部屋にはいなかったし，その日はあまり部屋に来なかった	0.008
3. 臨終のとき，看護師の立ち会い				
部屋にいた	1.4 ± 0.7	部屋にはいなかったが，その日は頻繁に部屋に来ていた	部屋にはいなかったが，その日は頻繁に部屋に来ていた	0.85
部屋にはいなかったが，その日は頻繁に部屋に来ていた	1.5 ± 0.6	部屋にいた	部屋にはいなかったし，その日はあまり部屋に来なかった	0.001
部屋にはいなかったし，その日はあまり部屋に来なかった	1.8 ± 0.8	部屋にはいなかったが，その日は頻繁に部屋に来ていた	部屋にはいなかったし，その日はあまり部屋に来なかった	0.004

*：改善の必要性；1. 改善の必要はない～ 4. 改善が必要な点が非常にある
**：Steel-Dwass 法による多重比較
（Shinjo T et al. Palliative Care Research 2010; 5: 162-170 [3] を参考に著者作成）

2）ケアの選択肢

ケアの選択肢	その選択をする理由，根拠
①患者や家族の意向の確認	患者や家族の考えや希望を尊重するため

3）ケアの手順

❶患者や家族がどのように過ごしたいと思っているか，看取りについてどのような考えや希望を持っているかを明らかにしながら，心電図モニターの装着について決める．

❷家族に対して，患者の病状や変化を通じてどのくらいの予後が予測されるのか，亡くなるまでの経過を伝える．

❸頻繁に部屋に行き，患者の状態を家族と共有しながら心配事や気がかりに対応する．

4) かかわりのポイント

　患者や家族が看取りについてどのような考えや希望を持っているかを明らかにしながら心電図モニターの装着についていっしょに決めていく過程が大切になる．

　心電図モニターの装着とは関係なく，頻繁に部屋に行き，患者の診察や観察を行い，患者の状態を共有しながら家族の心配事や気がかりに対応することが重要である．

文献

1) Bruera S et al. Variations in vital signs in the last days of life in patients with advanced cancer. J Pain Symptom Manage 2014; **48**: 510-517
2) Hallenbeck J. Palliative care in the final days of life: "they were expecting it at any time." JAMA 2005; **293**: 2265-2271
3) Shinjo T et al. Who pronounced the patient's death? a study of the experience of bereaved Japanese families in palliative care units. Palliative Care Research 2010; **5**: 162-170

7. 臨死期の排泄ケアは？

> **Essence 43**
> ❋終末期および臨死期では排泄量は低下する．
> ❋排泄ケアは尿路感染症や皮膚トラブルの予防，さらに尊厳の保持に大きくかかわる．
> ❋患者の残存能力を見極め，「排泄の自立」と「体力の温存」のバランスを考える．

　臨死期にある患者は疾患や加齢の影響により，排泄のコントロールが難しくなる．オムツや吸水パッドなどの排泄ケア用品は臨死期の患者にも一般的に広く使用されているが，これらは排泄セルフケア能力が低下したということを自他ともに認識させるものであり，特に使いはじめの時期には抵抗を示す人も少なくない．さらに病状が進行すると，排泄のほぼすべての過程に何らかの介助が必要となり，排泄を他者に依存せざるを得なくなる．排泄は人間が生きるうえで不可欠であると同時に極めて個人的な行為であり，ケアを受ける患者の尊厳，ひいては患者の生活の質（QOL）に強く影響する要素である．

根拠と研究のエビデンス

　2010年，米国ミネソタ州の老人ホームの利用者を対象に排尿障害とQOLとの関連を調べる研究が行われた[1]．Xuらの研究チームは8,620人の老人ホーム利用者（平均年齢87.2歳）について排尿障害の有無を調査し，さらに排尿障害とQOLとの関連を「安楽」，「プライバシー」などの12の領域で構成される測定ツールを用いて評価した．調査した8,620人のうち，排尿障害が認められたのは5,618人（65.2％）であった．排尿障害を有する利用者はQOL測定ツールのうちの「尊厳」，「自律性」，「気分」の3つの領域の得点に関して統計的に有意に低く評価していることが明らかになった．

ケアのポイント

　「根拠と研究のエビデンス」で示したように，排泄のセルフケア不足は個人の尊厳に大きくかかわる要素であり，基本的には最期まで自立して排泄を行えるように支援することが大切である．ただし，臨死期のように患者の体力が極度に低下している場合であれば，家族や友人とのコミュニケーションを取る体力を温存するために床上で排泄を行うなど，患者の状況に合わせてケアを工夫する必要がある．

7. 臨死期の排泄ケアは？

1) アセスメントの仕方

対象	アセスメント項目	何をどうみるか（アセスメントのポイント）
患者	排泄物の量・性状	○終末期には尿・便の排泄量が減少する．尿性状は臭気の強い濃縮尿となり，便性状も軟～泥状となる傾向がある
	皮膚状態	○終末期および臨死期には栄養状態の悪化・体動の減少から褥瘡の発生リスクが極めて高くなる．特に鼠径部や肛門周囲の皮膚が重なる場所，圧力のかかりやすい仙骨部などの発赤・褥瘡の有無に注意する
	セルフケア能力	○歩行や坐位保持などの運動機能や残存体力などを評価し，衣類の着脱や清潔の保持をどの程度まで自分で行えるのかを確認する

2) ケアの選択肢

ケアの選択肢	その選択をする理由，根拠
①トイレ排泄の介助	患者の体力や運動機能を評価し，歩行が可能な場合，患者が強くトイレでの排泄を希望する場合には歩行・着脱を介助する．歩行が難しい場合にはポータブルトイレを使用する
②床上排泄の介助	患者の残存体力によっては無理にトイレまで歩行するのではなく床上排泄を行うことで体力の消耗を抑え，残された時間を家族とのコミュニケーションなどにあてることができるように支援する
③羞恥心への配慮	多床室であればカーテンやパーテーションを使用して患者の羞恥心に配慮し，また肌が露出している面積とその時間を最小限にするよう努める
④排便コントロール	オピオイドなどの鎮痛薬を投与している場合は特に便秘を起こしやすい．必要に応じて緩下薬の投与などを医師と相談するが，経口摂取量が低下している場合には必ずしも定期的な排便は必要でない

3) ケアの手順

❶排泄状況のアセスメント：便性状，排便回数とその周期，腹部膨満感や腹痛の有無を問診にて確認する．腹部を触診し，便塊に触れるか，圧痛はないか，などをみる．また，聴診器で腸蠕動音を確認する．

❷薬剤の影響のアセスメント：終末期によく使われるモルヒネなどのオピオイド系薬剤は腸蠕動を抑制し，便秘を助長する．ただし，臨死期では定期的な排便よりも疼痛緩和を優先するべきであり，むやみに薬剤を減量するべきではない．

❸患者や家族にケアの方針を説明する：患者には腹痛などの症状や不快感があれば遠慮なく伝えるように声かけを行う．体力が大きく低下している場合は，「少し抵抗があると思いますが，トイレまで動くと疲れるので，ベッドの上でトイレができるようにお手伝いしてもよろしいですか．」などと声をかけ，体力と時間の消耗を最小限に抑えるような工夫を行う．家族には食事摂取量の減少に伴って排泄量も減少すること，定期的な排便がなくても心配ないこと，腹部マッサージや温罨法のように家族でも実施できるケアがあることなどを伝える．

❹腹部マッサージ：腸管の形状に沿って優しく圧迫し，マッサージを行う．ホットパックを利用した腹部・背部の温罨法も腸蠕動の促進や疼痛緩和に効果的である．

❺食事内容の検討：野菜や穀物などの食物繊維を多く含む食材の使用や水分摂取を励行する．ただし，無理な食事摂取は患者にとって苦痛であり，誤嚥の原因にもなるため，あくまでも患者の食欲や嚥下状態に応じて食事内容を決定する．

4）かかわりのポイント

　身体機能の喪失はそれ自体が個人の尊厳に強く関連する要因であり，そのなかでも特に排泄機能の低下は自尊心に大きな影響を与える[2]．ケアを提供する看護師は，そのような患者の尊厳に十分な配慮を行う必要がある．

　終末期には尿・便の量が減少し，色調の変化などがみられることも多いが，それは死が近づいている生体としてごく自然な反応である．特別な対応は不要であり，最期まで清潔の保持を心がけ，本人にとって不快でない状態を整えることを目的としてケアを提供する．終末期患者，特に寝たきりの患者の排泄ケアの多くは一定時間ごとのルーティン業務として行われている．そのような患者は意識レベルが低下していることも多く，つい機械的にオムツ・パッドの交換を行っていることもあるのではないだろうか．そういった状況のなかで，本当に尊厳あるケアが実施できているかどうか，もう一度日々の看護実践を振り返ってみて欲しい．

文献

1) Xu D et al. Effect of urinary incontinence on older nursing home residents' self-reported quality of life. J Am Geriatr Soc 2013; **61**: 1473-1481
2) Rodríguez-Prat A et al. Patient perspectives of dignity, autonomy and control at the end of life: systematic review and meta-ethnography. PLoS One 2016; **11** (3): e0151435

8. 血圧維持のための足上げの効果はあるのか？

Essence 44

* 足上げにより血圧が上昇する可能性はあるが，その効果は6分以内であり，ショックによる急変時に輸液や輸血ができる状況になるまでの初期対応としては検討してもよいが，継続する意味はない．
* 上記以外の状況では，血圧維持のために足上げをする根拠はない．
* 足上げによる臨床的意義［延命やQOL（quality of life）の改善など］を裏づける研究報告はない．

血圧が低下した際に，血圧を保持するために安易に医療者が足上げを実施している場面に出くわして疑問に感じたという話をたまに耳にする．特に，延命治療を行わない方針決定がなされている場合には，そう感じるのはなおさらであろう．一方で，足上げは迷信で効果がないという話もよく耳にする．がんの進行とともに徐々に血圧が低下したような場合に足上げを実施している場面に遭遇することはほとんどないが，がん以外の理由で急に血圧が低下したときや非がん疾患の終末期においては今でも目にすることがある．そこで，足上げの効果について何がわかっていて，何がわかっていないのかを整理しながら，臨床における足上げの意味を考える．

根拠と研究のエビデンス

急変時の血圧低下時への対応として行われる足上げはショック体位のひとつであり，仰臥位の状態から下肢を挙上した状態を指す．心肺蘇生法（CPR），止血法，テーピングなどとともにファーストエイドの手技として広く知られている．根拠と研究のエビデンスとして議論するにあたり，2つの視点が必要である．ひとつは，そもそもファーストエイドとしての足上げに効果があるのかという点，もうひとつは，看取りの場面においてファーストエイドの対応が必要なのかどうかという点である．

1）ファーストエイドとしての足上げの効果と意義

足上げによる血圧維持もしくは上昇のメカニズムとして，足上げにより下半身の静水圧が低下することで下肢からの静脈還流が増加し，心臓の前負荷が増加することで心拍出量や血圧の維持・上昇につながると考えられている．では，実際に心拍出量や血圧の上昇につながるのだろうか？

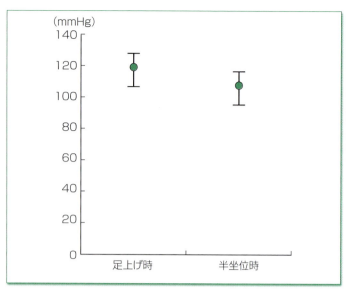

図1　敗血症で血圧低下のある方を対象としたランダム化比較試験
（Jabot J et al. Intensive Care Med 2008; 35: 85 [3] より引用）

　足上げによる心拍出量やバイタルサインの変化については，いくつかの観察研究や小規模のランダム化比較試験による報告があるが，個々の研究の結果はばらついており，エビデンスは確立していない．ファーストエイドとしての足上げの効果のエビデンスについては，International Liaison Committee on Resuscitation（ILCOR）が発表した国際コンセンサスである International Consensus Conference on Cardiopulmonary Resuscitation and Emergency Cardiovascular Care Science With Treatment Recommendations（CoSTR）のなかで整理されている[1,2]．このコンセンサスによると，①一部の研究で，平均血圧，中心静脈圧，心拍出量に改善がみられた（図1），②効果が7分以上持続した報告はない（1〜5分程度の持続），③臨床的な効果（予後や病状，QOLの改善など）を明らかにした研究はない，④足上げによって何か副作用が生じたという報告はない，⑤足上げの高さがどの程度がよいかは明らかではない［先行研究では，高さは15〜30cm（角度：30〜60°）］．

　以上のことから，呼びかけに反応があり呼吸が正常であるショックのある患者へのファーストエイドにおける体位は仰臥位を基本とするが，明確な外傷がない場合は，救急隊の到着までの待ち時間に足上げを行うことは選択肢のひとつとして考えてよい．ただし，効果の持続性はないため継続する体位ではなく，補液ができる状況においては意味がない．なぜなら，足上げは一時的に静脈還流量を増やして心臓の前負荷を増加させることが目的であり，補液以上の効果はない．

　足上げによる副作用に関する明確なエビデンスはないが，静脈還流量が増加することで前負荷を一時的に上げることが目的であることから前負荷の上昇がリスクとなるような病態（たとえばうっ血性心不全のある場合など）が明らかな場合は避けるべき行為である．

2）看取りの場面における足上げについて

　結論から述べると看取りの場面での血圧維持を目的とした足上げに意味はない．その理由を述べるにあたり議論を2つに分ける．ひとつは，積極的に補液などにより静脈還流を増加して血圧を維持/改善することが求められる方針の状況のもと，ショックによる急変を起こし，その後，看取りにいたる場合，もうひとつは延命治療をしない方針である．もしくは，急変ではない予期された血圧低下で看取りにいたる場合である．

　まず，積極的治療中の急変で，補液などにより静脈還流を増加して血圧を維持/改善することが求められる方針の状況で看取りにいたる場合について述べる．前述のように足上げは，静脈還流量を一時的に増加させて一時的な心拍出量や血圧の改善につながる可能性はあるが，その持続時間は6分以内と短い．そのため，7分を超えて継続する根拠に乏しく，補液や輸血ができる状況になれば不要な処置となる．よって，たとえ急変の初期対応で足上げをすることはあっても看取りの場面まで足上げを継続する意味はない．

　次に，延命治療はしない方針の場合，もしくは急変ではない血圧低下で看取りにいたる場合について述べる．足上げの目的は，その後の延命治療の一環として行われる補液や輸血などの処置が実施できる状況になるまでの一時しのぎである．そのため，そもそも積極的に補液などにより静脈還流を増加して血圧を維持/改善することが求められる治療方針でない場合，足上げによる臨床的効果（延命やQOLの向上など）に関する研究報告はなく，エビデンスに乏しくやる意義はない．また，ショックによる急変ではない血圧低下，つまり死期が近づいた場合の予期される血圧低下や徐々に血圧が低下するような場合，延命治療をどうするかについては本人や家族の希望に合わせて治療方針を検討していく必要があるが，血圧維持に関する効果も一時的で，臨床的効果に関するエビデンスのない足上げをやる根拠はない．

　以上のことより，いかなる場面においても看取りの段階での血圧維持を目的とした足上げに意味はない．

ケアのポイント

　血圧維持のための足上げは，補液などにより静脈還流を増加して血圧を維持することが求められる治療方針のもと，ショックによる急変が生じた場合の初期対応として，輸液や輸血などが実施可能になるまでの一時しのぎとしてのみ実施を検討してもよい．それ以外の場面では，実施しない．

1）アセスメントの仕方

対象	アセスメント項目	何をどうみるか（アセスメントのポイント）
患者	ショックによる血圧低下かどうか	○バイタルサイン，意識レベルのチェック，ショックの5P徴候（蒼白，虚脱，冷汗，脈拍触知不能，呼吸不全）の有無，爪床毛細血管のリフィル遅延の有無，など
	足上げを実施することが望ましくない病態の有無	○うっ血性心不全の疑いがあるかどうか，足上げで疼痛が出現する，頭部外傷がある，など
患者家族	治療方針や患者と家族の延命治療に関する希望はどうか	○輸液や輸血などで血圧維持や増加を図る治療方針かどうか，患者と家族の延命治療に対する希望はどうか，など

2）ケアの選択肢

ケアの選択肢	その選択をする理由，根拠
①呼吸状態が正常で，足上げによる影響のある外傷がない，ショック状態にある患者の急変時に，補液などの医療処置ができる状況になるまでの初期対応としての実施は検討してもよい（ただし，基本は仰臥位）	6分以内に限り血圧が維持／改善する可能性があるため
②上記以外の状況では，足上げは実施しない	足上げの有効性を示す研究報告はなく，根拠がない
③ショック時の初期対応で足上げを実施した場合も点滴などが可能な状況になった場合はすぐに解除する	7分以上継続する根拠はなく，補液以上の効果もない

3）かかわりのポイント

　ショックによる急変で血圧が低下したときに初期対応で足上げを検討するかどうかの判断は，その後に輸液や輸血などで循環血流量を増やして血圧を維持するような医療処置をするかどうかによって大きく異なる．よって，終末期に向けて医療処置をどうするのかについて患者や家族，医療者でよく相談しておくことが大切となる．こういった話し合いはエンドオブライフディスカッション（End of Life Discussion）と呼ばれ，エンドオブライフディスカッションを行うことで不必要な医療処置を減らし，結果として家族／遺族のQOLの向上につながる[4]．

文献
1) Singletary EM et al. Part 9: First aid. Circulation 2015; **132** (16 Suppl 1): S269
2) Zideman DA et al. Part 9: First aid: 2015 International Consensus on First Aid Science with Treatment Recommendations. Resuscitation 2015; **95**: e225-e261
3) Jabot J et al. Passive leg raising for predicting fluid responsiveness: importance of the postural change. Intensive Care Med 2008; **35**: 85
4) Wright AA et al. Associations between end-of-life discussions, patient mental health, medical care near death, and caregiver bereavement adjustment. JAMA 2008; **300**: 1665-1673

9. 介護施設の看取りの特殊性は？

> **Essence 45**
> ✤ 人口の高齢化に伴い，介護施設における看取りの重要性が増している．
> ✤ 介護施設の「生活の場」という性格が看取りに強く影響する．
> ✤ 介護職をはじめとする多職種との連携が不可欠である．

　人口の高齢化に伴う年間死亡者数の増加により，「病院以外の看取りの場」の確保が大きな課題となっている．日本では 2006 年に介護保険制度上で看取り介護加算が算定されるようになり，介護施設には重度要介護者の看取りの場としての機能が期待されている．介護施設は医師が常駐していない場合も多く，看護師には医療・ケアの担い手として，看取りの中心的な調整者としての役割が求められる．

　介護施設は病院などと比べて「生活の場」としての色合いが強い．それゆえ看取りを行う際も医療的な側面にばかり注目するのではなく，利用者が自宅のように安心して過ごせる環境をつくることが特に重要になる．

根拠と研究のエビデンス

　Vaismoradi らは老人ホームでケアを受ける高齢者の経験について，Medline，CINAL など 6 つの検索エンジンを用いて文献レビューを行った[1]．2007〜2015 年に発表された 7 つの文献を抽出し，その内容を精査した結果，老人ホームを利用する高齢者の経験は「生きている意味を保つこと (retaining the meaning of being alive)」というメタファー（暗喩）で表現された．高齢者は，自宅に近い環境で人間性を考慮したケアを受けたいと希望しており，施設の環境はこのような期待と衝突することもあるが，生活環境を整え積極的に役割参加することで「生きているという感覚」を得ることができる．老人ホームではホリスティック（全体的）なケア提供が求められ，また可能な限り自宅に近い環境に近づける必要があることが示唆された．

ケアのポイント

　介護施設の利用者の多くは認知症を罹患しており，意思表明が難しい．だからといって職員や家族だけでケアの方針を決めればよいというわけではなく，これまでの生活歴や入所中の暮らしの様子から患者の意向を推定し，ケアのゴールを考えていく必要がある．

1) アセスメントの仕方

対象	アセスメント項目	何をどうみるか（アセスメントのポイント）
患者	食事・飲水量，体重の増減	○認知症高齢者は予後の予測が難しいが，経口摂取量と体重は衰弱の基本的なアセスメント項目である
患者	利用者本人の意向	○利用者本人は医療およびケアに対しどのような意向を持っているのか，またそれが文書化されているかなどを確認する
家族	家族の意向	○家族が利用者本人の意志をどのように予測しているか（推定意志）に加え，家族としてどのような最期を望んでいるのかを確認する
家族	家族の状況，支援能力	○家族のサポート能力は患者の看取りに極めて強く影響するため，家族構成や生活圏などを患者との関係性を含めて評価する

2) ケアの選択肢

ケアの選択肢	その選択をする理由，根拠
①施設内での看取り	本人・家族が医療機関などで積極的な治療を受けることを望まない場合，住み慣れた生活場所として介護施設で穏やかに最期を迎えられるよう支援する
②家族へのかかわり	家族として大切にしていること，利用者にどのような最期を過ごして欲しいと考えているのかを知り，家族でもできるケアがあることを伝えて最期の時間をより充実することができるように支援する
③アドバンス・ケア・プランニング	療養の場やケアの意向に関して，家族・本人・多職種を交えて話し合いを行う
④多職種との連携	意思や栄養士などと協力し，よりよいケアを目指す．とりわけ，介護士との連携は重要であり，看護師は医療と介護のバランスを調整する役割を担う

3) ケアの手順

[施設内での看取り]

❶利用者と家族双方のケアの意向を確認する．

❷医師や介護士が共同して「看取りケア計画書」（いわゆる事前指示）を作成し，書面でケアの内容を利用者・家族に説明し，同意を取得する．

❸苦痛を伴う検査・処置は基本的に行わない．終末期ではバイタルサイン測定も1日1〜2回程度で十分である．

❹経鼻栄養チューブを用いた人工栄養，酸素チューブおよびマスクによるO_2投与，抗生剤の点滴投与，維持輸液（3号輸液・リンゲル液など）の投与については利用者および家族ごとに意向を確認し，医師とその適応を相談する．利用者や家族の希望と異なる過剰医療，あるいは過少医療にならないように慎重に判断する．

[家族へのかかわり]

❶利用者の意識がない状態でも，「好きな音楽をかけてみると喜ばれますよ」「手足をマッサージしてあげると安心されると思います」「耳は聞こえていることが多いので，普段どおりにお話をされると喜ばれると思いますよ」など，家族が参加できるケア伝えることが望ましい．

❷状態の変化があればその都度家族に説明を行うが，バイタルサインの低下などは説明をすることで逆に家族が不安を感じてしまうこともある．家族に状態を説明する際は，「体の反

応は徐々に小さくなってきていますが，自然な形で穏やかに経過されています」など，家族の不安に配慮した声かけを行う必要がある．

[介護士との連携]

❶介護士は一般に医学モデルよりも心情的・愛護的精神に基づいてケアに当たることが多く，看護師とは利用者をみる視点が異なる場合がある．そこで，看護師は介護士に対して終末期に特に重要な観察ポイントを伝えておく．あまり複雑で専門的な内容では介護士が混乱し，むしろ観察の質が低下するため，基本的には，食事・水分の摂取量，開眼している時間，ケアや声かけへの反応，褥瘡の有無，排尿量・性状の変化が重要であることを伝えておくとよい．

ケアの参考になる書籍として，川上嘉明氏の著書『はじめてでも怖くない自然死の看取りケア』（メディカ出版，2014）は施設で看取りを行うための考え方がわかりやすく解説されているので，ぜひ一度目を通してみて欲しい．

4）かかわりのポイント

介護施設の利用者の多くは認知症の影響で意思の確認が難しく，施設内で看取った場合に遺族が「何もしてあげられなかった」「これでよかったのだろうか」と後悔の念を抱いてしまうことがある．それは，「もっと医療資源を投入してあげればよかった」という意味かも知れないし，あるいは「もっと近くにいてあげればよかった」「もっと優しくしてあげればよかった」という，これまでのかかわりへの内省を表しているのかもしれない．介護施設での看取りを行う場合，病院と比較して利用できる医療資源は制限される．そこではむしろ，利用者の手を握ることや声をかけること，また家族が面会に来てくれることが何よりのケアとなる．介護施設の看取りに携わる看護師にとって最も重要な役割は，自分を含めた職員と家族，そして利用者が穏やかな時間を過ごせるようにサポートすることにある．投入した医療資源の程度ではなく，その人らしさを大切にしながら，どれだけ利用者と家族や職員がかかわりを持てていたか，ということがポイントとなる．

文献

1) Vaismoradi M et al. Older people's experiences of care in nursing homes: a meta-synthesis. Int Nurs Rev 2016; **63**: 111-121

Ⅰ. 看取りに向けたケア ③家族ケア
1. せん妄に対して家族が求めるケアは？

Essence 46

- せん妄は，過活動性・低活動性を問わず家族にとって強い心理的苦痛である．
- 遺族の体験は個別性が大きく，各々の体験によって意味づけに相違がある．
- 家族は，患者の苦痛緩和を望む一方で鎮静により患者と会話が困難になることへのアンビバレントな感情を抱いている．

終末期せん妄を呈した患者と残された日々をともに過ごす家族の多くは，多大な心理的苦痛を感じていることが明らかにされている．ここでは，終末期がん患者のせん妄による家族への影響と家族が求めるケアについて概説する．

根拠と研究のエビデンス

終末期せん妄を体験したがん患者の遺族195人を対象とした調査[1]では，遺族は，患者の幻覚や妄想などの過活動性せん妄だけでなく，見当識障害やコミュニケーション障害などの低活動性せん妄の症状に対しても，強い心理的苦痛を感じていた（表1）．また，560人の遺族を対

表1 遺族からみた患者のせん妄症状の頻度と遺族の苦痛

せん妄症状		せん妄症状の頻度（かなり頻回/頻回）		遺族の苦痛（とてもつらい/つらい）	
		N	n (%)	N	n (%)
過活動性せん妄	身の置きどころのなさ	195	82 (42%)	80	72 (90%)
	情緒不安定	195	29 (15%)	29	26 (90%)
	不眠	195	47 (24%)	47	32 (68%)
	幻覚	195	27 (14%)	27	19 (70%)
	妄想	195	24 (12%)	24	17 (71%)
	不適切な行動	195	25 (13%)	24	20 (83%)
低活動性せん妄	傾眠	195	118 (60%)	115	39 (34%)
	コミュニケーション困難	195	68 (35%)	68	58 (85%)
	思考力の低下	195	64 (33%)	64	49 (77%)
	記憶障害	195	55 (28%)	54	41 (76%)
	方向感覚の喪失	195	49 (25%)	48	35 (73%)
	見当識障害	195	48 (25%)	48	38 (79%)

(Morita T et al. Psychosomatics 2004; 45: 107-113 [1] を参考に著者作成)

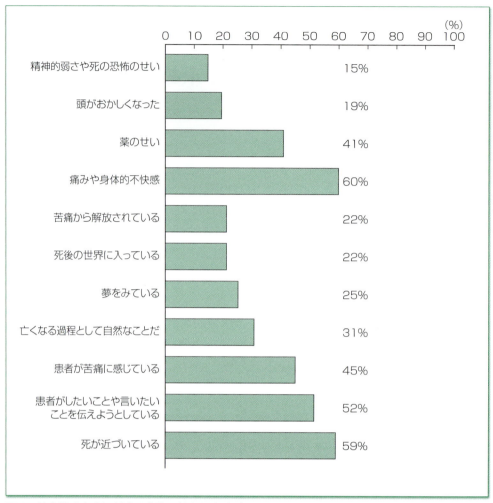

図1 終末期せん妄に対する家族の解釈と意味づけ
(Morita T et al. J Pain Symptom Manage 2007; 34: 579-589 [2] を参考に著者作成)

象とした大規模調査[2]では，せん妄に対する家族の解釈や意味づけは様々であり（図1），家族自身の感情では，特に鎮静を選択する場面において「苦しみを取り除いてあげたいと思う反面，起きていて欲しい」というアンビバレントな感情を抱いていた（図2）．このように終末期せん妄を呈した患者の家族が抱く，アンビバレントな感情は，難波らによる遺族のインタビュー調査によっても，同様のことが示されている[3]．さらに，難波らは，遺族が医師や看護師に期待する支援は，「せん妄患者の主観的な世界を大切にした対応」「"これまでと変わらないその人"として尊重した対応」「抑制しない対応」「別離への準備の促進」「苦痛緩和」「医療者の人間的な態度」などがあげられることを明らかにした．

1. せん妄に対して家族が求めるケアは？

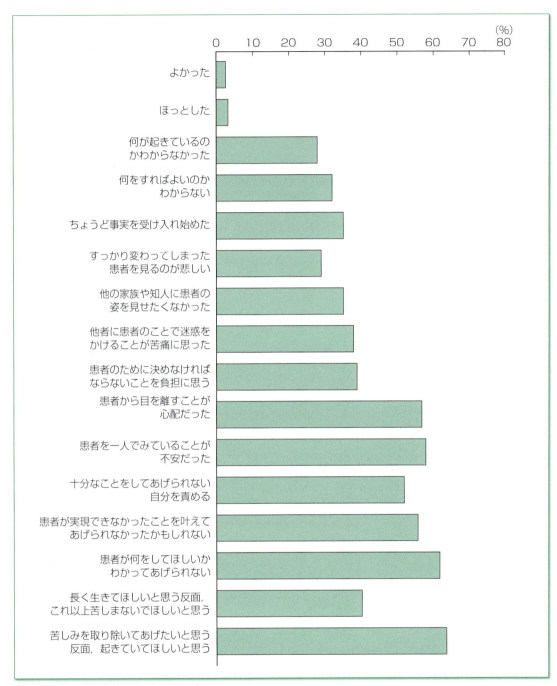

図2 終末期せん妄に対する家族の感情
（Morita T et al. J Pain Symptom Manage 2007; 34: 579-589 [2]）を参考に著者作成）

ケアのポイント

「根拠と研究のエビデンス」に示したとおり，終末期せん妄に対する遺族の体験は，個別性が大きいため，患者・家族のニーズに合ったケアを提供していくことが必要である．

1）アセスメントの仕方

対象	アセスメント項目	何をどうみるか（アセスメントのポイント）
患者	患者のせん妄症状	○意識障害，認知機能・知覚の異常，日内変動，薬物（オピオイドなど）や身体要因（脱水，貧血など）の有無
	患者の体験	○患者が何をみて，何が聞こえているのか
家族	患者のせん妄症状に対する家族の体験	○家族が患者のせん妄症状をどのように捉えているか，どのような気持ちでいるか

2）ケアの選択肢

ケアの選択肢	その選択をする理由，根拠
①患者を「これまでと変わらないその人」として尊重する	家族は，患者がどのような姿でも，そこに患者のこれまでの生き様を重ねてみているため
②患者の言動に込められた意味を予測する	患者は意識混濁により，他者にとって不可解な言動をとる場合があるため
③患者の意識状態の変動に配慮する	せん妄の特徴に，意識障害が短期間に出現し，症状が1日のうちで変動することがあるため
④安らかにという反面，話したいという家族のアンビバレントな気持ちに配慮する	鎮静を図る場合，家族は苦痛緩和を強く望む一方，患者と話しができないことはつらいといった，気持ちの揺れ動きがあるため
⑤別離への準備を促す	せん妄は死亡直前に生じることが多いため

3）ケアの手順

❶患者を「これまでと変わらないその人」として尊重する：抑制をしない対応など，患者の尊厳を守る姿勢を基本とする．

❷患者の言動に込められた意味を予測する：いつもと異なる患者の言動の意味を家族とともに推測し，患者の真の要求を満たすように対応する．

❸患者の意識状態の変動に配慮する：患者が自分の意図しない言動に気づき，苦悩する場合，患者自身にせん妄であることを気づかせない配慮をする（たとえば，時間や場所を尋ねて試すような質問をしないなど）．

❹安らかにという反面，話したいという家族のアンビバレントな気持ちに配慮する：鎮静を図る場合，コミュニケーションが困難になることへの家族の揺れる思いに寄り添いつつ，鎮静の深さや期間などを細かく調整する．

❺別離への準備を促す：「今後の経過」「対処」などを適時説明する．また，せん妄が生じる前に患者・家族が十分に会話できるようコーディネートする．

4) かかわりのポイント

　前述のとおり，家族は，医療者に対してせん妄患者の体験世界に寄り添った対応を望んでいるため，看護師は，患者の言動に「え，違いますよ，ここは病院ですよ」ではなく，「そうですね」と相づちを打つなどの対応が望ましい．さらに，家族は，患者の苦痛緩和を望む一方で鎮静により患者と会話が困難になることへのアンビバレントな感情を抱いているため，鎮静を図る場合は，家族の揺れる思いに寄り添い，鎮静の深さや期間を調整していくことが重要である．

文献
1) Morita T et al. Family-perceived distress from delirium-related symptoms of terminally ill cancer patients. Psychosomatics 2004; **45**: 107-113
2) Morita T et al. Terminal Delirium: Recommendations from Bereaved Families' Experiences. J Pain Symptom Manage 2007; **34**: 579-589
3) 難波美貴ほか．終末期せん妄のケア―遺族へのインタビュー調査より得られたケアのあり方．緩和ケア 2006; **16**: 108-113

2. 看取りが近いにもかかわらず付き添いを離れたいという家族への対応は？

Essence 47

❋ 死を予期した家族の持つ感情は，逃れたいと感じる距離感と，患者といっしょにいたいという気持ちから生じる密着感という相反する態度を生む．
❋ 「付き添いを離れたい」という家族の反応を，家族の予期悲嘆として予測しケアする．

根拠と研究のエビデンス

　看取りが近いにもかかわらず，「一度家に帰ってきたい」などと付き添いを離れたいと希望する家族にしばしば遭遇する．看護師としては，その間に亡くなってしまうかもしれないので，付き添いを勧めたいが，家族にも事情があるかもしれないし，無理に勧めることもできないとジレンマに陥ることがある．

　Sanjoら[1]は，一般集団および遺族1,975人を対象とした調査において，「終末期がん患者の家族が療養生活において大事に思うこと」について，12の概念にまとめている．その内容より，家族が信頼できる医療者に対して相談や支援を必要としていることや，患者に提供されている質の高いケアが家族ケアにつながることを示唆している．

　さらに，「遺族調査からみる臨終前後の家族の経験と望ましいケア」として，2007年の大規模調査において，日本国内の95のホスピス・緩和ケア病棟で死別を経験した492人（73％）の遺族から回答が得られている．結果より，遺族の45％が臨終前後の体験が「とてもつらかった」と答えており，42.6％が臨終前後のケアに対して「改善の必要がある」と答えていた．また，家族の様々な体験のなかで，つらさとケアの改善の必要性に大きく関与している要因としての「つらさ」と「改善の必要性」の決定因子は，「患者の苦痛を気にかける」「患者への接し方をコーチする」「医療者の思慮のない会話を避ける」「家族が十分悲嘆できる時間を確保する」であった．

　大谷[2]によるがん患者の遺族544人を対象とした調査では，90％以上の家族が「患者の臨終に立ち会いたいという希望があった」と回答していた．一方で，清原[2]は，事例分析をもとに，「予後数時間と告げられた家族が，最期の瞬間にそばにいることは，大切な人への感謝と，別離に対する心の準備に重要であるが，悲しみ・怒り・寂しさ・後悔・無力感などの感情の揺らぎから，ベッドサイドにいられなくなる家族もいる」と述べており，看取り時には家族の希望や感情の揺らぎに十分配慮したケアが必要である．

表1 看取りが近づいたときの家族へのアプローチ
- これから起こりうる患者の状態変化をわかりやすい言葉で説明する
- 急な状態変化の可能性もあることを説明する
- ケアの目標を家族とともに共有し，患者の安楽のために最善を尽くすことを保証する
- 看取りのときにそばにいたほうがよい家族が誰かを確認する
- 家族が患者にできることについて伝える
- 看取り後に関する患者，家族の希望を確認する

表2 看取り前後の家族への配慮
- 家族が安心して患者のそばにいられるような雰囲気をつくる
- 病室外でのスタッフの会話などが家族の耳に入らないようにする
- 家族が悔いを残さないように患者の世話ができるような環境をつくる
- 十分に患者との別れができるような言葉かけをする
- 家族の労にねぎらいの言葉をかける
- 患者に対して最後まで人格を持った人として接する

ケアのポイント

　死を予期した家族の複雑なダイナミクスについて，児玉[4]は，「患者に対して家族の持つ感情は，両価的なものであり，距離感と密着感という相反する態度を生む．前者は，患者と離れたい，みていられない，逃れたいと感じる距離感であり，後者は，患者と別れたくない，いっしょにいたいという気持ちから生じる親密性や密着感である」と述べている．このことから，患者の死を予期した家族の心理的揺れの大きさや，不安感，孤独感，怒り，恨み，疲労感，絶望感などの感情が，複雑で計り知れないものであることが理解できる．看護師は，家族の言葉や行動の背後にあるつらさとしての思いに意識を向け，家族の思いをありのままに受け止め，感情の表出を促すことが大切である．

　また，死が差し迫っている患者に寄り添う家族の多くは，「患者のために何かしてあげたいけれど，何もしてあげられない」「何をしてあげたらよいかわからない」「そばにいるだけで何の役にも立たない」など，虚無感や無力感といった気持ちのつらさを体験している．看護師は，患者のために家族がいっしょにできることを家族とともに考え，手を握る，体をさする，口腔ケアを行う，患者の好きだった音楽を流すなど，実際に患者へかかわる機会が持てるように支援する．そのことにより，家族はより充実感を得ながら安心して患者のそばに寄り添うことができる．たとえ何かをすることができなくとも，何よりも家族がそばにいることが患者の安心につながっていることを伝え，患者にとっての家族自身の存在の意味づけができるようかかわっていく（表1，表2）．

1）アセスメントの仕方

対象	アセスメント項目	何をどうみるか（アセスメントのポイント）
家族	家族の病状理解	○家族が患者の病状について，どのような受け止め方をしているか確認する
患者家族	患者と家族との関係性	○家族と患者とのコミュニケーションのあり方や相互作用について把握する
	家族の患者に対する思い	○家族が患者に対してどのような思いや感情を抱いているか把握する
家族	患者に対する家族のニーズ	○患者に対する家族のニーズを把握する
	家族が抱えている感情や，不安，気がかり	○家族がどのような感情や，不安，気がかりを抱えているか把握する

2）ケアの選択肢

ケアの選択肢	その選択をする理由，根拠
①家族を気にかけていることを示す	家族との関係づくり，信頼関係の構築
②患者や家族のニーズを把握する	家族がどのようなニーズを持っているか把握し，家族の意向や価値観を理解し援助する
③家族の思いを受け止める	家族の「一度家に帰ってきたい」との希望が，気持ちのつらさとしてのサインである場合が考えられる
④家族の病状理解の確認をする	家族の病状の受け止め方が，気持ちのつらさにどのような影響を与えているか考える
⑤家族の患者に対する思いや，感情の表出を促す	家族の無意識としての抑圧された感情があることを予測し，できる限り感情の表出を促し援助する
⑥看護師からの情報提供や調整を行う	家族ができる支援について具体的に説明し，ひとつでもできることをみつけられるよう支援する

3）ケアの手順

［患者および家族のニーズを把握する］
❶家族のことを気にかけていることを伝える．
❷患者と家族の心配ごとや気がかりなどについて尋ねる．

［家族の思いを受け止める］
❶家族の思いが十分語れるよう配慮する．
❷評価や助言は控え，まずは家族のありのままの思いを聴く．

［家族の患者に対する思いや，感情の表出を促す］
❶家族の言語的・非言語的コミュニケーションを促す．
❷患者と家族の共通の話題をふり，患者に対する思いを聴く．

［看護師からの情報提供や調整を行う］
❶患者や家族の反応を観察し，家族が患者にできることについて伝える．
❷必要時，医師や他の家族員などとの調整を行う．

4) かかわりのポイント

　予期悲嘆には，①死に臨んでいるという事実に気づき，受け入れる，②喪失の予期によって起こるあらゆる感情に立ち向かう，③故人がいない環境へ順応する，という3つの課題があるといわれている．看護師は，家族が患者のそばにいたくてもいれないほどの複雑な感情や深い悲しみのなかにありながらも，患者のそばで必死に付き添っているのかもしれないことを心にとどめながらケアにあたる必要がある．まずは家族の言動を否定せずありのままに受け止め，その言葉や行動を予期悲嘆の視点から捉え，その背後にある意味について理解しようとする態度や姿勢でかかわることが重要である．

　家族との対話のときを積極的に持ち，その時々に表出される家族の思いや反応を丁寧に観察し，そのつらさや悲しみに対して「つらいですね」「悲しいですね」と支持的共感的態度で接していく．そして，家族が自身のこのような感情に気づき，悲しみのなかにありながらも，ともに歩んでいくことができるよう支援していく．

　それぞれの人間関係に独自の意味があるように，悲しみの反応もそれに従って独自である．「患者の死が，家族にとって何を意味するのか」，家族と医療者がともにこのことについてみつめることは，死に関連して喪失される多くの事柄を考えるきっかけとなる．そのようなかかわりを通して，予期悲嘆へのケア，さらには遺族ケアとしてつなげていく．

文献

1) Sanjo M et al. Preferences regarding end-of-life cancer care and associations with gooddeath concepts: a population-based survey in Japan. Ann Oncol 2007; **18**: 1539-1547
2) 大谷行弘．家族の臨終に間に合うことの意義や負担に関する研究．遺族によるホスピス・緩和ケアの質の評価に関する研究：J-HOPE3，日本ホスピス・緩和ケア研究振興財団「遺族によるホスピス・緩和ケアの質の評価に検する研究」運営委員会（編），日本ホスピス・緩和ケア研究振興財団，大阪，2016: p.108-113
3) 清原恵美．看取りが近い時期に「一度，家に帰ってきたいけど大丈夫？」と言っている家族への対応．緩和ケア 2015; **25** (Suppl): 169-172
4) 児玉久仁子．「生き方」の選択とエンド・オブ・ライフケア．保健の科学 2015; **57**: 375-380

［参考文献］

a) 森田達也，白土明美．死亡直前と看取りのエビデンス，医学書院，東京，2015: p.174-184

3. 家族内の葛藤・衝突がある場合，どう対応するか？

Essence 48

❋ 患者の近い将来の死という現実は，家族に危機状況を生み出し，家族内や周囲との間に容易にコンフリクト（葛藤・衝突）を生み出す可能性を持つ．

❋ 家族内外における患者および周囲との'関係性'をアセスメントし，家族が家族内で起こっている現象を，患者を中心とした視点で捉えられるようケアする．

根拠と研究のエビデンス

浜野[1]による，2016年のJ-HOPE4付帯研究「遺族からみた家族内葛藤に関する研究」において，緩和ケア病棟で亡くなったがん患者の遺族458人（86.6%）から回答が得られており，遺族の42.2%が「少なくともひとつの家族内葛藤を経験した」と回答している．また，「自身が本来果たすべき役割を十分にしていない家族がいると思うことがあった」「患者の治療方針に関することで意見が合わないことがあった」について，「あった」と回答した遺族が20%以上であった．さらに，「家族内で意見を強く主張する人がいた場合」や「病気後の家族内のコミュニケーションに障害があった場合」に，家族の葛藤が増えることが示唆されている．

看取り期においては，意思決定をめぐっての対立や，面会（患者に会わせたい・会わせたくない）の調整，こじれていた関係の見直しなどにより，家族内の複雑なダイナミクスが生じやすい[2]．また，患者の近い将来の死という現実は，家族に危機状況を生み出し，追い詰められた状況ゆえに，家族内や周囲との間に容易にコンフリクト（葛藤・衝突）を生み出す可能性を持つ[3]．

ケアのポイント

離婚や婚姻関係にないパートナーとの関係など多様な家族形態に伴い，看護師はこのような状況における家族内の葛藤・衝突に直面し，そのケアのあり方に難渋することも少なくない．そのような家族へのケアにあたっては，患者を含めた家族システムの特徴を知り，患者-家族間のコミュニケーションのあり様や，家族および患者にとっての重要他者との関係性などについてアセスメントすることが大切である．また，家族内外に意見を強く主張する人がいないか，患者-家族間で不安や気がかりなどに関するコミュニケーションが行えているかどうか把握していく．そして，できる限り問題が複雑化せず，患者・家族にとって穏やかな看取りが迎えられるよう，家族内の関係性に着目しかかわっていく．

複雑な患者-家族間の関係性における調整においては，まずは患者自身の気がかりを知り，患者

がどうしたいと思っているのか，またケア介入におけるニーズを把握する．それを踏まえたうえで，家族および患者にとっての重要他者との関係性などをアセスメントし，ケア介入のあり方についてチームで検討していく．看取り期における家族内の葛藤・衝突へのかかわりをよりよいものとしていくためには，患者および家族との信頼関係の構築を基盤とした，家族内外における患者および周囲との'関係性'を十分にアセスメントすることが重要となる．

1) アセスメントの仕方

対象	アセスメント項目	何をどうみるか（アセスメントのポイント）
患者	家族および患者にとっての重要他者との関係性，その対象に対する患者の感情や気がかり	○家族および患者にとっての重要他者との関係性，その対象に対する感情や気がかりについて把握する
家族	家族のルール	○家族特有の決まりごとがあるか，調整役・問題解決の推進者，大黒柱などの役割を把握する
	家族の価値観	○家族のこだわりや価値観を把握する
患者家族	患者-家族間のコミュニケーション	○家族間の情報伝達のための相互作用を確認する
家族	家族ライフサイクル	○家族の成長発達に伴う人生周期を把握する
	患者の病気や予後についての家族の理解	○患者の病気や予後についての家族の理解度を確認する
	家族が抱えている感情や，不安，気がかり	○家族がどのような感情や，不安，気がかりを抱えているか把握する
	家族が抱えている感情や，不安，気がかりに対する対処	○抱えている感情や，不安，気がかりに対して，どのような対処をしているか確認する
	家族間の相互的なサポート状況	○家族間の相互的なサポート状況を把握する

2) ケアの選択肢

ケアの選択肢	その選択をする理由，根拠
①家族を気にかけていることを示す	家族との関係づくり，信頼関係の構築
②家族および重要他者との関係性，その対象に対する患者の感情や気がかりを把握する	患者が家族に対してどのような感情や気がかりをもっているか把握し援助する
③家族のルールを把握する	家族にはどのようなルールがあるのか，もともと患者や家族がどのような役割を果たしていたのか，病気によってどのような変化がもたらされたのかを知る
④家族の価値観を把握する	患者に対する家族の病気の意味づけは，価値観の影響を受ける
⑤患者-家族間のコミュニケーションのあり様を把握する	家族は，患者および家族間のコミュニケーションに関する悩みを多く抱えている
⑥家族ライフサイクルを把握する	患者の発病が家族ライフサイクルのどの段階で生じ，どう影響しているのか知る
⑦家族間の関係性や葛藤を把握する	患者・家族の意思決定場面などを通して，家族間の関係性に重大な葛藤を引き起こすことがある

3) ケアの手順

[患者や家族のニーズを把握する]
- ❶ 家族のことを気にかけていることを伝える.
- ❷ 患者と家族の心配ごとや気がかりなどについて尋ねる.

[家族の思いを受け止め，価値観を把握する]
- ❶ 家族の思いが十分語れるよう配慮する.
- ❷ 評価や助言は控え，まずは家族のありのままの思いを聴き，価値観を知る.

[家族内のコミュニケーションのあり様や関係性を把握する]
- ❶ 家族員の個人的な問題が，家族内でどのように表出され共有されているかを知る.
- ❷ 家族システム・援助システムの間で起こっていることを円環的に理解する.

[看護師からの情報提供や調整を行う]
- ❶ 家族員の個人的な問題について，家族内で共有し話し合えるよう調整する.
- ❷ 患者にとってどうしたらよいか，という視点で家族が考えられるよう支援する.

4) かかわりのポイント

　家族ケアにおいては，家族との関係づくりが最も重要であり，患者・家族にとって看護師は安心できる存在でなければならない. そのためには，家族が大切にしていることや，家族のルール，家族のコミュニケーションのあり様を尊重し，それぞれの家族に合わせた丁寧なかかわりが重要である.

　家族内の葛藤・衝突，つまりは関係性の悪化や意見の対立へのかかわりにおいては，看護師自身が心情的にも感情的にも揺さぶられる場合も少なくないことから，看護師自身も自己の感情や価値観に気づいていく必要がある.

　中釜[4]は，「価値観，人間関係の結び方，選択に対して，まったく中立ということはできない」と述べており，看護師は，表面的な事柄に惑わされず，家族同士が相互理解を深められ，家族の持つ力を信じ，その力を引き出せるよう支援していくことが大切である.

　人生の最終段階において患者は，自分の人生を振り返り，家族や患者にとっての重要他者への感謝の気持ちや後悔の念などを抱き，その思いは常に揺れているものであり，それは家族も同様である. 看護師は，家族や患者にとっての重要他者の揺れ動く心情を受け止めつつ，家族内で起こっている現象を，患者を中心とした視点で捉えられるようにかかわっていく.

文献

1) 浜野　淳. 遺族からみた家族内葛藤に関する研究. J-HOPE4 の付帯研究 6，2016
2) Rolland JS. Anticipatory loss: a family systems developmental framework. Fam Process 1999; **29**: 229-244
3) 柳原清子. がん終末期における家族看護学の主要概念の整理と最新概念. 家族看護学 2011; **9**: 10-17
4) 中釜洋子. 個人療法と家族療法をつなぐ—関係性志向の実践的統合. 東京大学出版会, 東京, 2010: p.67

[参考文献]
a) David W. Kissane ほか. 家族指向グリーフセラピー—がん患者の家族をサポートする緩和ケア, 青木　聡, 新井信子（訳）, コスモスライブラリー, 東京, 2004

II．死亡時の対応と死亡確認
1．心肺蘇生時には家族が立ち会うべきか？

Essence 49

- 家族が心肺蘇生に立ち会うことは，立ち会わない場合に比べ，死別後の心的外傷後ストレス障害（PTSD）関連症状を軽減する可能性があることが，海外の研究で示されている．
- 日本では家族が心肺蘇生に立ち会うことが有益なのかどうかを示す調査結果は得られていない．
- 家族が心肺蘇生に立ち会ううえでのガイドラインなどの取り決めや体制が未整備な状態にある．

家族が心肺蘇生の場面に立ち会うことの利点は何であろうか？　日本では，家族に立ち会わせることを躊躇する医療者も多いと報告されている．しかし，家族が，死を現実のものとして受け入れることを助ける，最後の別れの機会の提供することができるといわれている．無意味な心肺蘇生の実施は避けなければならないが，心肺蘇生場面での立ち会いにおいて，家族に対し適切な介入を行うことは，家族へよい影響をもたらすかもしれない．

根拠と研究のエビデンス

フランスで実施した多施設での調査結果では，心停止患者の心肺蘇生に立ち会わなかった近親者の不安が24％に対し，立ち会った近親者は16％，うつ症状は立ち会わなかった近親者は26％に対し，立ち会った近親者は15％であった[1]．

日本における，心肺蘇生時の家族の立ち会いの実態に関する多施設は，2件報告がある．

6施設の救命救急センターを対象とした調査では，医師25人，看護師62人，救急救命士14人，その他の計102人の回答結果[2]では，蘇生中の家族の立ち会いが少しでも行われていると回答したものが73％で，一切行われていないと回答したものが22％であった．行われていると回答した医師・看護師が，どのような状況で行われているかを質問した状況では，「患者の救命の可能性が低い」「患者が小児の場合」「患者の救命の可能性が高い場合」「患者が外傷や出血で開放性骨折を伴う場合」があった．19施設24病棟の小児救急・集中治療室の看護師326人の調査結果[3]では，57.8％の看護師が立ち会いの機会を提供していた．日本でのいずれの研究結果もガイドラインなどが整っていないことが示されており，今後，立ち会いの機会を提供するための体制や教育プログラムなどが必要であろうと述べられている．表1，表2に示すような，家族が心肺蘇生の場面に立ち会うことの利点と懸念が，医療者や家族，一般市民の認識調査か

ら報告されている．

ケアのポイント

　死が避けられなくなった場合に，儀式的な心肺蘇生を避けるには，患者と家族への予後の説明とともに，実施の希望について事前の意思確認が重要である．CPRを実施することになった場合には，表1，表2に示すような，利点や懸念についてアセスメントし，家族に心肺蘇生（CPR）時に立ち会わせるかどうか判断し実施を検討すること，また，立ち会わせたあとの家族の対応も必要である．

表1　家族が立ち会うことの利点

家族	○家族が患者のそばにいることができる ○家族は患者に行われていることを知ることができる ○家族はやれることはすべてやったことを確認できる ○家族が患者の役に立てたと思える ○家族の悲嘆のプロセスを正常にたどることを助ける ○家族が死を受け入れることができる
医療者	○質問に答えられる ○医療スタッフと家族のコミュニケーションの向上 ○医療スタッフと家族との結束を強くすることができる ○家族に蘇生ついての説明ができる ○心肺蘇生の終了時を決めるうえで一助になる

（Jabre P et al. N Engl J Med 2013; 368: 1008-1018 [1]；Flanders SA et al. Crit Care Nurs Clin North Am 2014; 26: 533-550 [4] を参考に著者作成）

表2　家族が立ち会うことでの懸念

患者と家族へ与える影響	○家族の苦痛や心理的ストレスになる ○患者のプライバシーの問題 ○患者の心肺蘇生の妨げになる可能性がある ○家族がいる場所の確保が難しい ○家族に傷害を与える危険がある ○家族がいることで心肺蘇生を引き延ばす可能性がある ○医療チームが話した内容によっては家族が怒りの原因になるかもしれない ○家族が心肺蘇生の邪魔になるのではないかと心配する可能性がある
医療チームに与える影響	○医療チーム間の調和が乱れる可能性がある ○医療チームの気が散り心肺蘇生に専念できない可能性がある ○家族にみられていることに対してスタッフがストレスを感じる可能性がある ○医療チームの安全性の確保が危ぶまれる可能性がある ○家族対応のスタッフ増員の必要があり費用がかかる可能性がある ○研修医の教育の妨げになる可能性がある ○訴訟などの問題が生じる可能性がある

（Jabre P et al. N Engl J Med 2013; 368: 1008-1018 [1]；Flanders SA et al. Crit Care Nurs Clin North Am 2014; 26: 533-550 [4] を参考に著者作成）

1) アセスメントの仕方

対象	アセスメント項目	何をどうみるか（アセスメントのポイント）
患者	患者と家族の関係性	○患者が入院前に家族とどのような関係にあったかについて情報収集する
患者	患者は望んでいるのか	○患者本人から，心肺停止時の心肺蘇生実施の意思確認と同時に，家族の立ち会いについて希望があるかどうかも確認する
家族	家族へのメリットを考える	○家族が心肺蘇生に立ち会うことでのメリットとデメリット，家族に与える価値
家族	家族の立ち会い時の状況を判断する	○立ち会っているときに家族状況を観察し，不快な状況になっていないか
家族	心肺蘇生後の家族への対応	○心肺蘇生の家族の反応から，立ち会ったことでの家族への影響をアセスメントする

2) ケアの選択肢

ケアの選択肢	その選択をする理由，根拠
①家族の要望の確認	患者と家族の関係性により，対応の方法が異なる
②心肺蘇生の立ち会いを促す	患者のそばにいることができ，死の受容につながる（表1参照）
③立ち会い後の家族の対応	心肺蘇生場面に立ち会ったことで，苦痛や恐怖などの感じている可能性がある（表2参照）

3) ケアの手順

❶患者と家族の関係性，患者と家族の意思，心肺停止にいたる経過から，立ち合いの必要性を判断する．
❷立ち会っている際の家族の配慮と，医療処置の安全性を確保し実施する．
❸死亡後には，家族の精神状態のアセスメントとそれに応じたケアを提供する．

4) かかわりのポイント

　海外の調査結果では，心肺蘇生時に家族が立ち会うことでのメリットが報告されているが，日本ではその根拠を示す調査結果はなく，ガイドラインなども未整備であることが指摘されている[3]．そのため，個々の患者と家族の状況を適切にアセスメントし，立ち会いの実施の有無を判断すること，実施後の家族のフォロー体制も重要である．

文献

1) Jabre P et al. Family presence during cardiopulmonary resuscitation. N Engl J Med 2013; **368**: 1008-1018
2) 田戸朝美ほか．心肺蘇生処置中の家族の立ち会い（Family-Witnessed Resuscitation ;FWR）に関する現状と医療従事者の意識調査（予備調査）．日本救急看護学会雑誌 2010; **12**: 9-22
3) 増田江美ほか．小児救急・集中治療領域における心肺蘇生中の家族の立ち会いの実態とその関連要因．日本小児救急医学会雑誌 2016; **15**: 380-386
4) Flanders SA et al. Review of evidence about family presence during resuscitation. Crit Care Nurs Clin North Am 2014; **26**: 533-550

［参考文献］
a) 日本蘇生協議会，日本救急医療財団．小児の蘇生．JRC 蘇生ガイドライン 2015，へるす出版，東京，2016: p.226-227

2. 死亡時の立会と死亡確認は？

Essence 50

- 遺族調査では，90％以上の家族が患者の臨終時に立ち会いを希望していた．
- 家族は，主治医や看護師が臨終までに，頻繁に部屋に来ることを望んでいた．
- 「患者が大切な人に伝えたいことを伝える」という家族と患者のコミュニケーションの促進が重要である．

日本では，死亡確認は医師法で医師の業務として定められており，脳死判定を除けば，「呼吸の不可逆的停止」「心臓の不可逆的停止」「瞳孔散大」という死亡の三徴候で判定される．このような臨終期のケアは，緩和ケアの本質的な要素のひとつである．ここでは，家族の立場からみて，家族が患者の臨終に立ち会い，死の瞬間を見守ることの意義，その後の影響，また死亡確認における医師や看護師の対応について検討する．

根拠と研究のエビデンス

2007年に実施されたJ-HOPE1の付帯研究[1]では，国内の95のホスピス・緩和ケア病棟で死別を経験した遺族を対象に「臨終前後の家族の経験と望ましいケア」を調査し，492人から回答が得られた．全体の45％（197人）は，臨終前後の体験が「とてもつらかった」と回答した（表1）．「つらさ」と関連のある因子は，「患者の年齢が若い」「遺族が配偶者」「医療者の思慮のない会話」であり，ケアに対する「改善が必要」と考える遺族は，「患者の安楽を促進する」「患者の接し方やケアの仕方をコーチする」「家族が十分悲嘆できる時間を確保する」と関連があった．さらに，この研究の二次解析である，「主治医による死亡確認や臨終の立ち会いが，家族の心理に及ぼす影響」に関する調査[2]では，家族は主治医の死亡確認や臨終の立ち会いを望んでいるが，もし死亡確認や立ち会いができなかったとしても，心理的なつらさが強まることはないこ

表1 臨終前後の出来事への家族の「つらさ」（$n = 434$）

とてもつらかった	45.0％（197人）
つらかった	29.0％（124人）
少しつらかった	18.0％（80人）
あまりつらくなかった	6.5％（28人）
まったくつらくなかった	1.2％（5人）

（新城拓也ほか．J-HOPE1，2007[1]を参考に著者作成）

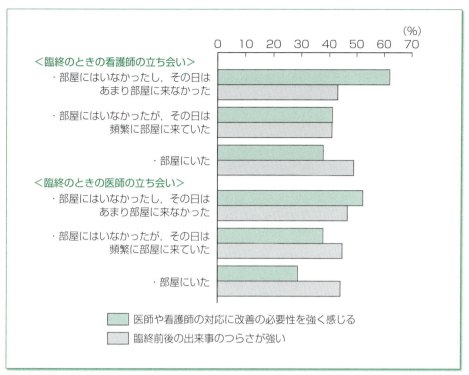

図1 遺族のつらさと，医師や看護師の対応との関係
（新城拓也ほか．Palliative Care Res 2010; 5: 162-170 [2] を参考に著者作成）

とが報告され（図1），臨終までに医療者が頻繁に部屋に行くことで十分な対応であると考えていることが示唆されている．

2014年に実施されたJ-HOPE3の付帯研究[3]では，緩和ケア病棟でがん患者を看取った遺族を対象に「家族の臨終に間に合うことの意義や負担」を調査した．544人から回答が得られ，全体の90％以上の家族が患者の臨終時に立ち会いを希望し，半数以上は絶対に立ち会いたいと考えていた．また，医療者から臨終時に立ち会うことを希望するか確認されることについて，76％の家族は，負担に思っていなかった．一方，実際に立ち会えなかった場合，「患者が大切な人に伝えたいことを伝えたか」という項目のみ，家族の抑うつや複雑性悲嘆と有意な相関があった．

ケアのポイント

「根拠と研究のエビデンス」に示したとおり，大多数の家族が患者の臨終時に立ち会いの希望があったことから，家族の負担感も考慮しつつ，家族に患者の臨終の際の立ち会いの希望を確認することが望ましい．また家族は，主治医が患者の死亡確認や臨終の瞬間に立ち会いを望んでいるが，もし死亡確認や立ち会いができなくても，そのために家族の心理的なつらさが強まることはないことが示唆され，臨終までの主治医や看護師の丁寧な確認が重要である．

1) アセスメントの仕方

対象	アセスメント項目	何をどうみるか（アセスメントのポイント）
家族	臨終前後の家族の心理的負担	○家族の抑うつや複雑性悲嘆の有無について確認する
	臨終時の立ち会いへの家族の希望	○臨終の際の立ち会いを家族が希望するか否かを確認する

2) ケアの選択肢

ケアの選択肢	その選択をする理由，根拠
①患者への接し方やケアの仕方をコーチする	臨死期にある患者は容態の変化が早く，多くの家族は，患者の死に立ち会ったときの対応方法を不安に感じるため
②家族が十分悲嘆できる時間を確保する	家族は，患者の経過が理解できないうちに，患者が急に亡くなると，罪悪感，怒り，後悔を感じることがあるため

3) ケアの手順

❶ 患者への接し方やケアの仕方をコーチする：予測される経過（意識の低下，終末期せん妄，死前喘鳴，下顎呼吸など）を説明し，実際に患者にどのように接し，どのようにコミュニケーションをとるとよいのかを家族にコーチする．

❷ 家族が十分に悲嘆できる時間を確保する：家族に対し，予測される経過を説明し，患者が亡くなるまでのみならず，亡くなったあとも十分に悲嘆できる時間をつくる．

4) かかわりのポイント

前述のとおり，終末期がん患者の家族は，医師や看護師の臨終までのかかわりを重視していたことから，臨終までに頻回に病室を訪ね，患者の診察や家族への対応を十分に行うなど，臨死期までのかかわりを大切にすることが重要である．また，患者死亡後の家族の抑うつや複雑性悲嘆の影響を考慮すると，患者が亡くなるまでに「患者が大切な人に伝えたいことを伝える」という家族と患者の互いのコミュニケーション（死の準備のためのコミュニケーション）を促進することが必要である．その際，「患者の聴覚や触覚は最期まで保たれている」と伝えることは，家族に対して大切な人への接し方をサポートすることになる．

文献

1) 新城拓也ほか．遺族調査からみる臨終前後の家族の経験と望ましいケア．遺族によるホスピス・緩和ケアの質の評価に関する研究(J-HOPE)，日本ホスピス・緩和ケア研究振興財団／「遺族によるホスピス・緩和ケアの質の評価に検する研究」運営委員会（編），東京，2007: p.57-62　http://www.hospat.org/assets/templates/hospat/pdf/j-hope/J-HOPE_3_6.pdf（最終アクセス 2017 年 11 月 1 日）
2) 新城拓也ほか．主治医による死亡確認や臨終の立ち会いが，家族の心理に及ぼす影響についての調査研究．Palliative Care Research 2010; **5**: 162-170
3) 大谷弘行．家族の臨終に間に合うことの意義や負担に関する研究．遺族によるホスピス・緩和ケアの質の評価に関する研究 3 (J-HOPE3)，日本ホスピス・緩和ケア研究振興財団／「遺族によるホスピス・緩和ケアの質の評価に検する研究」運営委員会（編），東京，2014: p.108-113　http://www.hospat.org/assets/templates/hospat/pdf/j-hope/J-HOPE3/J-HOPE3_3_12.pdf（最終アクセス 2017 年 11 月 1 日）

3. 自宅で急変して亡くなった！ 救急車を呼んではいけない？

Essence 51

- 自宅などで患者の死亡，または家族が予測しなかった「急変」など患者の生命の危険にかかわる変化が起こった場合，患者の死亡確認・死亡診断には医師の診察が原則必須である．
- ただし，診療中の患者が受診後 24 時間以内に死亡した場合には，改めて診察をすることなく死亡診断書を交付することが認められている．
- 主治医であっても患者の死因が特定できない場合，または主治医でない医師が患者の死亡を確認した場合，医師は死体検案書を交付する．
- 自宅などで訪問診療や訪問看護を受けている高齢者やがん患者などを支援する場合，日ごろから，急変時を想定した体制を整備しておくことが必要である．

根拠と研究のエビデンス

1) 死の確認について

　日本において，人の死の判定，いわゆる「死亡診断」は，医師の独占業務として医師法で定められている（医師法第 20 条）．また，日本の多くの患者の家族が，死にゆく人の臨終に立ち会うことを望んでおり，患者の死亡確認を行う際に，担当医は，患者の死を悼む家族が可能な限り揃ってから死亡確認を行うことを心がけている．ご家族が，患者と満足できる患者の人生のお別れが迎えられるよう，看護師はその瞬間だけでなく前後の経過において配慮を要することが求められる．

2) 死亡診断と死体検案

　医師は，自らの診療管理下にある患者が，生前に診療していた傷病に関連して死亡したと認める場合に「死亡診断書」を，それ以外の場合は「死体検案書」を交付する（図 1）．
　交付すべき書類が「死亡診断書」であるか「死体検案書」であるかを問わず，医師は，死体または妊娠 4 ヵ月以上の死産児を検案して異状があると認めたときは，24 時間以内に所轄警察署に届け出なければならない（医師法第 21 条；異状死体の届出）．

3) 医師が患者の死亡に立ち会えなかった場合

　医師は，自ら診察しないで診断書を交付することが法律で禁止されている（医師法第 20 条）．ただし，診療中の患者が死亡した場合，これまで患者の診療を行ってきた主治医は，たとえ死

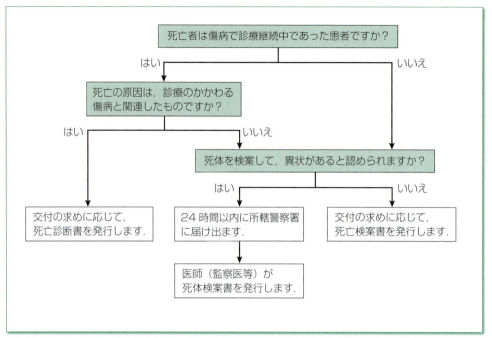

図1　死亡診断書と死体検案書の使い分け
（厚生労働省医政局．平成27年度版 死亡診断書（死体検案書）記入マニュアル，p4 [2]より引用）

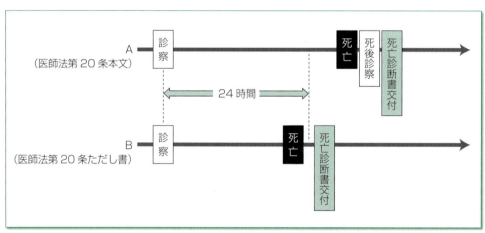

図2　医師が患者の死亡に立ち会わず死亡診断書を交付する場合の考え方
（厚生労働省医政局．平成29年度版 死亡診断書（死体検案書）記入マニュアル，p5 [1]より引用）

亡に立ち会えなくても，死亡後改めて診察を行い，生前に診療していた傷病に関連する死亡であると判定できる場合は，医師法第20条本文の規定により，死亡診断書を発行することができる（図2A）．

また，最終診察後24時間以内に患者が死亡した場合において，これまで当該患者の診療を行ってきた医師は，死亡後に改めて診療を行うことなく，「生前に診療していた傷病に関連する死亡であること」が判定できる場合には，医師法第20条ただし書の規定により，死亡後に改め

て診察を行うことなく，死亡診断書を交付できる(図2B).

ケアのポイント

1) アセスメントの仕方

入院中の予後予測より患者の生存日数が延長した場合，患者と家族は更なる予後の延長を期待することは珍しくない．自宅などでかかわる看護師は，その患者に起こりうる「急変」の前兆がないか，客観的に病状を観察し，家族が納得できる看取りが迎えられるよう，アセスメントを行いながら状況説明や適切なケアを提供する．

対象	アセスメント項目	何をどうみるか（アセスメントのポイント）
患者家族	病態に起因する予測できる起こりうる急変症状	○起こりうる症状を予測し，観察項目などとして事前に家族や関係職種と共有する
	病状に対する予後予測の説明の内容	○いつ，誰から誰に説明されているのか ○患者・家族それぞれの受け止めが異なる場合，病状に伴い追加説明が必要
	患者と各家族員が最期を迎えたいと思っている場所	○遠戚の意向で，療養の場所が急きょ変更する場合がある ○賃貸住宅の場合，看取りを認容されない場合がある
医師	主治医の往診体制	○遠方在住や多忙の主治医の場合，家族の希望する死亡確認体制を事前に準備する
家族	緊急時の連絡先と連絡方法	○早朝時の呼吸停止など家族が慌てて救急車を呼ばないように，連絡先をわかりやすい場所に掲示するなどを準備する
家族地域	自宅以外の急変時の体制	○通所サービス利用時や外出時などの急変時の連絡先，連絡方法を確認しておく

2) ケアの手順

[医師の緊急の診察または救急搬送を要する場合（医療者も予測していない急変の場合）]

❶ 患者の意識状態・呼吸状態，体位を確認する．

❷ 訪問時または訪問中に看護師が患者の呼吸が停止を発見したが，立ち会っている家族が高齢者などで患者の状態の変化に気づいていない場合は，家族を不安にさせないように，主治医に冷静に連絡を取り状態を報告し，指示に従う．主治医に連絡が取れたあと，患者に立ち会っている家族以外のその他の家族の緊急連絡先に連絡を取り，看護師から事態を簡潔に説明する．

❸ 主治医に連絡がつかない場合，訪問看護師は訪問看護ステーションに連絡する．連絡を受けた者は，状況を判断しつつ，訪問看護指示書に記載されている緊急時連絡先の医療機関に状況を説明し連絡を取り，先方の指示に従う．

[家族と医療者が予測していた，自宅での看取りの場合]

―1．医師が患者の死亡に立ち会い，死亡確認が行われる場合（通常の死亡診断）

❶ あらかじめ，主治医や訪問看護師より，患者が亡くなることが予測される体の変化について家族に説明をしておく．

❷ 患者に亡くなるときの体の変化が起こった場合，家族が主治医または訪問看護師に連絡を取る．訪問看護師が主治医より先に患者宅に到着した場合は，速やかに状況を主治医に報

告する.
❸主治医が到着し,診察を行う.看取りに立ち合いを希望する家族の同席を確認し,死亡確認を行い,死亡診断書を発行する.

―2. 医師が死亡に立ち会えず,死亡確認が行われる場合(医師法第20条)
❶患者が亡くなることが予測される24時間以前に主治医または担当医の診察が済んでおり,主治医も患者の死亡に立ち会えない可能性があることの同意を取っておく
❷患者が亡くなることが予測される24時間以前に医師または訪問看護師により,亡くなるときの体の変化について家族などに説明をしておく.
❸患者が亡くなりそうになったときの訪問看護師の訪問を希望するときは,訪問看護師への連絡方法を確認しておく.
❹❷で確認していた呼吸停止など回復困難な体の変化が確認できた時間を,家族または訪問看護師が確認しておく.
❺主治医の指示に従い,患者の死亡確認した時刻を主治医に報告する.
❻主治医が家族や訪問看護師から受けた死亡報告に基づき,死亡診断書を発行する.

3) かかわりのポイント

「家族に囲まれて過ごしたい」「家で亡くなりたい」本人の思いを,家族が賛同して在宅療養が開始されても,医療者にとっては予測された転帰であっても,家族にとっては「急変」と考える可能性がある.

医療者にとっても予測できなかった病状の変化が起こり,その結果患者が死亡や状態の悪化を迎えたとしても,かかわる医療者は患者と家族の前で安易に「急変」という言葉を使わずに,家族が最善を尽くして介護にあたっていたことを肯定的に承認し,真摯にふるまう態度が求められる.

文献

1) 厚生労働省医政局.平成29年度版 死亡診断書(死体検案書)記入マニュアル http://www.mhlw.go.jp/toukei/manual/(最終アクセス2017年11月1日)
2) 厚生労働省医政局.平成27年度版 死亡診断書(死体検案書)記入マニュアル http://www.mhlw.go.jp/toukei/manual/dl/manual_h27.pdf(最終アクセス2017年11月1日)

[参考文献]
a) 森田達也,白土明美.死亡直前と看取りのエビデンス,医学書院,東京,2015

4. 死亡確認時に気をつけることは？

Essence 52

- 人の死亡診断は，その人の人生における最後の医師による診療行為である．
- 主治医がホスピス緩和ケア病棟に入院中の患者の臨終に立ち会わないことは，遺族のつらさに関連がないことは明らかになっているが，在宅で主治医が患者の臨終に立ち会わないことによる遺族のつらさとの関係は明らかにされていない．
- 今後，自宅など地域における臨終が増えることが予測される高齢多死社会において，はじめて当該患者に会う医師が患者の死亡診断をする機会も増えることが予測される．
- 患者と家族にとって生活空間でもある自宅などで死亡確認を行う場合のマナーについて，医師およびともにかかわる看護師の心得を整理した．

根拠と研究のエビデンス

　従来の自宅における看取りは，以前からのかかりつけ医である主治医が，死亡確認も行っていた．一方近年の病院医療や在宅医療において，1施設に複数の医師が従事している在宅療養支援診療所などでは，必ずしも主治医でない医師が死亡確認・死亡診断を行わない場合がある．今後は入院時主治医ではなく当直医が死亡確認を行うように，自宅でも担当医が死亡確認をする場合が増えることが予測される．

　ホスピス・緩和ケア病棟における看取りのプロセスにおいて，死亡確認が主治医でないことが，遺族のつらさに大きな影響を与えていないことが明らかにされている[1]が，自宅で患者の看取りを迎える覚悟で介護をしている家族にとって，看取りの到達点である「死亡確認」はどのようなプロセスで行われるかによって，患者が亡くなったあともその空間で生活する家族にとって，影響が大きいことと考えられる．

　死亡確認を行う医師が主治医でない場合も，看護師は患者や家族に立ち会うことが多い．家族が満足する看取りのプロセスを経るためには，看護師の配慮が不可欠である．

ケアのポイント

1) アセスメントの仕方

対象	アセスメント項目	何をどうみるか（アセスメントのポイント）
患者家族	患者が生前に会いたい人はいないか	○現在の家族とは疎遠の肉親や親族がいることがあるので，状況を見ながら確認
家族	今後もその家で過ごす家族が自宅看取りを希望しているか	○亡くなる転帰により，患者が亡くなった部屋で過ごすのがつらくなる家族がいるため，また生活保護世帯などの賃貸物件の場合，貸主に確認しておくことも必要
家族	家族に看取りの経験があるか	○以前の看取りの経験がつらい経験を呼び起こす可能性もあるため
医師	主治医および担当医が看取りの経験があるか	○経験の浅い非常勤医の場合，在宅看取りの経験がはじめての場合もある
医師		○必要に応じて，パンフレットなどを用いて医師の準備教育も行う（図1）
看護師他職種	看護師およびかかわる他職種に看取りの経験があるか	○私生活でも看取り経験のない若いスタッフの場合，スタッフへの看取り教育が必要

2) ケアの選択肢

①亡くなる時期が近づいていることに対する家族の認識を確認する

必要に応じて，パンフレットなどを用いて，普段会わない家族に対しても準備教育を行う（第1部-第I章-3の図1参照）．死亡時に着せたい衣装や遺影の準備，葬儀社の手配などもこの時期に確認をする．

家族内で看取りの時期について認識が異なる場合は，必要に応じて看護師または主治医から病状についての説明を行い，自宅療養中の場合は看取りの場所について再確認をする．

家族が自宅看取りに合意した場合は，呼吸停止時の連絡方法の確認を行う．家族が病院での看取りを希望した場合は，可能な限り救急車を使わない移動ができるよう，主治医に相談し，早急に受け入れ先の病院を調整する．

②患者の病状や家族の認識の状況を看護師および多職種で共有する

患者の死亡確認時の各職種の行動をシミュレーションしておく．

特に一人暮らしの看取りの場合は，訪問時呼吸停止などに立ち会う可能性のあるヘルパーなどへの準備教育も十分に行っておく．

③患者の死亡確認後の転帰を関係職種で共有する

在宅の関係職種だけでなく，紹介元の医療機関や申し込みしていた緩和ケア病棟にも連絡する（ケアマネジャーなどと役割分担してもよい）．

可能であれば，遺族へお悔やみ訪問にうかがったり，かかわった関係職種間で後日デスカンファレンスを開催する．

3) かかわりのポイント

自宅や地域における看取りのプロセスは，病院以上に多様である．本人と家族に取って満足で

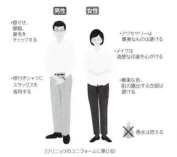

図1 死亡診断時の医師の立ち居振る舞い
（日下部明彦ほか，地域の多職種でつくった「死亡診断時の医師の立ち居振る舞い」についてのガイドブック，在宅医療助成　勇美記念財団　http://www.zaitakuiryo-yuumizaidan.com/docs/booklet/booklet29_2.pdf）（最終アクセス 2017 年 11 月 1 日）
詳細版は，地域の他職種でつくる「死亡診断時の医師の立ち居振る舞い」についてのガイドブック（http://www.yokohama-cu.ac.jp/fukuhp/guidebook.pdf）（最終アクセス 2017 年 11 月 1 日）を参照．具体例が掲載されている．

きる看取りの経験は，かかわった関係職種にとっても実践力となる．看取り経験が豊富な在宅療養支援診療所や訪問看護ステーションにおいても，一例一例毎の看取りの経験を積み重ね共有することが，次にかかわる患者へのケアや地域の在宅看取り力の推進につながると考えられる．

文献
1) 新城拓也ほか．主治医による死亡確認や臨終の立ち合いが，家族の心理に及ぼす影響についての調査研究．Palliative Care Research 2010; **5**: 162-170

［参考文献］
a) 日下部明彦ほか．死亡診断時の医師の立ち居振る舞いについてのマニュアル作成の意義．癌と化学療法 2013; **40**: 199-201
b) 青山真帆，宮下光令．遺族研究にみる「望ましい終末期ケア」と「望ましい看取り」．訪問看護と介護 2017; **22**: 20-25
c) 大谷弘行．家族の臨終に間に合うことの意義や負担に関する研究．遺族によるホスピス・緩和ケアの質の評価に関する研究 3（J-HOPE3），日本ホスピス・緩和ケア研究振興財団／「遺族によるホスピス・緩和ケアの質の評価に検する研究」運営委員会（編），東京，2014: p.108-113　http://www.hospat.org/assets/templates/hospat/pdf/j-hope/J-HOPE3/J-HOPE3_3_12.pdf（最終アクセス 2017 年 11 月 1 日）
d) 森田達也，白土明美．死亡直前と看取りのエビデンス，医学書院，東京，2015

5. お別れの時間を確保していますか？
　〜すぐにエンゼルケアを始めるべきか〜

Essence 53

✿ 医療者の思慮のない会話に慎み，家族が十分に悲しむ時間を確保する．
✿ 臨終時に90％以上の家族が立ち会いたいとの希望があり，半数以上の家族が絶対に立ち会いたいことを考慮し，最期の場面を配慮する．
✿ 家族が臨終を確認しても患者の体温（ぬくもり）を感じられるよう配慮する．

根拠と研究のエビデンス

　エンゼルケアは，死後のケアや死後の処置ともいわれているが，エンゼルケアは，「生から死への移行直後のケアであり．死の直後は，遺体現象が顕著ではなく，体温も残っており，そのぬくもりのなかにその人のいのちを感じる．その人に体温（ぬくもり）を感じる時間はエンゼルケアの場面でしか触れることができない[1]．表1は死後硬直の時間の目安である．

　日本のホスピス・緩和ケア病棟95施設で看取りを経験した家族670人を対象に，患者を看取る前後の家族の体験や，最期の場面でのケアの結果，以下のとおりであった[2]．日本の遺族調査の研究の結果より，医療者よりどのような説明を受けたかについて，80％以上の家族が，「今後の予測される経過について説明を受けた」と回答している[3]．日本では，医療者より予測される経過，特に最期の時間に限りがある点を伝えられている現状がある．また，「耳は聞こえているといわれた」も76％が経験しており，看取りの場面での声かけでも多いケアといえる．患者の死亡前後の環境についての調査結果は表2のとおりである．

　この研究結果より，「家族全員が揃ってから死亡を確認した」が70％，「家族が十分に悲しむ時間があった」が83％で，ご遺族にとって，臨終の場面への記憶が鮮明になっているとも読み取れる．新城（2010年）は，「家族からみた望ましい看取りのケア」に関して，家族のつらさ看取

表1　死後硬直の時間の目安

死亡からの経過時間	死後硬直の様子
約1〜4時間	・まずは顎の死後硬直が始まる．
約7〜8時間	・四肢の死後硬直が始まる．
約10〜15時間	・手足の指の死後硬直が始まる．
約20〜30時間	・全身の死後硬直が最大になる．

表2 患者の死亡前後の環境

患者が家族の近くに寄れるように配慮
　医療機器で座る場所がなく患者の近くに寄れなかった　6.5%
　医療スタッフが患者のそばにいたため家族が近くに寄れなかった　3.5%
ご遺体のケアに十分に配慮があった
　生前と同じような化粧・服装　88%
　死後処置のときご遺体に敬意をもって扱う　84%
患者が亡くなるとき、室外から医療者の話し声が聞こえてきた　3.9%
希望の宗教儀式が行われた　28%
家族全員が揃ってから死亡を確認した　70%
ねぎらいの言葉があった　78%
家族が十分に悲しむ時間があった　83%

(Shinjyo T et al. J Clin Oncol 2010; 28: 142-148 [3] より引用)

りのケアの改善の関係性に関する研究より，看取り時の「医療者の思慮のない会話」について，たとえば，患者が旅立つ前，あるいは旅立ったあとに，医療者の笑い声や雑談が聞こえた際に，家族のつらさが3.9倍高くなると述べている．ご家族にとって，愛する家族を大事に大切に思ってもらえていないと感じ，悲嘆が強まったり，医療者への不信感も募る．一方で，「患者の苦痛を気にかける」「患者への接し方をコーチする（どう患者に接したらよいかを教えてくれたりいっしょに考えてくれた）」「家族が十分に悲しむ時間を確保する」ことは，ケア改善の必要性が，それぞれ0.72倍，0.84倍，0.67倍という結果のため，引き続き，この3つのケアに配慮し，継続していくことで，ケアの改善の必要と思う確率が下がっていくことになる．つまり，看取り時の「患者の苦痛を気にかける」「患者への接し方をコーチする（どう患者に接したらよいかを教えてくれたりいっしょに考えてくれた）」「家族が十分に悲しむ時間を確保する」ことへの配慮は，より家族の満足につながるとも考察できる．「家族が十分に悲しむ時間を確保する」ことに関して，最期に立ち会いたい家族がいた場合は，死亡確認の際に立ち会いたい家族が揃って行ったり，患者が温かい状態でご家族がしっかりお別れを行うように環境も時間も配慮することが望ましいと考えられる．また，退院の準備なども，ご家族の気持ちが落ち着くまで待ってから行うほうがよいと読み取れる．

　大谷ら（2016年）の調査研究[4]より，臨終時に90％以上の家族が立ち会いたいとの希望があり，半数以上の家族が絶対に立ち会いたいと報告しており，実際に立ち会えなかった場合の家族の抑うつや複雑性悲嘆には有意な相関がないが，「患者が大切な人に伝えたいことを伝える」が相関を示した（図1，図2）．

　山脇ら（2015年）のホスピス・緩和ケア病棟から退院した患者の家族598人の調査[5]では，家族の73％がご遺体へのケアに満足であり，実際のケア内容として「穏やかな表情にしてくれた」「生前と同じような扱いをしてくれた」など故人の容姿の穏やかさと尊厳を大切にしてくれるケアが満足度に影響を与えていると示唆されている．598人のうち，実際に看護師といっしょにご遺体のエンゼルケアを行った37％（223人）では，ケアを行ったことに89％が満足していた（表3）[6]．

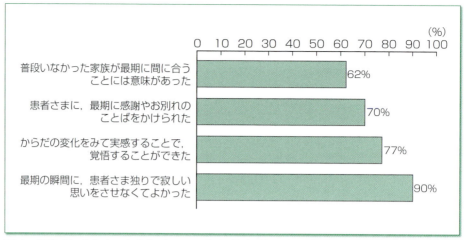

図1 臨終時に立ち会った家族（n=411）に体験（とても思った・思ったの割合）
（大谷弘行．家族の臨終に間に合うことの意義や負担に関する研究．遺族によるホスピス・緩和ケアの質の評価に関する研究3（J-HOPE3），日本ホスピス・緩和ケア研究振興財団/「遺族によるホスピス・緩和ケアの質の評価に検する研究」運営委員会（編），東京，2014: p.108-113 [4]より著者抜粋）

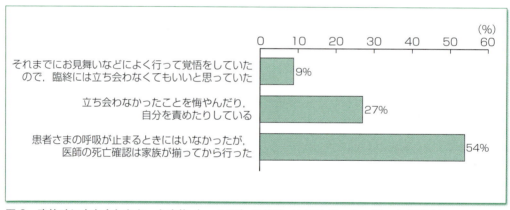

図2 臨終時に立ち会わなかった家族（n=133）の体験（とても思った・思ったの割合）
（大谷弘行．家族の臨終に間に合うことの意義や負担に関する研究．遺族によるホスピス・緩和ケアの質の評価に関する研究3（J-HOPE3），日本ホスピス・緩和ケア研究振興財団/「遺族によるホスピス・緩和ケアの質の評価に検する研究」運営委員会（編），東京，2014: p.108-113 [4]より著者抜粋）

表3 ご遺体へのケアの総合的な評価（n = 223）

悲しみが癒されたり，気持ちの整理がつきやすくなった	61%
看護師が勧めなかったら，ご遺体へのケアを行わなかった	43%
ご遺体へのケアを行ったことを思い出し，時々つらい気持ちになることがある	14%
ご遺体へのケアを行ったことを後悔している	1.3%

（山脇道晴ほか．がん看護 2015; 20: 670-675 [6]より引用）

ケアのポイント

1) アセスメントの仕方

対象	アセスメント項目	何をどうみるか（アセスメントのポイント）
家族	医師が家族に臨終を確認した	○医師の死亡確認時に立ち会う家族を確認し，立ち会う家族が揃っていたか
	家族がお別れを言えたか	○家族が臨終時に本人とのお別れや悲しむ時間が十分に確保ができたか
	死と向き合えているか	○家族がご遺体をみることができているか，できていない場合は，ご遺体との面会ができることを伝える

2) ケアの選択肢

ケアの選択肢	その選択をする理由，根拠
①看護師が家族といっしょにエンゼルケアを行いたいか	ご家族がご遺体の体温（ぬくもり）を感じるエンゼルケアに参加できる機会を理解できるように説明する
②臨終後もご遺体の体温（ぬくもり）を感じられているか	臨終前後に本人やご遺体に触れられるよう医療機器やベッド柵を外し，そばにいられる環境を整える

3) ケア手順

　家族が，十分に患者の体温（ぬくもり）があるうちに体に触れてお別れができるように環境を整え，家族がエンゼルケアに参加する際には，尊厳を守りながら，不自然なメイクにならないように配慮する．ご家族が十分にお別れができたころに葬儀社に連絡を行い，退院の準備を行う．

4) かかわりのポイント

　新城（2010年）[7]は，主治医による死亡確認や臨終の立ち会いが，家族の心理に及ぼす影響が少ないと示す調査研究が報告されている．また，Hadders（2014年）[8]も，看護師ではなく，家族が臨終に立ち会い，十分にお別れする意義を述べている．臨終前後の患者へのケアに関して，「苦痛の緩和」「患者や家族とのコミュニケーション」2つの重要な要素で，遺族調査より臨終前後の家族の望ましいケアとして，「苦痛の緩和」「患者への接し方のケアの仕方をコーチする」「家族が十分悲嘆できる時間を確保する」「医療者の思慮のない会話を避ける」に心がけて対応していく．最期の場面に立ち会ったことで，最期の瞬間に，患者さま独りで寂しい思いをさせなくてよかったと思っており，約20％の家族が患者の臨終時の立ち会いで5人以上で眠っている患者を見守る体制で，看取りを経験していたりと，日本では他者との関係性を大切にする特徴の表れとも考察できる[9]．

文献

1) https://last-cleaning.com/rigor-mortis-5304（最終アクセス 2017 年 11 月 1 日）
2) 森田達也，白土明美．死亡直前と看取りのエビデンス，医学書院，東京，2015: p.175
3) Shinjyo T et al. Care for imminently dying patient:family members' experiences and recommendations. J Clin Oncol 2010; **28**: 142-148
4) 大谷弘行．家族の臨終に間に合うことの意義や負担に関する研究．遺族によるホスピス・緩和ケアの質の評価に関する研究 3（J-HOPE3），日本ホスピス・緩和ケア研究振興財団／「遺族によるホスピス・緩和ケアの質の評価に検する研究」運営委員会（編），東京，2014: p.108-113　http://www.hospat.org/assets/templates/hospat/pdf/j-hope/J-HOPE3/J-HOPE3_3_12.pdf（最終アクセス 2017 年 11 月 1 日）
5) 山脇道晴ほか．ホスピス・緩和ケア病棟におけるご遺体へのケアに関する遺族の評価と評価に関する要因．Palliative Care Research 2015; **10**: 101-107
6) 山脇道晴ほか．ご遺体のケアを看護師が家族と一緒に行うことについての家族の体験・評価．がん看護 2015; **20**: 670-675
7) 新城拓也ほか．主治医による死亡確認や臨終の立ち会いが，家族の心理に及ぼす影響についての調査研究．Palliative Care Research 2015; **49**: 203-213
8) Hadders H et al. Relatives' participation at the time of death: standardisation in pre and post-mortem care in a palliative medical unit. Eur J Oncol Nurs 2014; **18**: 159-166
9) Ferrand E et al. Circumstances of death in hospitalized patients and nurses' perception: French multicenter Mort-a-l'Hopital survey. Arch Inter Med 2008; **168**: 867-875

Ⅲ. 死後処置（エンゼルケア）

1. 湯かんを行う場合の考え方は？

Essence 54

- 遺族調査[1]では「湯かん」への参加について，経験者の85.7%が「満足」と回答した．
- 「湯かん」の経験がある遺族は少なく，事前に方法や準備などを十分に説明する必要がある．
- 故人に生前と同じように声をかけ遺体を丁寧に扱い最後まで尊厳を保てるよう配慮する．
- 故人の思い出を共有し，遺族の労をねぎらい，心情を思いやることが大切である．

　湯かんとは，死者の納棺の前に遺体を洗うことである．現世での悩みや苦しみ，けがれを洗い流し，無事成仏できるための移行儀礼のひとつであったものが，民俗信仰と結びついた．中世までは宗教者の手で行われ，江戸時代ごろからは血縁者が行った．1980年ごろより業者による湯かんサービスが始まり，葬儀という宗教儀式として行われた．1990年代に病院死が一般的になると，最後に接する看護師や介護職員などが中心となって行った．湯かんは現在，ホスピス・緩和ケア病棟や訪問看護ステーションなどでも行われており，担い手は，湯かん師，葬儀社，看護師，介護職員，家族などである[2,3]．湯かん師や葬儀業者による湯かんは有償であるが，専門家が行い，見栄えを整えたり宗教に応じた服装や旅化粧の工夫を行うなど，遺族の期待に応えやすい．一方，看護師などの医療者は無償でケアを提供する．また生前からかかわり信頼関係も深く，遺族の心情を理解し寄り添いつつケアが行える．しかし，統一したマニュアルはなく，設備や人員の問題から希望があっても実施にいたらないこともある．

根拠と研究のエビデンス

　2014年に実施されたJ-HOPE3の付帯研究[1]では，全国のホスピス・緩和ケア病棟113施設で死別を体験したがん患者の遺族1,021人に質問紙を発送し，707人から回答を得た．湯かんの参加は全体の9.0%であったが，参加時の気持ちについて尋ねた（図1）ところ，「最後にこういうかたちでご家族のケアにかかわれてよかった」「看護師とともにケアができてよかった」「患者さまの表情が安らいでいるようにみえてよかった」などの質問に80%以上が「そう思う」「とてもそう思う」と回答した．また，85.7%が満足していると回答した．改善の必要があると回答したのは12.6%で，「最後に自分の手できれいにしてあげたかった」「事前に方法や準備の説明をして欲しかった」などの積極的な導入や事前の説明の要求，「家族の意思を尊重して欲しい」「本人も身体をみて欲しくなかったと思う」「病んで変わり果てた姿をみるのはたまらなくつらい」など

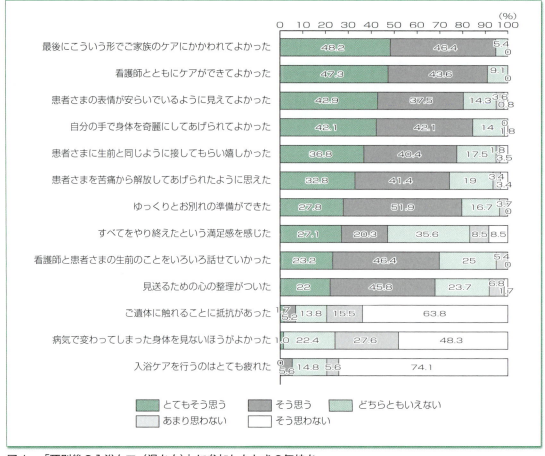

図1　「死別後の入浴ケア（湯かん）」に参加したときの気持ち
（北得美佐子．ホスピス・緩和ケア病棟の遺族ケアに関する研究．遺族によるホスピス・緩和ケアの質の評価に関する研究3（J-HOPE3），2016: p.120-128 [1] より許諾を得て転載）

の複雑な心境について記述された．また，ケアへの参加と遺族の心理面へ影響について，抑うつ（Patient Health Questionnaire：PHQ-9），複雑性悲嘆（Brief Grief Questionnaire：BGQ）について，尺度を用いて比較したが，統計学的に有意差はみられなかった．

ケアのポイント

　看護師は死に立ち会う専門職として，患者の入院中から家族に寄り添い，様々な援助を行う．1990年代に病院死が80％を超えると，看護師側から，死後の処置を「最後の看護行為」として捉え，遺族が故人の死を受け入れるためのグリーフケアの観点からも重視されるようになった[2]．そのため，湯かんは死別の悲しみに向き合うひとつのツールでもあるとも考えられる．しかし，遺族のほとんどは湯かんの経験がない．遺族の心情に寄り添い，故人を無事見送ることができたと思えるような援助が望まれる．

1) アセスメントの仕方

対象	アセスメント項目	何をどうみるか（アセスメントのポイント）
遺族	患者との関係性	患者についてどのように思っているのか
	遺体に触れることについての思い	遺体をみたり，触れることにつらさはないか
	湯かんへの参加についての思い	最後のケアに，どのような思いで参加するのか
	湯かんを経験する意味	湯かんへの参加が，どのような経験を与えるのか
	死の受容の程度，心情	患者の死をどのように受け止めているのか

2) ケアの選択肢

ケアの選択肢	その選択をする理由，根拠
①湯かんの方法・準備を説明する	ケアの内容を聞いて，参加を選択できるようにする
②露出が最小限になるよう配慮する	最後まで個人の尊厳が守られるようにする
③生前と同じように声をかける	人として大切に対応していることを伝える
④医療者と看病（介護）の経験や思いを共有する	ケア中の会話を通して生前の故人の思い出を共有し，ゆっくりお別れすることで，十分に看病（介護）できたという満足感が持てるようにする
⑤これまでの労をねぎらう	心身をなぐさめ，つらさや悲しみの軽減を図る

3) ケアの手順[3]

❶ お湯の準備の際にはまず水を入れ，そこにお湯を注いで（逆さ水）温度調整し，遺族に依頼して足元側から胸元側へと水をかけてもらう（洒水しゃすい）．

❷ 洗うために衣服を脱がせるが，肌をみせないように布やバスタオルなどで覆う．

❸ 爪切り，顔剃り，洗髪，洗顔をする．

❹ 左足から上半身へと進む逆順で温水で全身を洗い流し，拭き上げる．清拭で湯灌の儀を行う場合は，アルコールに浸したガーゼや脱脂綿で，全身を拭く．

❺ 白い着物を着せるが，故人が好きだった服を着せることもある．血色がよくみえるよう旅化粧を整え身支度し，安置する．

4) かかわりのポイント

自由記述欄に「最後に自分の手できれいにしてあげたかった」「事前に方法や準備の説明をして欲しかった」など積極的な導入や事前説明の要求があったことや，「本人も身体をみて欲しくなかったと思う」「病んで変わり果てた姿をみるのはたまらなくつらい」など，複雑な心境についての記述もあったことから，これからどのような方法で何をするのかということを十分に説明し，未知の経験への精神的な準備を促し，遺族の意向を尊重して，選択できるようにする必要がある．説明の方法としては，死別直後にケアへの参加を促されることで，さらにつらい思いをする遺族がいる可能性もあるため，死別後にご家族が参加できるケアのひとつとして「湯かん」があることを記載した病棟案内のパンフレットを入院時にあらかじめ配布するなど，工夫も必要である．湯かんの場では，医療者同士の余計な私語はつつしみ，最後まで誠実な対応

を心がける必要がある．故人が最後まで尊厳をもって亡くなられたと感じてもらえるよう，遺体を丁寧に扱い，露出が最小限になるよう配慮し，生前と同じように声をかけながらケアを行う．また，ゆっくりお別れできたという満足感を感じられるように，遺族の話しを傾聴し，故人との入院中の看病や介護の思い出を共有するなど，遺族が思いを表出しやすいようにかかわることが大切である．

文献

1) 北得美佐子．ホスピス・緩和ケア病棟の遺族ケアに関する研究．遺族によるホスピス・緩和ケアの質の評価に関する研究3（J-HOPE3），日本ホスピス・緩和ケア研究振興財団／「遺族によるホスピス・緩和ケアの質の評価に検する研究」運営委員会（編），東京，2016: p.120-128
2) 新谷尚紀ほか．民族小辞典―死と葬送．吉川弘文館，東京，2006: p.40
3) 熊田紺也．死体とご遺体．平凡社，東京，2006: p.69-71

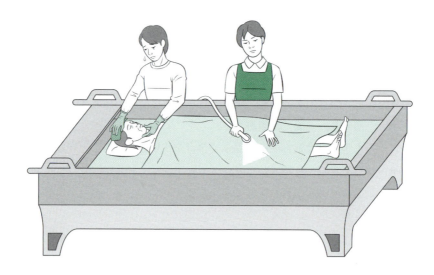

2. ご遺体のかたちを整える

Essence 55

❋ 伝統的に行われている合掌や口閉じに宗教的な意味はない．
❋ 合掌・口閉じ，髭剃りなどの処置で，ご遺体に弊害を生じる結果となることがある．
❋ ひもやバンドで拘束をして合掌や下顎固定をすることは，拘束部位の陥没やうっ血を引き起こすため，原則禁忌である．
❋ 家族の意向を踏まえながら，弊害がより少ない方法でご遺体のかたちを整える．

根拠と研究のエビデンス

1）ご遺体の合掌・指組みや下顎固定

ご遺体の手を組むことは，ならわしとして，死者としての印づけや悪霊に取りつかれるのを避けるため[1]などの意味と考えられているが，その起源ははっきりせず，仏教的な意味はないと考えられている．顎を閉じることも宗教的意味はなく，口を開いたままの表情は故人の普段とは異なる表情であることが多いため，故人への敬意のために習慣的に行われていると考えられる．

国内のがん患者の遺族を対象とした研究では，ご遺体の手や顎をしばるなどの処置は，57％の遺族が望ましくないと考えていた一方で，12％の遺族は望ましいと考えていた[2]．これより，合掌・指組みや下顎固定に関する意向は家族によって様々であることがうかがえる．

ご遺体の手や顎をしばるなどの処置による弊害を表1に示す．

表1　ご遺体への処置によって生じる弊害とその理由

処置の内容	処置によって生じうる弊害	ご遺体への弊害が生じる理由
バンドや包帯などを用いた下顎や手首の固定	○拘束部位の陥没 ○（下顎固定）顔面のうっ血 ○（手首固定）拘束圧迫部位末梢の浮腫，水泡	○拘束圧迫部位直下が拘束締形状に凹む ○頸部にバンドや包帯などをはさめる下顎固定は両側頸部の主要静脈を圧迫して機械的な閉塞を引き起こし，顔面のうっ血を生じる ○指を組むことで末梢に循環障害が発生し，指の腫脹が生じる．手首部分を拘束されると，手の甲に水腫や腫脹が発生し，皮下出血が生じる．
髭剃り	○革皮様化現象	○髭剃りによって表皮が剥脱・損傷し，真皮が露出すると，露出した部分が激しく乾燥・収縮・硬化し，色調は褐色化する．

2）髭剃り

本人らしい容貌に整えるために，男性であればエンゼルケアで髭剃りを行うことは重要である．一方で，ご遺体は乾燥が進みやすく，特に頬や顎の尖部などの顔面は乾燥が起こりやすい．ご遺体の皮膚への髭剃りによって生じやすい弊害を表1に示す．

ケアのポイント

ひもやバンドで拘束をして合掌や下顎固定をすることは，拘束部位の陥没やうっ血を引き起こすため原則禁忌だが，家族によっては，「手を組んで欲しい」「口を閉じて欲しい」などの意向を持つこともある．医療者が勝手に必要ないと判断せずに，家族の意向をその都度確認する．家族によっては，縛って手を組んだり口を閉じる方法を望む場合もあるかもしれないが，縛ることによる弊害を説明したうえで，弊害がより少ない方法を提案したり，意向に沿って縛る処置をしたとしてもなるべく早めに拘束を外すように説明する．

1）アセスメントの仕方

対象	アセスメント項目	何をどうみるか（アセスメントのポイント）
家族	合掌・指組みや口を閉じることに関する家族の意向	○合掌して欲しい・口を閉じて欲しい／拘束による処置はして欲しくないなどの意向
	（家族が望む処置がご遺体の拘束を伴う場合）その処置を望む理由や背景	○家族の意向に沿いつつ，ご遺体への弊害をより減らすための方法を提案できるように，家族のこれまでの体験や不安を確認する（「昔はこのようにやった」「結ばないと口が開いたままになるのではないか」など）

2）ケアの選択肢

ケアの選択肢	その選択をする理由，根拠
[ご遺体の手の置き方]	
①両手を体側にまっすぐ沿わせるか，腹部の上で手を合わせる	縛ることによる合併症を避けるためにひもやゴムでの拘束は行わず，自然な形で手を置くようにする
②合掌や指を組むことの希望があった場合は，拘束による弊害を説明したうえで，希望の処置を行う	弊害を説明してもなお拘束処置を希望する場合には，できるだけ早く拘束を外すように付け加えたうえで家族の希望に沿う処置を行う
[開口への対応]	
①口を閉じるように処置してよいか家族の意向の確認する	口を閉じたほうが故人にとって自然な表情と考えたり，一方で口を無理に閉じることを希望しない場合もある
②口が開いたままの場合に今後生じうるご遺体への影響を説明する	口が開いたままだと，以下が懸念される ・口腔内が外気に触れて乾燥が進む ・口が開いたままで死後硬直が始まり下顎固定される ・不穏な印象をもたらす場合がある
③枕を高くしたり顎の下にタオルを入れて口を閉じる	簡易で効果があり，ご遺体への弊害がない方法である 死後の筋硬直は死後3時間程度で顎関節硬直から始まるので，早め（死後60分以内）の下顎固定を行う 下顎呼吸を経て死亡されたご遺体では硬直が早くなり，死後45分ほどで下顎硬直がみられることもある

	④死後直後は自然に口が閉じていても，自宅に帰ったあとに口が開いてくる可能性があることを説明する	筋肉量が硬直の開始や緩解に関与するため，高齢者やるいそうなどで頬筋や口輪筋が乏しい患者は，硬直が持続せずに数時間後に硬直が緩解して口が開くことがある
[髭剃り]		
	①事前にクレンジングを行う	皮膚の汚れが取れた平らな状態のほうが髭剃りによる傷がつきにくい
	②剃る部分に蒸しタオルを当てる／クリームやシェービングクリーム，なければ石鹸をよく泡立てて使用する	ご遺体の髭は水分が少なく硬い状態であり，剃刀が引っかかり表皮をはぎ取ってしまうおそれがある．髭への潤いを与えるとともに表皮との間の抵抗性を低下させる効果がある．
	③低刺激カミソリや電気シェーバーを使用する	カミソリよりもシェーバーのほうが肌を傷つけにくい．カミソリを使用する場合は男性用のT字カミソリを使用する．3〜5枚の多枚刃が肌への圧が分散され肌を傷つけにくい．I字カミソリでは髭剃り時の角度を保ちにくく肌を傷つけやすいため使用しない
	④髭剃り後に乳液やクリームなどの油分をつける	乾燥を防ぐため．髭剃りで傷ついた部分があったとしても，油分によって乾燥が抑えられれば革皮様化を進みにくくできる．

3）ケアの手順

[手の合わせ方]

❶腹部の上で手を合わせる：腕を固定しにくい場合には，両肘の下にタオルを当て肘を固定する．両袖口をクリップでとめるなど行う．

[口の閉じ方]

❶枕を高くする・顎の下にタオルを入れる：枕を高くすることで頸部を前屈させ，顎の下にタオルをはさむことで下顎を固定できる．下顎硬直が出た時点で枕やタオルを外す．

❷入れ歯安定剤を使用する（歯や入れ歯がある方に限られる）：顎は口が閉じる位置にあるが上下口唇が届かずに口が開くときは，口腔ケアを済ませたあとに歯の表面とその部分が接する口腔内に入れ歯安定剤を薄くのばし，上下の口唇が接するように閉じて押さえる．

※髭剃りの方法は「ケアの選択肢」を参照のこと．

4）かかわりのポイント

ご遺体への拘束を伴う処置は，修復不可能なご遺体の変化を生じるため原則禁忌である．縛られることやご遺体の見た目が変わってしまうことは家族の心理的苦痛となってしまう．もしも家族から手首や顎の固定の希望があった場合には，ご遺体に負担がかかることを説明し，固定しないことへの不安やこれまでの体験による考えなどをうかがう．家族は「昔は結んだが…」「結ばないと口が開いたままになるのでは」と思っているかもしれない．その場合，「そのようなことがご心配なのですね」と家族の思い入れや不安な気持ちをまずは受け止める．家族の意向やその理由を理解したうえで，跡が残ると修復が難しいこと，生前の様子と異なってしまう可能性があることを説明し，よりご遺体に負担が少ない方法を家族に提案して了解を得ながら，処置を進めていくことが重要である．

文献

1) 小林光恵, エンゼルメイク研究会. ケアとしての死化粧, 日本看護協会出版会, 2007: p.133-138
2) Shinjo T et al. Care for the bodies of deceased cancer inpatients in Japanese palliative care units. J Palliat Med 2010; **13**: 27-31

[参考文献]

a) 伊藤 茂. 遺体管理の知識と技術, 中央法規, 東京, 2013: p.126-128, p.265
b) 伊藤 茂. "死後の処置"に活かすご遺体の変化と管理, 照林社, 東京, 2009: p.21-23, p.104-107, p.112-114
c) 上野宗則. エンゼルケアのエビデンス!? 死に立ち会うとき, できること, 素敬SOKEIパブリッシング, 2011: p.148-157

3. 詰め物は有効か？

Essence 56

- 漏液のリスクをアセスメントする．
- 漏液のリスクが低い場合，詰め物を含めた漏液防止処置は特に必要ない．
- 漏液のリスクが高い場合，漏液防止処置を実施するとともに，漏液した場合の対応について家族に情報提供を行う．
- 詰め物を行う場合は適切な方法で実施する．

　鼻や口への綿花詰めの処置の目的には，①顔の形状を整えるため，②口や鼻からの漏液や悪臭を防止するため，の2つがある．ここでは後者の死後の漏液防止処置としての詰め物（綿花詰めを含む）について述べる．

　遺体の鼻や口から体液や血液が漏出する現象は家族にとってつらい体験であり，悪臭の原因にもなるため，発生を予防することが大切である．綿花詰めは日本独自の漏液防止処置のひとつで，明治時代に感染症で亡くなられた遺体への処置として登場後，感染症以外の死因での遺体にも実施されるようになったといわれている[1]．

　漏液防止処置としての詰め物を実施している施設がある一方で，その有効性については疑問視する声もあり，学会で詰め物をやめた施設の発表を目にするようになった．ここでは，漏液防止処置としての詰め物に関する研究結果を紹介する．

根拠と研究のエビデンス

　2009年1月～2010年12月に施設および在宅で死亡した患者のうち医療者が死後のケアを行った1,508人の方の死後5～24時間後の遺体の状況を調査した報告がある[1]．65.5％が綿花詰め，10.7％が高分子吸収剤などの代理品による詰め物が実施されていた．漏液が目視で確認されたのが7.9％で，特に多量であったのが2.5％で，詰め物の有無にかかわらず確認された．別の調査でも詰め物をしなくても80～90％の方には漏液は生じないと報告されている[2]．科学的妥当性の高い研究手法で比較検証した報告は現時点ではないため，リスクが低い人に対しても一律に実施する根拠には乏しいといえる．

　口や鼻に詰めた脱脂綿が吸収できる水分量は70 mL弱程度であり，少量の漏液であれば多少の効果は期待できるが，多量な場合はまったく対応できない．また，高分子吸収剤による漏液防止商品については脱脂綿より漏液の吸収力や堰き止める力は強く，理論的には一定の効果はあると思われる．また，綿花と違って詰めることで鼻が膨らむなどの形状の変化がないといったメ

リットがある．一方で，腹腔内感染によりガスが発生し腹腔内の圧が高まると高分子吸収剤ごと押し出される可能性があり[3]，高分子吸収剤を含んだ漏液は除去が困難であるという欠点がある[3]．株式会社アゼックスと三重大学医学部看護学科，同大学附属病院看護部で共同開発した防腐剤入り体液漏れ防止剤「ニュークリーンジェルスプレー®」はスプレータイプのため労力がかからないことに加えて，腐敗防止効果・防臭効果があることからその有用性が注目されている[4,5]．

前述の調査[1]で耳からの漏液は1,508人中2人のみで，頭部外傷で頭蓋底骨折がある場合や頭頸部腫瘍で外耳道と通じる部位に腫瘍がある場合などの特殊な事情がない限り，詰め物は不要と思われる．また，便漏れが確認されたのは2.3%で，そのうちおむつ外に垂れ出たのは2人のみであったと報告している．よって，死亡直後に排出される便をきれいに取り除き，おむつを適切に装着すれば，肛門部への詰め物は不要である．排尿については，尿パッドでの対応で十分のため，特別な処置は必要がない．

前述の調査では実際に漏液があった方の状況を考察[1]し，漏液が起こるリスクが高いのはどういった場合かについてまとめている(表1)．また，瘻孔や創部，皮膚の損傷などがあると，皮膚による物理的なバリア機能が働かないため，漏液や出血が生じる可能性があり(特に中央冠状面より下方の場合)，瘻孔や創部への対処が重要である．

表1 口や鼻から漏液を起こすリスクが高い状況

- 敗血症や重篤な感染症などで高体温が持続し死亡した場合
- 肥満傾向の場合
- 著しい浮腫を生じている場合
- 腹水や胸水がたまっている場合
- 肺水腫，気道や上部消化管の出血など，漏液への影響が考えられる病態がある場合
- 抗凝固薬の使用中，もしくは，血液凝固機能の低下がある場合
- 著しい肝機能障害がある場合

(上野宗則．エンゼルケアのエビデンス！？ 死に立ち会うとき，できること，素敬SOKEIパブリッシング，2011[1]を参考に著者作成)

ケアのポイント

漏液のリスクをきちんとアセスメントし，リスクに合わせた対応を行うことが重要となる．

1) アセスメントの仕方

対象	アセスメント項目	何をどうみるか(アセスメントのポイント)
患者	漏液のリスク	漏液のリスクが高い状況(死亡時の高体温，全身浮腫，腹水や胸水の貯留，凝固機能の低下，著しい肝機能障害，肺水腫，気道内や上部消化管内の出血など)(表1参照)の有無を確認する
家族	詰め物に対する家族の希望	詰め物をするのが当たり前と思っている家族もいれば，より自然な形を希望し詰め物をして欲しくないという家族もいるので，状況に応じて家族の希望の有無を確認する
環境	死亡後から火葬にいたるまでの搬送回数や時間	死亡後からの経過時間が長くなるほど遺体の腐敗が進みやすい．また，移動や搬送は遺体内部の体液の移動を助長するため，移動や搬送の機会が多いほど漏液のリスクは高くなる．自宅安置する場合に，安置するまでの移動に階段などの段差があれば，よりリスクは高まる

2）ケアの選択肢

漏液のリスクが低い場合は詰め物をする根拠に乏しいため，清拭や洗髪，口腔ケア，着衣の交換を行い，漏液防止のための特別な処置は行わない．

リスクが高い場合は清拭や洗髪，口腔ケア，着衣の交換に加えて，漏液防止もしくは漏液があったときに対応できるように適切なケアを提供する必要があり，以下にケアの選択肢を示す．いくつかの方法を組み合わせるとより効果が期待できるであろう．

ケアの選択肢	その選択をする理由，根拠
①少量の脱脂綿を鼻腔の奥や口腔の舌根部に詰める	漏液が多量の場合は詰め物があっても漏液が生じる可能性があるが，詰め物をしないほうがよいというエビデンスはなく，70mL程度の少量の漏液であれば吸収でき，漏出を防ぐことが期待できる
②家族に必要性を説明し同意を得られた場合，胃，腸，肺の上部に保冷剤を置くなど，クーリング処置を行う	胃，腸，肺などの内臓は腐敗が進行しやすいため，冷却することで腐敗の進行を遅らせる（特に，高体温の時や感染が疑われるとき）
③少し上体を起こして安置する（腹部より胸部，胸部より頭部が高くなるように）	体液や貯留物は重力によって移動するため
④頭部が揺れ動かないように工夫する（頭部の後ろにタオルを置くなど）	口腔内にたまった唾液や体液が搬送中に漏出しないようにするため
⑤口腔内や鼻腔，咽頭部の唾液や気道分泌物などの体液貯留物は吸引などでできる限り除去する	すでにある貯留物はその後，漏出するため，負担があまりかからない範囲の処置で除去可能であれば除去する
⑥移動や搬送の際に上体が腹部より低くならないように配慮する	体液や貯留物は重力によって移動するため
⑦搬送会社や葬祭業者に漏液のリスクが高いことを伝えておく	移動や搬送中に体内の液体が移動する可能性が高いため，漏液のリスクが最も高いのは移動や搬送中であるあらかじめ伝えておくことで，移動や搬送のときに漏液が生じないようにより注意することが可能また，漏液があった場合も迅速に対応することが可能となり，トラブルを避けることにつながる
⑧耳への詰め物は原則，行わない	「根拠と研究のエビデンス」を参照
⑨肛門，腟への詰め物は行わず，パッドやオムツを活用する	「根拠と研究のエビデンス」を参照
⑩ろう孔（気管切開部，ストマ，胃ろうなど），皮膚損傷部（点滴やドレーン抜去部など），水泡，創，褥瘡などからの漏液，出血の可能性，浮腫がある場合のリンパ漏の可能性を考え，縫合，パウチの装着，ドレッシング材や吸水シートなどの工夫を実施する	「根拠と研究のエビデンス」を参照
⑪多量の腹水がある場合は，医師や家族と相談のうえで腹水ドレナージの実施を検討する	多量の腹水はクーリング処置の効果を妨げることで腐敗が進みやすい穿刺部位からの漏出のリスクが生じるため，穿刺部位の処置は適切に行う．
⑫漏液の可能性があることを家族に説明し，漏液があった場合の対処方法について説明する（必要に応じて，拭き取り用の綿花をわたす）．特に，遺体を自宅に安置される場合は必須である	あらかじめ説明することで，漏液が生じたときの衝撃を和らげ，対処に困って慌てることを避けることができる
⑬高分子吸収剤による漏液防止商品を使用する場合は，高分子吸収剤が漏出してこないように高分子吸収剤で詰めたあとに鼻腔や舌根部に綿花を隙間ができないように詰める	「根拠と研究のエビデンス」を参照．高分子吸収剤が漏出した場合，漏出して体に付着した高分子吸収剤を完全に除去するのは困難であるため，高分子吸収剤が漏出しないような対応が必要となる

文献

1) 上野宗則.エンゼルケアのエビデンス!? 死に立ち会うとき,できること.素敬SOKEIパブリッシング,2011
2) 平井陽子ほか.エンゼルケア後の身体状況変化の実態調査—エンゼルケア変更後3ヵ月間の中間報告.鳥取赤十字病院医学雑誌 2009; **18**: 13-16
3) 柏崎美津子ほか.高分子吸収体による詰め物の再考—遺族にとっての最良のエンゼルケアを考える.旭中央病院医報 2015; **37**: 70-71
4) 大西和子.遺体(死後)処置用:体液漏れ防止・腐敗抑制剤ニュークリーンジェルスプレーの検討.Expert Nurse 2010; **26** (3): 82-87
5) 大西和子.遺体(死後)処置用:体液漏れ防止・腐敗抑制剤クリーンジェルの開発にあたって.臨床看護 2004; **30**: 1613-1618

4. 排便・排尿の対応は？

Essence 57

- 遺体に生じる死後変化を踏まえてケアを行う．
- 便や尿の流出のリスクをアセスメントして，処置を行う．
- 脱糞や尿漏れに対しては，基本的にはオムツや尿とりパッドなどで吸収させ，汚染したらこまめに交換する．
- 漏出予防の詰め物の適応や是非については様々な見解がある．
- オムツや尿パッドを当てるときは，締め付けないように注意する．

　私たちは死後の処置をする際，患者を尊重する意味で生前同様に排泄ケアを行ったり，便や尿の漏出を恐れて腹部をしっかり圧迫して便や尿を押し出そうとする意識が働くことがないだろうか．ご遺体を生前の個人と変わらずに尊重して扱うことは大切であるが，一方で体は亡くなったあとは生前とは異なる変化があり，その変化を踏まえた対応することが重要である．

根拠と研究のエビデンス

　死後の処置において，体内の便や尿の排泄を促すケアの目的は，便や尿が漏れてご遺体やその周りの環境が汚染されたり，悪臭が生じることを防ぐことである．医療現場におけるその処置についての意見は様々である．平成14年度の厚生労働省研究班による死後の処置の排泄に関しては，体内の排泄物は手で圧迫するなどして体外に排泄させること，また分泌物の流出がないように肛門などに綿を入れると記載されている[1]．一方で小林は，便の排泄について，便は全部押し出せるわけではなく，押し出せたとしても少量であり，むしろ腹部の圧迫は死後変化で脆弱性が進行している腸管を傷つける可能性もあり，また腐敗の進行を遅くするほど体内環境を変えるほどの影響はないと述べている[2]．遺体管理学的にも，便を無理に排泄させなくてもよい理由として，死後変化のプロセスにおいて遺体は脱糞しにくいことがあげられる．そもそも死後は腸蠕動が消失するため，排便を促す機能は停止している．また，死後は腸管内が腐敗して腸内に発生した多量の気体により腹腔内圧が上昇し，便が押し出されることによる脱糞が生じる可能性があるが，死後は蠕動運動が消失によりガスとして排出されず，腸管が巨大化し，弯曲した小腸では腸重積のようなイレウス状態になりガスの通過障害が起きるため下行結腸以降は内圧が上がりづらく，腸管内の便が押し出されて脱糞を起こすような状態にはなりにくい．気体の発生をなるべく抑制し腹腔内圧を下げて脱糞のリスクを低減させるために，腐敗を抑制する目的で腹部のクーリングも有効であるといえる[3]．

ケアのポイント

　死後処置における便や尿の排泄ケアは，遺体が便や尿で汚染されずに，きれいな状態に保たれることを目的とする．そのためには，遺体の便や尿が漏出しやすい状態かのアセスメントが大切である．前述のとおり，遺体は一般的に脱糞しにくいといわれるが，多量の便や尿が体内貯留があり，腐敗変化により発生した多量の気体で腹腔内圧が上昇し脱糞しやすい状態にある場合は，漏出予防の対策を行う必要がある．その際は，遺体変化による皮膚粘膜の脆弱化を考慮したケアに留意する．また，腐敗しやすい遺体の場合は，腐敗を抑制するケアも有効である．
　詰め物の必要性に関しては，現段階では指針が明確でないため，家族の意向にも配慮し，現場でよく話し合う．

1）アセスメントの仕方[3]

対象	アセスメント項目	何をどうみるか（アセスメントのポイント）
[死亡前の状態]		
患者	食事の摂取状況	○少なければ便の貯留は多くないと思われる
	排便状況	○便が持続して出ていると，死後も少しずつ脱糞することがある
	直腸内の便貯留	○直腸内を触診し，便が触れる場合は脱糞する可能性がある
	尿量の変化	○乏尿であれば，膀胱内の尿の貯留は少ないと予測される
	膀胱の膨満感	○尿量は変わらず，膀胱が張っていれば，膀胱内に尿が貯留している可能性がある
[亡くなったときの環境]		
患者	腐敗のリスク要因の有無	○38℃以上の持続する高体温 ○敗血症や高サイトカイン血症などの疾患，糖尿病 ○高温の環境（26℃以上の室温，こたつ，入浴中など）
	どのように亡くなったか	○事故などによる，直前まで飲食していた人の急死の場合，便や尿は貯留している可能性がある

2）ケアの選択肢[2,3]

ケアの選択肢	その選択をする理由，根拠
①オムツや尿とりパッドなどを肛門や尿道口に当て，汚染したら新しいものに交換する．汚染した皮膚もできれば清潔にする．	吸収パッドに漏出した排泄物を吸収させ，洗浄して排泄物を除去することで，遺体の汚染や悪臭を最小限にとどめる
②オムツを当てる場合は，テープはゆったりととめる．パンツのゴムもゆるめにする（新しい下着はきついことがあるので注意）	きついパンツをはかせたり，オムツのテープをきつくとめると，鼠径部や腹部の皮膚が圧迫され水疱や浮腫を形成する場合がある
③遺体の詰め物や清潔ケアは，皮膚粘膜を傷つけないように愛護的に行う．皮膚は保湿する．腹部圧迫が必要な場合は強く押さない	遺体の皮膚や粘膜は乾燥し脆弱性が高く，刺激による出血や粘膜損傷による遺体変化を起こしやすい
④汚染した吸収パッドも含めた排泄物の取り扱いは生前と同様の感染対策を行う	ご遺体になっても感染のリスクに変わりない
⑤尿道カテーテルが挿入されている場合は，膀胱内の尿をそっと吸引して抜去する	膀胱内に貯留する尿を排出して漏出のリスクを低減させる
⑥ストマは，バウチに尿や便が貯留していなければ張り替えない	遺体は皮膚乾燥や皮膚体温低下が進み，新しいバウチが接着せず便漏れの可能性がある
⑦室温を25℃以下にし，腐敗リスクが高い場合は腹部のクーリングを行う	腐敗を抑制し，気体の発生による腹腔内圧の上昇を抑え，脱糞のリスクを低減させる

3）かかわりのポイント

便や尿の漏出による遺体の汚染や悪臭の発生や遺体の死後変化を最小限に努め，遺族が生前に自分でトイレに行って清潔ケアができていたきれいな患者のイメージをもってお別れできるように配慮することで，遺族のグリーフケアにつながると思われる．また，死後の処置に関しては遺族の価値観も個別的なため，排泄ケアに関しても遺族の意向もできるだけ尊重する．ご遺体であっても排泄のケアは羞恥心を感じる行為であることを気にとめてケアを行う．

文献
1) 厚生労働省．第7回新たな看護のあり方に関する検討会　資料2　http://www.mhlw.go.jp/shingi/2002/11/s1119-2b.html（最終アクセス2017年11月1日）
2) 小林光恵．ナースのための決定版エンゼルケア，学研メディカル秀潤社，東京，2015
3) 伊藤　茂．遺体管理の知識と技術―エンゼルケアからグリーフケアまで，中央法規，東京，2015: p.94-119

5. ルート抜去部の変色に対する対応は？

Essence 58

- ルートを抜去したあとは漏血による変色を防ぐために，しっかりと圧迫固定する．
- 遺体のアピアランス（外見）の維持や，汚れ・悪臭の予防は，家族のエンドオブライフケアに対する評価の改善に寄与する．
- ガーゼやテープを貼ったまま退院する場合は，家族に理由を説明する．

病院では死の間際まで，点滴やドレナージチューブやドレーンなどのルート類が挿入されていることも多い．遺体は循環が停止するため，ルート抜去後に出血することはないが，遺体内部では刻々と変化が起こる．自宅に帰ってからトラブルが起こらないように対処しておきたい．

根拠と研究のエビデンス

2007 年に日本の 95 の緩和ケア施設における遺族 670 人を対象に，遺体のケアに関する実体験と望ましいケアを調査した研究[1]において，9.4％が病院から帰ったあとに何らかの遺体のトラブルを体験していた．排泄物や血液による遺体の汚れを体験した遺族は全体の 1.8％であった．この研究で，遺体のアピアランス（外見）維持や，遺体の汚れ・悪臭予防が，家族によるエンドオブライフケアの評価と関連していることが示唆されている．

ルート抜去部の変色は，圧迫不足による漏血と，生前に起きた皮下出血，ルートを固定するテープ類の反復剝離に伴う角質層剝離などが要因として考えられる．このうち角質層剝離による変色は，主に生前のケアが重要とされる．詳細は他書を参照されたい．

遺体では血液が凝固因子を大量に消費し，止血しづらく，漏血が起こりやすい．体内の循環の停止後，血液や体液は重力に従い沈降し，体の真ん中にあるウォーターラインより下部（身体の後面）に，より漏れが生じやすい．漏血し皮下出血が起こると，のちに皮膚が変色し，痛々しい印象を与えかねないため，漏血を防止することが大切である[2,3]．

ケアのポイント

ルート抜去部の変色に対するケアは，変色を予防するための漏血防止と，生前に起きた変色（皮下出血やテープ跡）に対するケアに大別される．

漏血防止は，ルートの留置部位や留置目的などから漏血の生じやすさをアセスメントし，対策を行う．血管の穴を押さえ，血液が皮下に漏れ出てたまるスペースをつくらないよう，しっ

かりと圧迫することが鍵となる．圧迫固定したまま退院することになるため，家族へ理由を説明し，理解していただくよう努める．また，生前に起きた変色では，特に衣服で隠すことのできない部位で問題となりやすい．どのように隠すかがポイントとなる．

1）アセスメントの仕方

対象	アセスメント項目	何をどうみるか（アセスメントのポイント）
患者	ルートの留置目的	○体内から液体を体外へ排出させる目的か，体内に注入する目的か
		○排液量／注入量は多かったか
	ルートの留置部位	○留置部位は衣服を着たときにもみえる部位か
		○ウォーターラインよりも上部（胃瘻など）か，下部（中心静脈カテーテル，ドレーンなど）か
	ルート抜去部の跡	○ルート抜去後に皮膚に残る傷，穴の大きさ（縫合の必要性の判断）
	生前の変色の有無	○特に衣服で隠れない部位に皮下出血やテープ跡の変色があるか
家族	家族の意向	○皮下出血などの変色部位の隠し方についての好みを確認する

2）ケアの選択肢

ケアの選択肢	その選択をする理由，根拠
①家族に遺体の変化とルート抜去後の処置の必要性を説明する	家族は遺体の変化が予測できないため，ガーゼやドレッシング材を貼ったままの退院に違和感や拒否感を覚えうる．起こりうる変化と，それに備えた処置の必要性を説明し，了解を得ておく
②ルート抜去部の縫合の必要性を主治医と相談する	ドレーンや中心静脈カテーテルを抜去したあと，皮膚の傷や穴が大きい場合は，漏血のリスクが高いため，縫合することも選択肢のひとつである
③ルート抜去部を圧迫固定する	漏血による衣服の汚染や皮下出血防止のため，中心静脈カテーテル，末梢点滴，ドレーンなどの抜去部をしっかりと圧迫固定する．皮下出血は死後1時間以降から起こるため，圧迫固定したまま退院し，葬儀社に対応を引き継ぐ
④圧迫固定部を肌色のテープでカバーする	ガーゼやドレッシング材の白い色によって，家族が医療処置を想起し，つらい思いをすることがあるため，肌色で目立たなくする
⑤テープ跡が残る部位を保湿する	テープで角質層が剥離した部位の乾燥が進むと変色の原因となるため，保湿剤を塗布して乾燥を防止する
⑥変色をカバーする方法を家族と相談する	変色はカバーメイクなどで対応できるが，布団や衣服につく可能性がある．家族にその旨を説明し，カバーメイクの希望を尋ねる．包帯やアームカバーで隠す方法など，複数の選択肢を提示する

3）ケアの手順

中心静脈カテーテル抜去時のケアの手順を示す．なお，ポートは火葬には問題ないため，ポートの場合は抜去しない．

❶貼付されているフィルム材を皮膚面と平行になる方向に向かって丁寧に剥がす．

❷中心静脈カテーテル刺入部にガーゼを当てて押さえながら，静かに抜去する．

❸刺入部を固い綿花や小さく折りたたんだガーゼなどで点圧迫し，その上に吸収力のあるガーゼを当て，粘着力のある幅広のテープで面圧迫して固定する．目立たない色のテープを選択し，衣服を着たとき隠れる目立たない方向に固定する．

❹❸の上に❸より大きめの防水性のあるフィルム材を貼る．しわがよると漏れの原因になるため，しわが寄らないように，肌を引っ張らないように貼付する．

❺❹の上に肌色のメディカルテープを貼る．

❻テープの接着剤などで皮膚がべたついているときは，クレンジングクリームや泡フォームなどで優しく落としたあと，保湿剤を塗布する．

4）かかわりのポイント

　ルート抜去部の変色や漏血は生前の医療処置の痕跡であり，健康なときのその人らしい姿を損ねるものである．生前の状態に少しでも近づけるために必要な行為であることを家族に納得してもらったうえでケアを進め，葬儀社に引き継ぐ．

　ケアのポイントは，漏血を防ぐ確実な圧迫固定である．医療処置を想起させるガーゼやテープ類に対する家族の感情に配慮し，目立たず，かつ確実に圧迫固定する．ルート抜去前に必ず家族に了解を得て，「これから患者さんの体は血が止まりにくくなってきます．管や針を抜いたところから血が出て着物が汚れたり，内出血を起こしたりすることがないように，しっかりとテープを貼ったままお帰りいただくことをご了承いただけますか？」などと説明するとよい．のちに葬儀社でも生前に近い姿に整えるケアが受けられることをお話しすると，安心していただけることが多い．

文献

1) Shinjo T et al. Care for the bodies of deceased cancer inpatients in Japanese palliative care units. J Palliat Med 2010; **13**: 27-31
2) 上野宗則．エンゼルケアのエビデンス!?　死に立ち会うとき，できること．素敬SOKEIパブリッシング，2011: p.50-79.
3) 小林光恵．ナースのための決定版エンゼルケア．学研メディカル秀潤社，東京，2015: p.34-39

6. 死亡退院時の服装は？

> **Essence 59**
> ✣ 患者・家族の生まれた地域や生活してきた地域の風習やしきたり，宗教なども考慮しつつ，亡くなったあともその人らしさを保つことができるものを検討する．
> ✣ 最期に身に着けるものや衣服について早めに相談し準備をしておく．
> ✣ 何を着せるのかを考えることは，患者がこれまで生きてきた人生やその人らしさ考えることである．
> ✣ 家族にとっても，患者の死を受容するためのグリーフケアとなる．

かつての死の判定は医師ではなく，身近な死の経験や体験に基づき呼吸や脈拍の停止，体温の低下など身体に起こる死の徴候から自分たちの手で行われていた．しかし，こうした身体的な死がそのまま「人の死」とみなされるわけではなく，いくつかの手続き，つまり，死水や湯灌，死装束に着替えるなどがなされ，「死者」になったとされている．

しかし現在においては，死の判定は医師が行い，また様々な死者になるための手続きは葬儀屋が行うようになったため，死者になるために死装束に着替えることは欠かせないことではなくなってきた．そして現代においては死装束を目にする機会は減り，生前故人が気に入っていた衣服などを着せることが多くなっている．

根拠と研究のエビデンス

ホスピス，緩和ケア病棟を退院した患者の遺族から，ご遺体へのケアにおける家族の体験と評価を明らかにした調査（597人が回答）[1]では，301単位のデータから3つのカテゴリーとして，①よい体験としての評価，②つらい体験としての評価，③疑問や戸惑いとしての体験としての評価が抽出された．

よい体験としての評価のなかで，「看護師のケアや配慮がよい体験として受け入れられたこと」として，服やネクタイなど本人らしくしてくれた，着せたい服や身に着けるものを早めに教えてくれたなど「本人らしさが感じられたりや家族の希望を取り入れてくれたこと」が明らかにされており，また「ご遺体へのケアを行ったことがよい体験として受け入れられたこと」としては，用意した服，お気に入りの服に着替えさせたなど「ご遺体のケアを行ってよかったと感じられたこと」が具体的に明らかにされている．

筆者の経験では，病院から在宅へ療養の場を移行したAさんの在宅医より，Aさんが亡くなったあとお手紙をいただいた．Aさんは奥さ，娘さんに見守られながら住み慣れた自宅で旅立た

れた．家族が選んだAさんの旅たちの装いは，Aさんお気に入りの少し派手なシャツに色鮮やかジャケットだったそうです．その姿をみて「ひと昔前の演歌歌手みたいだね」とみんなで笑って見送ったことが書かれていた．少し派手なシャツに色鮮やかジャケットはAさんのこれまでの人生を象徴するAさらしい自然な姿であったと想像する．

ケアのポイント

日本人にとって，死についてや亡くなったあとに何を着せるかなど，死にまつわる事柄について語ることは，縁起が悪いこととしてタブー視されている．身近な死や自分自身の死について語ることもまだまだ抵抗を感じる人が多いのが現状である．しかし，ホスピス，緩和ケア病棟を退院した患者の遺族への調査からも示唆されるように，ご遺体へのケアが遺族にとってよい体験として受け入れられるためには，看護師が行えるケアの内容と家族の希望を前もって相談していくことや，着せた服など準備が必要なものは早めに準備をしておくなどの配慮が必要である．

また家族だけではなく，患者本人とも終末期の準備について早期に相談する機会を持つことが重要性であると考える．

1）アセスメントの仕方

対象	アセスメント項目	何をどうみるか（アセスメントのポイント）
患者	価値・信念・希望・思い	○実際に患者と亡くなったあとに何を着せてもらいたいかを相談することは難しいことであると感じる人が多いのではないだろうか．患者の生まれた地域や生活してきた地域の風習やしきたり，信じている宗教，仕事や生き様などの話のなかから，患者の希望を確認する機会がある．患者との対話のプロセスを大切にし信頼関係を構築しながら思いに寄り添っていくことが重要
家族	価値・信念・希望・思い	○患者同様に生前から患者が亡くなったときの相談をすることに抵抗を感じる人は多いのではないだろうか ○家族の生活してきた地域の風習やしきたり，信じている宗教などの話から家族の希望を確認する．また，緩和ケア病棟や個室へ移動したタイミングや，家族が付き添いを行うタイミングをきっかけに相談をし，確認するのもよい
	患者への思い，病気や病状への思い	○患者の仕事や好み，生活の様子をうかがいながら，患者らしさに焦点を当てながら確認していく ○終末期だけでなく，診断期，治療期などのプロセスを通しての病気や病状への思いをうかがいながら家族の希望を確認する
	介護者としての思い	○患者に寄り添い，サポートする介護者としての思いにも沿いながら家族の思いを確認する

2) ケアの選択肢

ケアの選択肢	その選択をする理由，根拠
①場所への配慮	死後の話をすることに抵抗を感じる人が多いため，患者・家族がいっしょにいるときに相談するのか，それぞれと相談していくのかなどの配慮が必要である
②患者の思いを傾聴	死への不安や恐怖といったスピリチュアルペインに対して看護介入を検討する必要がある 患者の尊厳を保つ
③家族の思いを傾聴	死への不安や恐怖といったスピリチュアルペインに対して看護介入を検討する必要がある 患者の死を受容するためのグリーフケアとなる
④事前に準備が必要なものを確認し，準備してもらう	思いをうかがい，思いに沿ったケアを行うことができるように事前に準備をしておくことは，ご遺体へのケアが遺族にとってよい体験として受け入れられる
⑤看護師が行えるケアについて説明する	看護師が行えることを提示しながら家族の希望を確認し，家族のご遺体へのケアへの参加について確認する必要がある
⑥今後起こりうる症状の変化や死後の変化を説明する	患者の死に対する不安を和らげ，死に対する心の準備となる．また，患者への思い，介護者としての思いを吐露するきっかけとなったり，家族の希望を確認する機会となる

3) かかわりのポイント

　家族と最期に身に着けるものや衣服について相談をしたいが，どのように話を切り出すのがよいのかといった悩みを持つことも多いのではないだろうか．終末期の患者をケアする看護師にとっても「死」はいまだ経験したことのない恐怖なものであるため，こうした話題を家族とすることは，精神的な負担感を感じることも多い．そのため，ホスピスや緩和ケア病棟へ移ってきたタイミングや個室へ移動したタイミング，家族が付き添いを行うタイミングなどをきっかけにして，相談をしていくのもよいと考える．「緩和ケア病棟に入棟される際には皆さんにうかがっています」や「個室に移られた患者さんのご家族には皆さんに確認しています」など，意図的に特別なことではなく一般化することで，相談を切り出していく看護師の負担感を減らすことができるのではないかと考える．

　故人に何を着せるのを考えることは，患者がこれまで生きてきた人生やその人らしさを考えることであり，また故人の人としての自然な姿を回復することである．また，こうしたことは患者の尊厳を保つという大きな意味がある．また，家族にとっても，患者に何を着せるのかを考えることは，患者の死が迫りつつある状況であることを予期させ，現実に訪れる最愛の人の死に対する準備を行うといった，グリーフケアとなる．患者・家族の思いに丁寧に寄り添うことが何よりも大切である．

文献
1) 山脇道晴ほか．ホスピス・緩和ケア病棟で行われているご遺体へのケアに関する遺族の体験と評価―自由記述における内容分析．Palliative Care Research 2015; **10**: 210-213
2) 福腹明子．看取りの心得と作法17ヵ条．青海社，東京，2004: p.153

[参考文献]
a) 中村ひろ子ほか．よそおいの民族史―化粧・着物・死装束，国立歴史民俗博物館（編），慶友社，東京，2000

b) ひろさちや．仏教の「しきたり」がわかる本—仏事のこころを知り確かな作法が身につく知恵．大和出版，東京，1991
c) Shinjo T et al. Care for the bodies of deceased cancer inpatients in Japanese palliative care units. J Palliat Med 2010; **13**: 27-31

> [生き死に関する事柄や考え方]
> - 人の生き死に関する様々な事柄や考え方は，その土地で生まれ生活している民族の，風習や伝統，しきたり，思考方法や価値観などといった「文化」が反映されている．日本においても，人の死に関するその土地固有の風習やしきたりが数多くあり，たとえば，死水や湯かん，北枕，逆さ水，などがあげられ，病院のなかでは看護師が死後処置として，①手は胸元で合掌させるか，組ませる，②着物のひもを立て結びにする，③着物は左前合わせにする，④死に化粧をする，⑤遺体を北枕にする，⑥死に水（末期の水）をとらせる，⑦遺体の清拭に使用する温湯は水の上から湯を注ぐ，⑧剃刀を枕元に置くなど[2]の儀礼がある．
> - 死後処置の儀礼のひとつである「亡くなったあとに何を着せるのか」については，日本独自の風習やしきたりとして，「死装束」と称して，白い経帷子（きょうかたびら），手甲（てっこう），脚絆（きゃはん），三角頭巾，白足袋，草履をまとい，首には三途の川の渡し賃である六文銭の入った頭蛇袋をかけ，左手に数珠，右手には杖を持たせるのが一般的だった．死者が死装束へ着替えることは，死者があの世という異なる世界へ移行するものであることを象徴的に示すものであったとされている．

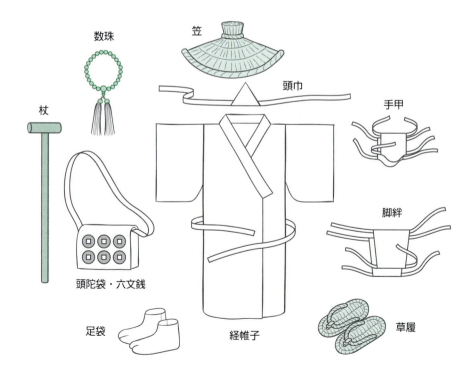

7. 死後処置は家族といっしょにするべきか？

> **Essence 60**
> ❋ 遺族調査では 73% の家族がご遺体へのケアは満足いくものであったと回答した．
> ❋ 家族の満足感に起因するご遺体へのケアは「故人の穏やかな表情」と「故人が生前と同様の配慮や扱いを受けること」である．
> ❋ ケアで生じる家族の戸惑い，不安，死別のつらさへの影響に対して遺体の傷や腫瘍，治療の跡，陰部が露出しない配慮が必要である．

　看護師は，患者が逝去されると，家族が最期の時間を過ごしたあと，遺体を清潔にし，生前の外観をできるだけ保ち，死によって起こる変化を目立たないようにするためにご遺体へのケアを行っている．ホスピス・緩和ケア病棟では家族へのグリーフケアの一環として，家族の希望を確認したうえで看護師といっしょにご遺体へのケアを行っている．実際に家族といっしょにご遺体のケアを行うと，「お母さんありがとう，よく頑張ったね」と感謝の気持ちを，言葉にされたり，「苦労かけて，心配ばかりさせたね」といっしょに過ごしたころの思い出を話すことがある．このようにご遺体へのケアは家族の気持ちの整理につながることがある．

根拠と研究のエビデンス

　2010 年に実施された J-HOPE2 の付帯研究において，がん患者の遺族を対象に「遺体へのケアに関する遺族の体験と評価」を調査した[1]．ホスピス・緩和ケア病棟で亡くなった患者の遺族 597 人から回答が得られ，73%（441 人）の家族が遺体へのケアに対して満足したと報告した．家族にとって，看護師が行った遺体へのケアにより得られた満足感の最も大きな要因では，「故人の表情が穏やかになった」「故人が生前と同じような配慮や扱いを受けた」などと感じられることが肯定的な評価につながった．一方で，「ケアを行ってもあまり変わらなかった」と感じられた家族では，優位に満足感が低下した（表 1）．
　遺体のケアを看護師といっしょに行った家族は 39%（223 人），うち 89% の家族が「行ったことに満足している」と回答した．家族が看護師といっしょにケアを行う意義として，故人への感謝やねぎらいの気持ちが想起されたり，死別を受け入れる時間となったり，ケアをいっしょに行ったことに達成感が得られたことが家族の満足感に寄与していた．このように肯定的な体験をした家族がいる一方で，20% の家族が「体の傷や腫瘍，治療の管が入っているところはみたくなかった」「陰部はみたくなかった」など，否定的な体験として捉えていた（図 1）．
　遺体のケアを看護師といっしょに行わなかった家族は 61%（348 人），看護師から遺体へのケ

表1 ご遺体へのケアに対する家族の満足度に関する要因（n＝575）

	行われた内容や体験	満足・とても満足 n＝441（％）
穏やかな表情にしてくれた	はい（n＝459）	374（81）
	いいえ（n＝138）	67（49）
亡くなったあとでも生前と同じような配慮や扱いをしてくれた	はい（n＝431）	350（81）
	いいえ（n＝166）	91（55）
目や口を閉じるようにしてくれた	はい（n＝430）	340（79）
	いいえ（n＝167）	101（60）
家族の意向を聞いて取り入れてくれた	はい（n＝337）	276（82）
	いいえ（n＝260）	165（63）
のどや陰部に詰め物をした	はい（n＝161）	129（80）
	いいえ（n＝436）	312（72）
傷や腫瘍の部分を目立たなくしてくれた	はい（n＝89）	73（82）
	いいえ（n＝508）	368（72）
ケアを行ってもあまり変わりなかった	はい（n＝48）	27（56）
	いいえ（n＝549）	414（75）
長い時間がかかった	はい（n＝31）	20（65）
	いいえ（n＝566）	421（74）
ケアが済んだ時はきれいであったが，その後顔色が変わったり汚れたりしてしまった	はい（n＝22）	14（64）
	いいえ（n＝575）	427（74）

（山脇道晴ほか．Palliative Care Research 2015; 10: 101-107 [1] を参考に著者作成）

アをいっしょに行うか声をかけられた家族は44％であり，看護師が行う遺体へのケアに関する家族の認知度は半分程度だった．さらに，33％の家族が「目的や方法の説明があれば看護師といっしょに行ったと思う」体験が遺体のケアを行わなかった理由としてあげられた（図2）．

ケアのポイント

「根拠と研究のエビデンス」に示したとおりに家族が望むご遺体へのケアは，故人の容姿の穏やかさと尊厳が保たれること，および家族の意向が聞き入られることである．しかし，実際にはご遺体へのケアにおける看護師の技術や家族への説明，故人の対応の差が家族の満足感や不満感につながっていた．家族への配慮として，遺体は声をかけ丁寧にやさしく扱い，化粧は穏やかで安らかな表情にし，衣類や身に着けるものは早めに準備するよう伝えることが望ましい．とりわけ家族にとって看護師といっしょにケアを行うことは，死別を受け入れる体験になるが，「一人で行えるかわからない」「故人の体をみるのはつらい」など不安を呈することも少なくないため，家族は行えそうかを見極めてケアを勧める必要がある．

7. 死後処置は家族といっしょにするべきか？

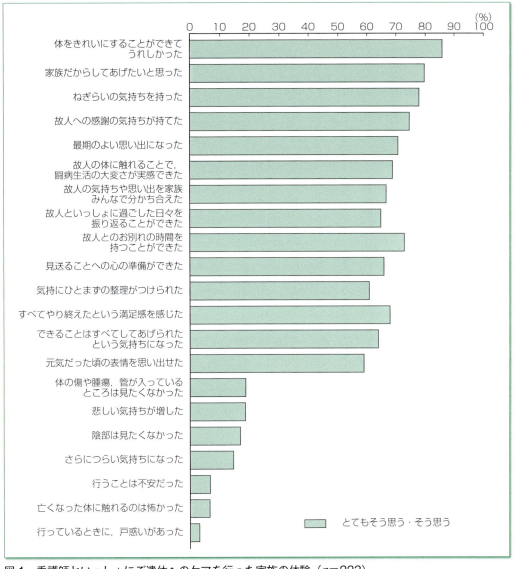

図1　看護師といっしょにご遺体へのケアを行った家族の体験（n=223）
（山脇道晴ほか．がん看護 2015; 20: 670-675 [2]）を参考に著者作成）

1）アセスメントの仕方

対象	アセスメント項目	何をどうみるか（アセスメントのポイント）
家族	家族の希望の有無	○遺体へのケアを行う上での家族の希望を確認する（立ち合える，いっしょに行える，など）
	家族にとっての体験の意味	○家族がこの体験をどう意味づけているかを聞く（思い出の想起，死別を受け入れるための時間，達成感の獲得，など）
	家族にとっての体験のつらさ	○家族がこの体験をつらいと感じているか，また，その程度（戸惑いや不安，死別のつらさが強まる，など）

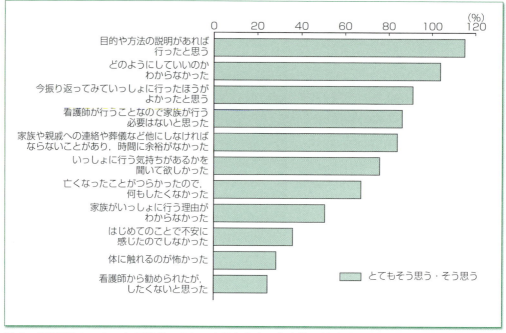

図2　看護師といっしょにご遺体へのケアを行わなかった家族の体験（n=348）
（山脇道晴ほか．がん看護 2015; 20: 670-675 [2] を参考に著者作成）

2）ケアの選択肢

ケアの選択肢	その選択をする理由，根拠
①ケアの目的や方法の説明	同意されない家族には無理強いしない．家族の気持ちや患者と家族の関係性を見極めずにケアを勧めて行った結果，かえってつらい体験になる可能性がある
②家族が行うケア内容の検討	家族がいっしょに行うことを希望した場合でも，患者の逝去時の状態によって創傷治癒，ドレーンの抜去，陰部のケアは家族といっしょには行わないほうが望ましい
③家族の希望を事前に相談し取り入れる	目や口を閉じること，傷への処置，着せてあげたい服の準備，義歯をはめる希望，手を合わせる希望など，事前に相談しておくことで家族が早めに準備できる
④ケアの最中での家族への配慮	遺体の傷や腫瘍，治療の跡，陰部を露出しない
⑤「退院後のご遺体の変化」の説明	看取り前後の状態から，予測される死後変化を伝え，家族の不安や心配に対応する

3）かかわりのポイント

　前述のとおり，家族がご遺体へのケアを看護師といっしょに行うことはよい経験や死別を受け入れることにつながるが，ケアを行うことで生じる戸惑や不安，死別のつらさを体験した家族も少なくない．今回提示した研究では，看護師の技術や家族への説明，故人の対応の差が家族の満足感や不満感につながるため，ご遺体へのケアについて看護師がどのような視点で行うかを考えるうえでの目標になると考察されている[3]．かかわりのポイントとしては，「お身体をきれいにしてよろしいですか」「いっしょにケアをしたいご家族はおられますか」ではなく，「お身体を清潔にしたあとはお顔を整えますがごいっしょにいかがですか」「傍で見守ることだけで

もできますよ」など家族に声をかけるとよい．重要なことは，患者と家族が望んでいることを看護師は日ごろのかかわりから共有し，家族にいっしょにケアを行うよう勧める際は無理強いしないことである．そして，より積極的に家族に声をかけて目的や方法を説明すれば，いっしょにケアを行う家族は増える可能性があることを心にとどめておくとよい．

文献
1) 山脇道晴ほか．ホスピス・緩和ケア病棟におけるご遺体のケアに関する遺族の評価と評価に関する要因．Palliative Care Research 2015; **10**: 101-107
2) 山脇道晴ほか．遺体へのケアを看護師が家族と一緒に行うことについての家族の体験と評価．がん看護 2015; **20**: 670-675
3) 山脇道晴ほか．ホスピス・緩和ケア病棟で行われているご遺体へのケアに関する遺族の評価と評価—自由記述における内容分析．Palliative Care Research 2015; **10**: 209-216

IV. グリーフケア

1. 遺族が一番つらい時期っていつごろ？

Essence 61

- 先行研究では一般的に悲嘆は死別後6ヵ月程度をピークとし，時間とともに回復するとされている．
- 実際は死別後の時期・強さは直線的に回復するのではなく，個別性が強いため，一定のタイムリミットは設けないほうがよい．
- 死別後の経過時間よりも，本人が感じているつらさ，日常生活の支障を総合してアセスメントをすることが大切．

　死別による喪失感に対する反応は悲嘆反応と呼ばれ，誰しも経験しうる正常な反応であり，頻度や強弱には個人差があるものの時間経過とともに徐々に軽減するといわれている．しかし，悲嘆反応の期間や程度が通常の範囲を超える場合があり，医療的な介入が必要な「複雑性悲嘆」に陥り，健康障害などにより日常生活に支障をきたす場合がある．

　悲嘆反応の期間の「通常」の期間については，過去の研究により，6ヵ月～1年程度が目安として広く知られている．大切な人を亡くした人の死別後6ヵ月以上続く強い悲しみは異常なのだろうか？ 1年経過したら，死別のつらさは消失するものなのだろうか？

根拠と研究のエビデンス

　米国精神医学会による精神疾患診断基準のマニュアルである，Diagnostic and Statistical manual of mental disorders 5th edition（DSM-5）では，死別後の強い悲しみやそれに付随する強い悲嘆反応は死別後6ヵ月程度は正常の範囲であり，それ以上続く場合に通常を逸脱した悲嘆を判別する目安としている[1]．Maciejewskiら[2]は，縦断的研究を行い，死別後6ヵ月程度をピークとして，時間の経過とともに抑うつや怒りなど悲嘆反応のネガティブな症状は軽快していくことが明らかにした（図1）．

　一方で，悲嘆の軽減に必要な時間や程度は，個人との関係性や愛着，ソーシャルサポート，宗教，文化など関連する諸々の要因が交錯し，個別性が強いものであるといわれている[3]．また，一度強い悲しみや心のつらさが軽減したとしても，故人の誕生日や命日，クリスマス，結婚記念日など，故人とのあいだの特別な日には，どの程度時間が経過したとしても，思いがけず悲しみや心のつらさ，気分の落ち込みが戻ることがあるといわれている．特定の「日」のほかにも，四季がはっきりとしている日本では，季節の情景（桜が咲く，紅葉で木々が色づく，雪

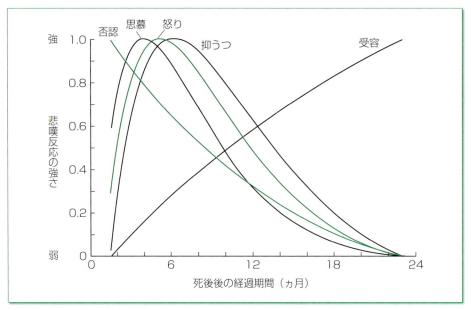

図1 悲嘆の強さと時間経過
(Maciejewski PK et al. JAMA 2007; 297: 716-723 [2]を参考に著者作成)

が降るなど)とともに過去の記憶が思い返されることがあるといわれている[4]．このような反応を総じて「記念日反応」と呼び，自然な反応であるといわれている．したがって，悲嘆は時間の経過に伴って，必ずしも直線的に軽減・回復するものではなく，前述のような一般的な目安はあっても，すべての人に当てはめることはできない．一定のタイムリミットを設けることは，遺族に要らぬ心理的負担をかけることにつながる可能性がある．

このように，通常の悲嘆および複雑性悲嘆については時間経過に必ずしも依存しないと考えられ，どの経過においても本人の感じているつらさや日常生活の支障を踏まえ，個々にアセスメントおよびケアを行う必要があると考えられる．

ケアのポイント

1) アセスメントの仕方

対象	アセスメント項目	何をどうみるか (アセスメントのポイント)
家族	死別後の経過期間	○死別後の経過期間 ○一周期などの節目，記念日などかどうか
	死別の受け止め，捉え方	○故人の死の受け止めの程度（突然の死や事故死，医療不信や誤解がある場合には，複雑性悲嘆に陥りやすい） ○自責の念や後悔，故人との関係性・愛着，死生観や宗教観など
	遺族のつらさ	○気持ちのつらさの内容や程度（著しい意欲喪失，希死念慮の有無） ○本人の何らかのサポートの希望
	遺族の日常生活の困りごと	○食事など，家事サポート状況 ○不眠や飲酒量増加など，著しく日常生活に支障をきたすような症状・行動の有無，今後の生活への不安の有無とその内容

2）ケアの選択肢

ケアの選択肢	その選択をする理由，根拠
①遺族の話の傾聴	遺族に対する情緒的サポート
②いつの時期であっても「悲しむこと，泣くことは悪いことや異常なことではない」ことを伝える	現在の気持ちを否定することが遺族への心理的負担を増大させる 死別直後，葬儀や書類手続きで忙しく，死別の実感が湧かないなどの理由で「涙がでない」「悲しみを感じない」という遺族についても，その感情を否定しない
③遺族会やサポートグループ，行政サービスなどの社会資源について情報提供を行う	道具的サポート（家事の代行や法的な手続きなどのサポート）として位置づけられている 遺族会やサポートグループでの体験の共有や情緒的サポートは悲嘆の軽減に役立つ場合がある
④専門家への紹介・受診の検討	明らかな不眠や希死念慮などが認められる場合など

3）かかわりのポイント

死別後の経過期間は必ずしも悲嘆の強さに関連しないことを踏まえ，以下のような発言や態度は控えることがポイントである．

- 「いつまでも悲しんでいると故人は浮かばれない，成仏できない」
- 「もう○年/○ヵ月経つのだから，そろそろ前向きになったほうがよい」
- 「四十九日/百箇日/一周忌を区切りとして，悲しみを忘れたほうがよい」
- 「遺族の多くは半年くらいで悲しみを乗り越えている」
- 「家族を亡くした直後なのに，元気に笑っているのはおかしい」

遺族がどのような感情を抱えていたとしても，それを否定するのではなく，ありのままの気持ちを受け入れるようなかかわりをし，自分の意見や一般的な考え方の押し付けにならないようにする．

文献

1) American-Psychiatric-Association. Diagnostic and Statistical Manual of Mental Disorders: DSM-5, Amer Psychatric Pub, 2013
2) Maciejewski PK et al. An empirical examination of the stage theory of grief. JAMA 2007; **297**: 716-723
3) Stroebe M et al. Health outcomes of bereavement. Lancet 2007; **370** (9603): 1960-1973
4) 坂口幸弘．悲嘆学入門―死別の悲しみを学ぶ．昭和堂，京都，2012

2. 一般病棟でもできるグリーフケアは？

> **Essence 62**
> ❋ 一般病棟では病棟としてグリーフケアを行っていないと回答する施設は多いが、すでに行われているケアもあり、一般病棟でも十分に実施可能な取り組みもある．
> ❋ 特別なケアでなくとも、遺族の思いに耳を傾けることや、日常生活のみだれや不調がないかを確認することも重要．
> ❋ 患者死亡前から死別に対する心の準備状況のサポートが大切．

　喪失を経験した人へのサポートを総じて「グリーフケア」と呼ぶ．グリーフケアの大きな目標は、遺族のグリーフワーク（死別という悲しい現実を受け止め、乗り越えたり、適応していったりすること．その過程）のサポート、そして、治療的介入が必要となる「複雑性悲嘆」に陥っている人、陥りそうな人を早期発見することである．グリーフケアは、ホスピス・緩和ケア病棟のような特別な施設のみで実施されるようなものではなく、一般病棟でも実施・取り入れ可能なケアは多く存在する．

根拠と研究のエビデンス

　グリーフケアの具体的な提供方法としては、遺族へ手紙の送付や電話、遺族会、遺族外来、遺族カウンセリング、グループ療法など様々である．日本の一般病棟およびホスピス・緩和ケア病棟で行われているグリーフケアの主な取り組みを表1に示す[1]．表1の結果は、日本ホスピス緩和ケア協会会員施設の一般病棟であること、一般病棟の研究参加施設数が少ないことから、すべての一般病棟の実態を反映しているとはいえないが、ホスピス・緩和ケア病棟の95％以上の施設がグリーフケアについて何らかの取り組みをしているという報告がある一方で、一般病院での実施率は高くない．一般病棟でのグリーフケアについては、現在十分なデータの蓄積はないが、過去の研究において、表1のようなグリーフケアは、一部の看護師有志が個人的に行うことはあっても、病棟全体としてはほとんど行われていないという結果が報告されている[2]．

　グリーフケアの効果として、複雑性悲嘆や遺族の抑うつ、不安障害などの精神疾患の罹患率の減少が示されているが、表1であげられた手紙、電話、遺族会などのグリーフケアのうち、具体的にどの取り組みがどのように効果があったかについてのエビデンスはない．グリーフケアの提供形態としては、①一定の形式に基づく専門的グリーフケアと、②形式ばらない非専門的グリーフケアの大きく2つに大別される[3]．前者は、認知行動療法を含む個別カウンセリング

表1 ホスピス・緩和ケア病棟において提供されているグリーフケア

	一般病棟 (n＝19)		ホスピス・緩和ケア病棟 (n＝127)	
	n	%	n	%
●遺族会				
全員に実施	0	0	74	58
一部に実施	5	26	21	17
行っていない	14	74	31	24
●手紙の送付				
全員に実施	0	0	83	65
一部に実施	8	42	25	20
行っていない	11	58	18	14
●電話				
全員に実施	0	0	4	3
一部に実施	6	32	50	39
行っていない	13	68	67	53
●葬儀への参列				
全員に実施	0	0	1	1
一部に実施	4	21	27	21
行っていない	15	79	93	73

(Aoyama M et al. Am J Hosp Palliat Care 2017; 34: 654-664 [1) を参考に著者作成)

やサポートグループなどが含まれ，専門的な知識を必要とする．一方で，後者は，必ずしも悲嘆や心理・精神分野の専門家でなく，一般の医療者や友人・家族でも可能なケアであり，思い出の共有や傾聴などが含まれ，特別な知識や技術が必須ではない．一般病棟において，なかなか手紙や電話のようなフォローを行うことが難しい場合においても，たとえば，患者の死後に病棟に挨拶に訪れた遺族に対して，わずかな時間であっても，その思いに耳を傾けたり，遺族を気遣う言葉をかけたりすることは，すでに行われていることが多い．見ず知らずの専門家でなく，故人の最期のひとときをともに過ごした看護師は，医療スタッフに会ったり，思い出を語りあったりするだけでも遺族にとっては意味のあることだといわれている[4)]．

一般病棟では，遺族会のように，患者の死後にその家族（遺族）にあらためて時間を設けて会う機会は少ないと考えられる．患者が亡くなるからの医療スタッフのかかわりやサポートが，遺族のグリーフワークにつながることもある．それは「患者の死に対する心の準備」のサポートである．先行研究において，遺族の複雑性悲嘆の予測因子として「死別に対する心の準備が不十分であったこと」があげられている[5,6)]．医師をはじめ医療者から十分な説明を受け，本人や家族ができる限り納得した治療・療養生活を送ることができるように，サポートを行うことや，「看取りのパンフレット」（第1部–第Ⅰ章-3の図1参照）などの情報提供ツールを使用し，最期を迎えるにあたり生じる変化について情報提供を行い，心の準備を支えることは，一般病棟でも比較的取り入れやすい取り組みであると考えられる．このほかに，患者が死亡する前から，不安や抑うつ症状が強いと思われる家族や，予期悲嘆が強い家族については，事前にがん相談支援センターを活用すること，また，地域や個々の施設によってそのリソースは異なるものの，

遺族サポートやセルフヘルプグループなどのネットワークに関して情報提供を行うことも，遺族の孤立を防ぎ，グリーフワークの一助となりうる．

ケアのポイント

1）ケアの選択肢

グリーフケアは提供されるケアの内容に基づいて，以下のように分類されている[3]．自施設や病棟で取り入れ可能な取り組みについて検討し，可能な範囲で必要とする家族・遺族に実施する．

ケアの選択肢	その選択をする理由，根拠
①情緒的サポート	遺族の様々な思いに耳を傾けること ＜一般病棟でも可能なケアの具体例＞ ○患者の死後，病棟へあいさつに訪れた遺族の話への傾聴 ○手紙・ポストカードの送付や遺族への電話
②道具的サポート	日常生活の問題（行動や事務処理，家事など）に対する直接的援助 ＜一般病棟でも可能なケアの具体例＞ ○葬儀や事務処理について適宜関連業者などへつなぐ ○遺族のニーズに対応可能なサービスの提案・活用
③情報的サポート	悲嘆反応や悲嘆のプロセスについての知識の提供 ＜一般病棟でも可能なケアの具体例＞ ○死別体験に関する書籍・パンフレットの紹介，サポートグループや行政による支援などの紹介
④治療的介入	複雑性悲嘆，うつ，外傷性ストレス障害などに対する精神科的治療 ＜一般病棟でも可能なケアの具体例＞ ○精神科受診，遺族外来や個別／グループカウンセリングの利用の希望を確認し，適宜相談・紹介

文献

1) Aoyama M et al. The Japan HOspice and Palliative Care Evaluation Study 3: Study design, characteristics of participants and participating institutions, and response rates. Am J Hosp Palliat Care 2017; **34**: 654-664
2) 坂口幸弘ほか．公立総合病院の一般病棟における遺族ケアの現状と看護師の意識．看護実践の科学 2005; **30**(10): 72-77
3) 坂口幸弘．悲嘆学入門―死別の悲しみを学ぶ，昭和堂，京都，2012
4) 広瀬寛子．悲嘆とグリーフケア，医学書院，東京，2011
5) Schulz R et al. Preparedness for death and adjustment to bereavement among caregivers of recently placed nursing home residents. J Palliat Med 2015; **18**: 127-133
6) Stroebe M et al. Health outcomes of bereavement. Lancet 2007; **370** (9603): 1960-1973

3. 遺族へのよいお手紙，悪いお手紙とは？

> **Essence 63**
> - よいお手紙（メモリアルカード）は，親しかった病院スタッフからの，患者・家族との思い出や気遣いの書かれた個別性のある手紙である．
> - 悪いお手紙は，馴染みのない人による形式的な文面の手紙である．
> - 送付時期や回数は，病院スタッフに過度の負担とならない最良の方法を，施設ごとに検討していくことが必要だろう．

手紙や葉書/カード（以下，手紙）の送付は，日本のホスピス・緩和ケア病棟で最も多く提供されている遺族ケアサービスである．決まった時期に1回のみ送付する施設や2~4回送付する施設，時期は特に決めていない施設や，送付する対象など，その方法は施設により様々である．どの方法が最もよいかということは，各施設の慣習や体制の違いもあるため一概にはいえないだろう．しかし，手紙の送付を受けた遺族への調査で，どのような点がよかったか/悪かったかという具体的な意見，改善点が明らかにされている．

根拠と研究のエビデンス

2008年に実施されたがん患者の遺族へのインタビュー調査で，患者との死別後，緩和ケア病棟から手紙の送付を受けてどのように感じたかを調査した[1]．44人中25人（57%）が手紙を受け取ったと回答した．手紙の送付を受けた遺族の評価を表1に示す．手紙の送付に対する肯定的な意見として，〔スタッフの気遣い〕〔個別性のある手紙〕が語られた．最も多くの遺族（32%）が「退院後の遺族のことまで気遣ってくれた」ことを評価していた．また，『文面もありきたりなものではなくて，私たちが普段知らない，父と交わされた日常会話みたいな，父の人柄を表すような文面が書かれていたので，そんなことまで思って看護してくれてたのかなっていうところもすごく気持ちが打たれたというか，うれしかったです』というような，「患者の人柄を理解してくれていたことがわかる文面だった」ことが評価されていた．否定的な意見は少数ではあったが，「信頼関係のない看護師からの手紙だった」ことなどが語られた．

蛇足ではあるが，弔電の送付については，ありがたくはあるが形式的なものと捉えられ，特別な感情が生じることは少ないようである．

表 1　手紙の送付を受けた遺族の評価　N＝25（複数回答）

		n	(%)
手紙／葉書の送付に対する肯定的意見			
スタッフの気遣い	退院後の遺族のことまで気遣ってくれた	8	32
	遺族のフォローとしてよい方法だと思った	6	24
	退院後も忘れず覚えていてくれた	5	20
	入院中のことを思い出し懐かしい気持ちになった	3	12
個別性のある手紙	患者の人柄を理解してくれていたことがわかる文面だった	4	16
	家族のこともみてくれていたことがわかる文面だった	3	12
	病院からではなく，親しかった看護師からの手紙だった	1	4
手紙／葉書の送付に対する否定的意見			
	信頼関係のない看護師からの手紙だった	3	12
	返事を書くのが面倒である	2	8
	忙しいなか，申し訳ない気持ちになった	1	4
特になし		2	8

ケアのポイント

「根拠と研究のエビデンス」に示したように，遺族は手紙の送付を受け，死別後も故人や遺族のことを忘れずにいてくれるスタッフの気遣いを評価していた．患者との死別後，つらい感情とともに悲嘆のなかにある自身の存在が忘れられていないことは，遺族の慰めとなり，遺族ケアにおいて「一個人として承認されたい」という遺族のニーズを満たしていることが報告されている[2]．

以下に，研究のエビデンスを踏まえ，手紙の送付に関するポイントを述べる．

1）ケアの選択肢（図1，図2）

ケアの選択肢	その選択をする理由，根拠
①職種などにかかわらず，故人や遺族とかかわりの深かったスタッフが担当する	おおむね看護師が担当しており，その他，医師やソーシャルワーカー，宗教家，ボランティアなどが担当している施設もあるようだが，「親しかった」「信頼関係のある」スタッフからの手紙が遺族の心を癒し，慰めとなっている
②差出人は「○○病院スタッフ一同」のみより，書いた人の氏名も記載したほうがよりよい	手紙の差出人が病院からではなく，親しかった看護師からだったことが嬉しかったという声や，「印刷や知らない人からだと事務的な感じがする」[3]という意見が聞かれている
③時候の挨拶やお悔み，慰めの言葉とともに，入院中の患者や家族を振り返り，その人柄の理解や入院中の頑張りなどに対するねぎらいが伝わるような一言を書く	手紙の内容が，患者の人柄や入院中の家族について触れた文面であったことが評価されている 短くても，真心のこもった手紙を遺族は嬉しく思っている（「忙しい中申し訳ない気持ちになった」と恐縮している遺族もいるので，気負って無理に長い手紙を書く必要はない）
④可能であれば電話など，必要時気軽に連絡できるような案内を添えておく	返事を書くことを重荷に感じていたり，返事を書かなかった（書けなかった）ことを気にされている遺族もいる 「現在の遺族ケアは病院からの一方通行」との意見も聞かれている

> 拝啓
> 　蒸し暑い日が続いておりますが，いかがお過ごしですか．体調など崩されていないでしょうか．○○さんがお亡くなりになられてもうすぐ三ヵ月となりますが，皆様の悲しみが癒えるには，まだ時が必要かもしれませんね．
> 　○○さんは，とても我慢強い方でしたね．つらい症状があっても，いつも周りに気を使ってくださり，笑顔で，本当に頭が下がる思いでおりました．旅行先で撮られた写真をいっしょに見ながら楽しくお話ししたことは，私にとってとても大切な思い出になっています．○週間という短い間でしたが，○○さんを看護させていただき，大切な時間をともに過ごさせていただけたことに感謝しております．
> 　様々な思いに心が揺れることもまだまだ多いことと思います．もし私どもでお力になれることがありましたら，いつでもご連絡くださいね．また，近くにお越しの際は，気軽にお顔をみせにいらしてください．
> 　　　　　　　　　　　　　　　　　　　　　　　　　　　　　敬具

図1（手紙の例）

> 拝啓
> 　秋彼岸を過ぎてめっきり涼しくなりましたが，ご家族のみなさま，いかがお過ごしでいらっしゃいますか．○○さんとお別れして早くも半年が過ぎようとしていますね．まだまだお寂しい日々かと思いますが，新たな生活にも慣れ，少し落ち着かれてきたでしょうか．
> 　ご家族の献身的な支えで，念願の外泊ができたことは，○○さんの大切な思い出になりましたね．あのときの○○さんの嬉しそうなお顔が懐かしく思い出されます．○○さんとともに過ごされたお時間が，ご家族のみなさまにとってよい思い出となり，これからの支えとなりますよう，心よりお祈りしております．
> 　お忙しい毎日かと思いますが，どうぞみなさまもお身体に気をつけてお過ごしくださいませ．
> 　　　　　　　　　　　　　　　　　　　　　　　　　　　　　敬具

図2（手紙の例）

2）かかわりのポイント

　手紙の送付が担当のスタッフからであっても，信頼関係のない人からであれば，当然それは遺族ケアにはなりえない．入院中からの継続した細やかなかかわりにより，信頼関係を築いておくことは大前提である．

　手紙とともに，入院中の写真を同封する施設もあるようだが，『入院中の亡くなる数日前までの写真は送ってもらって嬉しい反面，痩せ細った主人の姿がリアル過ぎて子供たちにはみせられない』[3]というような複雑な心情を抱く遺族もいるので，留意が必要である．

　遺族から返信が来た際，時間的な余裕がないことなどから返事を書くことを躊躇することも

あるかもしれない．そうした際，筆者からのひとつの提案であるが，可能であれば電話をかけてみるのはどうだろうか．より手軽でスタッフの負担も少なく，直接遺族と対話することは遺族ケアとしても有効であろう．緩和ケア病棟が実施する遺族ケアに対する要望としても「1回限りではない継続したケアが必要である」「電話は遺族ケアとして有効である」といった意見が聞かれている[1]．また，遺族の病院スタッフへの申し訳なさや，「お礼の返事を送ったが返事をもらえなかった」[3]というようなネガティブな思いを抱くこともなくなるのではないだろうか．

文献
1) 牟田理恵子．がん患者の遺族に対して緩和ケア病棟が実施する遺族ケアの評価と要望に関する質的研究．東京大学大学院医学系研究科修士論文（未公刊），2009
2) Milberg A et al. Family members' perceived needs for bereavement follow-up. J Pain Symptom Manage 2008; 35: 58-69
3) 北得美佐子．ホスピス・緩和ケア病棟の遺族ケアに関する研究．遺族によるホスピス・緩和ケアの質の評価に関する研究3（J-HOPE3），日本ホスピス・緩和ケア研究振興財団／「遺族によるホスピス・緩和ケアの質の評価に検する研究」運営委員会（編），東京，2016: p.120-128

［参考文献］
a) 高山圭子．遺族ケアのニーズと現状に関する基礎調査研究―わが国のホスピス・緩和ケア病棟における遺族ケアの現状と課題，2002　http://www.hospat.org/report_2002-d2.html（最終アクセス2017年11月1日）

4. 遺族が求めるよい遺族会とは？

Essence 64

- よい遺族会は，和やかで温かい雰囲気の，親しい病院スタッフとゆっくり対話のできる会である．
- 死別からの時期や開催場所により，悲しみが増すのではないかと参加を躊躇する遺族もいる．
- 「1回限りではない継続したケア」「年に複数回の開催」といった要望があった．

　遺族会は，家族会，追悼会，慰霊祭などの呼び名で，手紙や葉書/カードの送付とともに日本のホスピス・緩和ケア病棟が提供している主な遺族ケアサービスのひとつである．半年または1年ごとに，年に1〜2回開催している施設が多い．死別から6ヵ月経過した遺族に開催の案内状（図1）を出している施設が多いが，会の対象は死別から1〜6ヵ月，もしくは12ヵ月経過した遺族と施設によりいろいろである．開催場所は，病棟以外の院内で行っている施設が多いが，病棟内や病院外で行っている施設もある．参加費の徴収の有無やプログラムの内容も多岐にわ

　さわやかな初秋の季節となりましたが，皆様いかがお過ごしでしょうか．大切なご家族をお見送りされ，様々な思いを胸に日々をお過ごしのこととお察し申し上げます．
　この度，○○病院緩和ケア病棟におきまして最期の時を過ごされました患者様のご家族の方々とともに，患者様を偲び，ともに語り合う時を持ちたく，下記のとおり家族会を開催することとなりました．患者様そしてご家族の皆様とともに過ごした貴重な一時，思い出をともに振り返り，お茶を飲みながら語り合うことができればと思っております．私共スタッフが準備する手づくりの会ですので，どうぞお気軽にお越しください．

　日時：　●月●日（●）　午後2時〜4時
　場所：　○○○○
　会費：　○○○円

付記
　・当日は平服でお越しください．
　・参加のお返事は，同封のハガキにて●月●日までにお願いいたします．
　・ご不明な点がございましたら，○○までお問い合わせください．

図1　案内状の例

```
・開会の挨拶
・歓談のとき（想い出の語らい）
・詩の朗読　／合唱　／ミニコンサート　など
・おわりの挨拶
```

図2　プログラム例

たり（図2），各施設でよりよい遺族会になるよう試行錯誤しているのではないだろうか．では，一般的に遺族はどのような会を評価し望んでいるのだろうか？

根拠と研究のエビデンス

2008年に実施されたがん患者の遺族へのインタビュー調査で，会に参加した遺族にどのような点がよかったか／悪かったかという遺族会の評価と改善点および要望を調査した[1]．44人中，遺族会の開催の案内状を受け取ったと回答した遺族は38人（86％）で，参加した遺族は21人であった（参加率55％）．会に参加した遺族の評価を表1に示す．最も多くの遺族（48％）が，「スタッフにお礼ができる機会となった」ことを評価していた．また，「スタッフとゆっくり話をする時間が持てた」（38％），「スタッフと入院中の思い出を共有することができた」（33％），「和やかで温かい雰囲気だった」（33％）ことが評価されていた．「久しぶりに病院へ行くことができる機会となった」ことも多くの遺族が評価していた（43％）．

遺族会の不参加理由としては，「すでに立ち直っていた／自分自身で対処できていた」（35％），「都合が悪かった」（29％）「遺族同士で話をすることに意義を感じなかった」「顔見知りの遺族がいなかった」（各18％）「参加できるだけの気持ちの余裕がなかった」「短期間の入院だった」「スタッフとの信頼関係がなかった」（各12％）などが語られた．

緩和ケア病棟が実施する遺族ケアに対する要望として，「1回限りではない継続したケアが必要である」「遺族会が1年に複数回開催されるとよい」などの意見が聞かれた．

ケアのポイント

「根拠と研究のエビデンス」に示したように，病院スタッフとの再会と交流が最も評価されていた．遺族は，患者・家族のことをよく知るスタッフと話したいというニーズを持っている[2]．したがって，故人や遺族とかかわりの深かったスタッフが多数参加し，個々の遺族が信頼するスタッフとゆっくり話をする時間の確保された遺族会が望ましい．開催時期／場所については，個々の遺族によってニーズが違うため評価の個別性が強く，どの時期／場所がよいということは一概にいえない．ただ，気持ちや新たな生活が少し落ち着いた時期に参加しようと思う傾向にあるようである．以下に，遺族のニーズを踏まえた，遺族会でのケアのポイントをまとめた．

表1 遺族会に参加した遺族の評価

		n	%
遺族会に対する肯定的意見			
スタッフとの再会	スタッフにお礼ができる機会となった	10	48
	スタッフと久しぶりに会うことができた	4	19
	スタッフが故人や家族のことを覚えていてくれた	4	19
	顔見知りのスタッフがたくさん参加していた	3	14
スタッフとの交流	スタッフとゆっくり話をする時間が持てた	8	38
	スタッフと入院中の思い出を共有することができた	7	33
	スタッフに死別後の話を聞いてもらえた	1	5
	スタッフから自分の知らなかった故人の話を聞くことができた	1	5
	スタッフが自分たちのがんばりを理解してくれていたことがわかった	1	5
和やかな雰囲気	和やかで温かい雰囲気だった	7	33
	泣いたり,自由に想いを表出できる場であった	3	14
スタッフの気配り	ボランティアが孤立してしまう人がいないように気を配っていた	2	10
	ファシリテーター役の看護師がいて初対面の遺族ともスムーズに話せた	1	5
	故人の追悼だけでなく遺族への気遣いが感じられた	1	5
自分に合った開催場所	久しぶりに病院へ行くことができる機会となった	9	43
	院外での開催だった	2	10
自分に合った開催時期	自分のなかでのひと区切りとする機会となった	4	19
	死別から1年以上経ち気持ちが落ち着いた時期の開催であった	3	14
	死別後早期(3ヵ月後)の開催であった	1	5
プログラムの内容	故人の追悼をしてくれた	4	19
	演奏会やワークもあり楽しめる内容であった	2	10
	感動的な牧師の話を聞くことができた	1	5
ほかの遺族との交流	遺族同士の想いを共有することができる場であった	4	19
	ほかの遺族がどのように過ごしているのか知ることができた	3	14
遺族会に対する否定的意見			
スタッフとの不十分な交流	スタッフが忙しく,ゆっくり話をする時間が持てなかった	6	29
	スタッフがあまり参加していなかった	1	5
	ほかの遺族とスタッフとの間に入っていけない雰囲気があり疎外感を感じた	1	5
期待と違った内容	会費制だったのにお酒が出なかった	2	10
	ほかの遺族と交流できる場がなかった	1	5
	入院中のことをフィードバックできる場がなかった	1	5
その他	会の目的が案内状からはよくわからなかった	2	10
	1年以上経ってからの開催だった	1	5

N=21(複数回答)

1) アセスメントの仕方

対象	アセスメント項目	何をどうみるか（アセスメントのポイント）
遺族	悲嘆の程度 心身状態	○通常の悲嘆反応／悲嘆過程であるか ○悲嘆反応の程度や期間が通常の範囲を超えていないか（複雑性悲嘆） ○悲嘆過程における感情が意識的／無意識的に抑えられていないか ○抑うつなどの強い心理反応や感情的混乱はみられていないか ○それらによる日常生活への影響／支障はないか（睡眠，食欲，飲酒など）を直接聞いたり，表情や言動を観察し把握する． ○専門家の紹介や支援が必要な状態か
	介護／死別経験に関する認識や受け止め	○介護／死別経験に関することをどのように感じ，捉えているか聴く ○ゆがんだ認識や誤った認識をしていることはないか ○負担感ばかりでなく肯定的な認識（悪いことばかりではなかった，自己成長感，満足感など）も持てたか
	サポート状況	○支えとなっている人はいるか ○自分ひとりで抱え込んでいないかを聴く
	対処適応力	○身近な人に支援を求めることはできているか ○どのような対処行動をとっているかを聴く

2) ケアの選択肢

ケアの選択肢	その選択をする理由，根拠
①遺族の話の傾聴（入院中の思い出や思いを共有する）	入院時のことから現在までのこと，今後のことについても，自分たちのことを知っているスタッフに話したいニーズがある 入院中のケアを評価する
②入院中の家族の頑張りを伝える	患者にしたことを認めてもらい，承認されたいニーズがある
③入院中の疑問や後悔，心残りはないか聴く	抱いている自責感を話したい／聴いてもらいたいニーズがある 余命告知や，麻薬／鎮静薬の使用，水分・栄養補給を控える／中止すること，心肺蘇生などを家族が代理意思決定した場合，死別後もこれらに関する誤解やネガティブな感情を抱き続けている遺族も少なくない
④肯定的フィードバックや遺族の強みを伝える	入院中に下した最終決定が，死別後も遺族を苦しめていることがある 達成感が得られ，自尊感情が強化される
⑤死別後の状況や新たな生活，思いについて聴く（困っていることはないか）	今の気持ちを聴いてもらい，慰めを得たいニーズがある 生活の再構築／役割移行ができているかを把握する
⑥状況に応じた遺族の支援となる情報提供をする	不安の軽減 誤解の訂正 家族自身の力を引き出す

3) かかわりのポイント

　まず，遺族会の準備に関することでは，遺族は「自分たちもケアの対象者である」という認識が低く，会の目的がよくわからない遺族もいるので，案内状にどのような会なのかを明記するとよい．また，故人や遺族とのかかわりが深い医師や看護師は，できるだけ遺族との交流に専念できるよう，お茶出しなどの役目はボランティアの協力を得るなどし，考慮した役割分担をする．

　遺族との交流，ケアに注力することは大切だが，短期間の入院であったり，ほかの遺族と面識がない遺族の参加も多いので，孤立している人はいないかなど個々の遺族の様子に気を配り，

積極的に声かけを行うなど会の雰囲気づくりにも留意する.

　遺族が自身の気持ちを表出された時は,話をさえぎらずに「おつらかったですね…」「そのようなお気持ちになられるのは,当然のことだと思います」など共感的に話を聴く.また,「がんばってらっしゃいましたね」「○○さんも感謝していらっしゃいましたよ」など肯定的フィードバックを伝えることは,達成感が得られるとともに遺族の慰めとなるだろう.

文献

1) Muta R et al. What bereavement follow-up does family members request in Japanese palliative care units? A qualitative study. Am J Hosp Palliat Med 2014; **31**: 485-494
2) Milberg A et al. Family members' perceived needs for bereavement follow-up. J Pain Symptom Manage 2008; **35**: 58-69

［参考文献］

a) 高山圭子.遺族ケアのニーズと現状に関する基礎調査研究―わが国のホスピス・緩和ケア病棟における遺族ケアの現状と課題,2002　http://www.hospat.org/report_2002-d2.html（最終アクセス 2017 年 11 月 1 日）
b) 北得美佐子.ホスピス・緩和ケア病棟の遺族ケアに関する研究.遺族によるホスピス・緩和ケアの質の評価に関する研究 3（J-HOPE3）,日本ホスピス・緩和ケア研究振興財団/「遺族によるホスピス・緩和ケアの質の評価に検する研究」運営委員会（編）,東京,2016: p.120-128

5.「気になるな」と思ったご遺族にどうアプローチするか？

> **Essence 65**
> ✻ 故人との関係性が近く，愛着が強いほど，死別後の悲嘆も強い可能性がある．
> ✻ 経済的または家事など身の周りの世話を故人に頼っていた遺族は死別後，生活が大きく変化し，適応が難しい場合がある．

　患者の療養中，または看取り前後「気になるな」「大丈夫かな」と思う家族はいないだろうか．また，どのような家族/遺族が気になるだろうか．そして，そのような遺族にはどのようにアプローチしたらよいのだろうか．

根拠と研究のエビデンス

　悲嘆のプロセスは，大切な人を失い，故人とのこれまでの関係性から，新たな絆や愛着を改めて構築する過程であるともいわれている．すなわち，これまでともに生活していた関係から，その人がいない生活に適応していく過程でもある．多くの人が，悲しみを抱えつつも，少しずつ死を受け入れ，故人のいない生活に適応し，故人との新たな関係性を見い出すことは可能であるとされている．しかしながら，2005年にShearらが発表した文献レビューによると，故人との愛憎入り交じった両価的な関係生や依存，不安・拒絶・回避などを含む不安定型の愛着スタイルなどは，死別に対する適応の阻害要因としてあげられ，複雑性悲嘆のリスクを高めるとされている[1,2]．

　故人への依存度が高かった人も，同様に死別後の生活への適応が困難となる場合がある．複雑性悲嘆の危険因子として，故人の「配偶者」であることが先行研究で明らかになっている[3]．これは，患者との近しい関係性の反映のほか，たとえば，妻の家事に対する依存度が高かった男性が妻を亡くした際に，食事の準備など日常生活に支障をきたしたり，高齢者世帯で配偶者の死別によって世帯の年金収入が半額になったり，故人が稼ぎ手で家計を支えていた場合になどでは残された家族の経済状況が悪化するため生活が大きく変化することなどが考えられる．死別後の日常生活の劇的な変化は，故人のいない生活への適応を難しくさせる．

　故人と遺族との関係性や遺族の愛着スタイルに医療者が立ち入ることが難しい．では，どのようにアプローチしたらよいのだろうか．前述のShearらの文献レビューでは，故人に対する愛着が強い遺族は，患者へのとらわれ，反芻思考（気になることを繰り返し考えてしまうこと），故人が夢に出てきて眠れないなどの訴えから，不眠を訴える傾向があると指摘している[1]．「眠れていますか？」と声かけをすることは，遺族の気持ちのつらさや様子を聞くきっかけとなる．

睡眠状態のほか，食事や整容，飲酒量や喫煙量などの不健康行動など，日常生活の変化や乱れがないかどうか，アセスメントや声かけすることは，遺族，医療者双方にとって負担のない方法であると考えられる．

ケアのポイント

1) アセスメントの仕方

対象	アセスメント項目	何をどうみるか（アセスメントのポイント）
家族	現在の気持ちのつらさの程度	○どの程度のつらさを感じているか，精神科など専門家の受診を必要としているか
	故人との関係性	○故人との続柄 ○経済的な依存度 ○関係性・愛着
	日常生活のみだれ	○不眠，飲酒量の増加，食生活の乱れによる体重増加や体重減少，服装や身だしなみなどの著しい乱れの有無
	ソーシャルサポートの獲得の有無・状況	○同居家族，友人，近隣住民などとの関係性 ○ソーシャルサポートが得られているか，孤立していないかどうか

2) ケアの選択肢

ケアの選択肢	その選択をする理由，根拠
①傾聴	遺族の感情の表出 遺族の思い，現在の遺族にとっての問題点について理解する
②精神的サポートや行政サポートについて情報提供や活用の検討	適宜，精神科など専門家受診を必要とする場合がある 経済的な問題については，行政などのサポートの必要性を検討する 家事代行サービスなどの社会資源が利用可能な場合がある
③「眠れているか」「食事はとっているか」などの声がけ	日常生活の変化・乱れとそれに伴う支障について確認する． 不眠や意欲低下による体重減少，飲酒や喫煙量の増加などの非健康行動は複雑性悲嘆やうつの関連要因でもある

3) かかわりのポイント

故人と本人との関係性や故人に対する思慕を否定するような発言をしないこと．

遺族の日常生活の変化，適応状況をアセスメントし，困っていること，サポートが必要なことからアプローチすること．

対応は困難な場合には，専門家へつなげること．

文献
1) Shear K et al. Attachment, loss, and complicated grief. Dev Psychobiol 2005; **47**: 253-267
2) 坂口幸弘．悲嘆学入門―死別の悲しみを学ぶ，昭和堂，京都，2012
3) Stroebe M et al. Health outcomes of bereavement. Lancet 2007; **370** (9603): 1960-1973

V. デスカンファレンス 〜看護師への支援〜

1. 意見が出ないときは？

Essence 66

- デスカンファレンスの目的を明確にすることが有効となる可能性がある.
- 参加者が意見を出しやすい会の雰囲気つくりに努める.
- 意見を求める一方で, 意見を出さない理由を考慮し, 無理強いしないことも必要である.

　デスカンファレンスの目的は, 亡くなった患者のケアを振り返り, 今後のケアの質を高めることにあるが, 医療者のケアとしての位置づけも提唱されている[1]. 筆者は, デスカンファレンスについて, 「患者や家族のケアでがんばっていたことが認められた」「私たち看護師だけでなく, 医師も悩みながら患者とかかわっていたのが理解できた」などの肯定的な意見をスタッフから聞く一方で, 「よかったことばかり振り返る傾向があり, 自分のネガティブな感情を表出し難い雰囲気がある」「気持ちの整理がつかず, やりたくない」などの否定的な意見もしばしば聞くことがある. 筆者は両方の意見を真摯に受け止めつつ, デスカンファレンスを主催する部署のスタッフと目的や方法を共有したうえで会を開催するようにしている. ここでは, デスカンファレンスにおいて, 意見が出ないときに着目していくこととする.

根拠と研究のエビデンス

　最近のデスカンファレンスの研究[2]では, ①多職種デスカンファレンスを実施することが「発言しやすい場つくり」につながるのか, ②医療者間のコミュニケーションにどのような影響を及ぼすのかを目的とし, 対象者である多職種33人に, 質問紙調査とフォーカス・グループ・インタビューを行ったものがある. 対象者の内訳は, 看護師26人, 医師4人, 薬剤師1人, 臨床心理士1人, 歯科衛生士1人である. 対象者はすべて, 多職種デスカンファレンスに1回以上参加している. 多職種デスカンファレンスは, 「チームの連携力を高めるカンファレンスの進め方」に関する文献を参考にあらかじめ運営方法を決め, 次の4点を設定した. 役割の明確化, テーマ（目的）, グランドルール, 環境.

　質問紙調査の結果（回収率100%）より, 「自分の思いを話せた」と回答した者は24人（73%）, 「テーマ（目的）を決めたことで話しやすくなった」と回答した者は31人（94%）であった. また, フォーカス・グループ・インタビューでは, 質的帰納的方法で分析した結果, 7つのカテゴリーに大別され, そのなかに【デスカンファレンスの負担】というカテゴリーがある. そのサブカテゴリーは3つで構成され, 〈会のマイナス的な雰囲気〉〈デスカンファレンスの役割の負担〉〈発

表1　フォーカス・グループ・インタビュー結果

カテゴリー	サブカテゴリー	コード
デスカンファレンスの負担	会のマイナス的な雰囲気	○空気が暗くなる ○表情が硬くなる
	デスカンファレンスの役割の負担	○担当看護師として，もう少しやれたのではないかと，患者のことを思い出す
	発言することへの戸惑い	○悪いことしか残らないので，どう言ってよいかわからない

（武田ひろみほか．看護実践の科学 2016; 41 (3): 6-13 [2] を参考に著者作成）

言することへの戸惑い〉である．サブカテゴリーのコードは表1のとおりである．

ケアのポイント

「根拠と研究のエビデンス」に示したとおり，デスカンファレンスにおける役割，目的，ルールなど，方法を明確にし，参加者が理解できると，意見を出しやすくなる可能性もある．一方でデスカンファレンスそのものが参加者の負担となる可能性がある．デスカンファレンスで意見が出ないときには，「会のマイナス的な雰囲気」「デスカンファレンスの役割の負担」「発言することへの戸惑い」を考慮していくことも必要である．

1) アセスメントの仕方

アセスメント項目	何をどうみるか（アセスメントのポイント）
デスカンファレンスの方法	○役割（司会，書記）の分担はできているか
	○目的は何か
	○所要時間などのルールは決まっているか
	○開催場所は落ち着いて話し合いのできる静かな場所であるか
参加者メンバー	○参加者の職種
	○参加者のデスカンファレンスへの参加回数
	○司会者の状況（経験，役職）
	○受け持ち看護師の経験（看取りの経験など）や症例へかかわっていた状況，カンファレンスの準備状況
	○受け持ち看護師以外のスタッフの経験（看取りの経験など）や症例へかかわっていた状況
参加者の様子	○参加者の表情，態度，言動より，デスカンファレンスの参加が負担となっていないか，意見を出すことがつらくなっていないか

2）ケアの選択肢

ケアの選択肢	その選択をする理由，根拠
①目的を再確認する	ディスカッションが目的から外れて進行しているため，意見が出なくなっている可能性がある
②語っていない参加者に意見を求める	デスカンファレンスに慣れていない人，新人スタッフなどは意見を出すことを躊躇しているかもしれない
③参加者が自由に語れるような場の雰囲気をつくる	参加者が自分のありのままの感情を語るには，それがよしとされない雰囲気があると，参加者の感情を抑圧することにつながってしまうため
④意見を出すことを無理強いしない	意見が出ない背景には様々な理由がある．語ることでその人の成長や医療者のケアにつながる人もいるが，不全感や傷ついた経験があるなど，気持ちの整理ができていない人もいるため，語ることが最善とは限らない

3）かかわりのポイント

デスカンファレンスで扱う症例，会を開催する部署や参加者の状況，会の方法は異なるため，デスカンファレンスのあり方は毎回違って当然である．意見が出ないときは，「意見を出してもらうべき」と考えるよりも，なぜ意見が出ないのだろうか，意見を出しやすくするにはどのような工夫をしたらよいか，という視点で考えていくのがよい．

デスカンファレンスの開催が患者が亡くなって間もない時期の場合は，私たち医療者も患者を喪失したことに伴う悲嘆を経験しているため，より意見が出ない可能性がある．デスカンファレンスの開催のタイミングも慎重に検討していく必要があるだろう．

そして，意見を求めても表出しない場合は，その人が不消化な思いを抱えていたり，とても傷つく経験をしている可能性があることなどに留意し，デスカンファレンスが侵襲的にならないように配慮していく必要がある．具体的には，意見を強要しないこと，途中での退席可能と伝えることなどがある．気持ちの整理ができずにいるスタッフには，あらかじめデスカンファレンスへ参加しない選択肢を提示するのがよいと考える．

文献

1) 広瀬寛子．医療者に対するサポート〜デスカンファレンスとエンカウンターグループ〜．がん看護 2014; **19**: 385-388
2) 武田ひろみほか．多職種デスカンファレンスが医療者間のコミュニケーションに及ぼす影響—デスカンファレンスは，スタッフ間のコミュニケーションを深める．看護実践の科学 2016; **41** (3): 6-13

2. ショックを受けている新人への支援は？

Essence 67

- 新人看護師の視点が，患者・家族中心へとシフトするように支援する．
- 新人看護師自身も十分に守られている実感がなければ，患者・家族を守ることは難しい．
- デスカンファレンスは，困難体験を乗り越えた過程などの臨床知を伝える機会になる．

現代社会では，多様な生活スタイルや個人主義などを背景に，身近な人を看取る体験が少なくなっている．体験することを通じて死について考える機会が減少しているため，看護という仕事につき，はじめて患者の死を目のあたりにしたとき，その重みに動揺してしまうことがある．

根拠と研究のエビデンス

一般病棟の看護師のがん看護に対する困難感を調査した研究で，がん患者のケア経験が少ないほど困難感は高く，それらが知識尺度とは相関せず，特に経験年数の少ない看護師に対する実践スキル向上のための支援の重要性が指摘されている[1]．新人看護師のリアリティショックについて類型化された研究では，新人看護師が複数のギャップを同時に感じていると述べられている（表1）[2]．これらを胸の内に押し隠しながら，死にゆく患者に向き合うことで心の負担が積もり，結果としてケアの質が落ちたり，患者のつらさの前から逃げ出すようなことにならないように周囲からのサポートを行う．

表1 新人看護師のリアリティショックの分類

類型	例
医療専門職のイメージと実際とのギャップ	先輩の対応・態度に納得できない
看護・医療への期待と現実の看護・医療とのギャップ	処置やナースコールに追われて患者の側にゆっくりいられない
組織に所属することへの漠然とした考えと現実の所属感とのギャップ	人間関係の表と裏が看護に影響していると感じる
大学教育での学びと臨床実践で求められている実践方法とのギャップ	多重業務のなかで終末期ケアを行わなければいけない
予想される臨床指導と現実の指導とのギャップ	わからないことが多いまま，独り立ちになった
覚悟している仕事とそれ以上にきびしい仕事とのギャップ	患者の移動，体位交換など常に体力が求められる
自己イメージと現実の自分とのギャップ	死にゆく患者を前に何も声をかけられない

（勝原裕美子ほか．日本看護科学学会誌 2005; 9: 30-37 [2] を参考に著者作成）

ケアのポイント

デスカンファレンスは新人教育に特化した場ではないが，経験を積んだ看護師が，困難感を感じながら実践のなかで培った，ある意味，教科書を超えたスキルや倫理観を，臨床知として伝える機会にもなる．患者の死にショックを受けている新人看護師が，患者が望むケアに応えられなかったジレンマや困難感を抱いているならば，それは多くの看護師が経験してきたことである．また，看取りの体験を通じて，患者が人生の最期のときを「生き切る」時間に寄り添い，多くの励みや喜びをもらうことについても知る機会となりうる．

1）アセスメントの仕方

対象	アセスメント項目	何をどうみるか（アセスメントのポイント）
新人看護師	デスカンファレンスに対する意識	○目的を理解しているか，他者の発言への反応，傍観者になっていないか，発言したい様子がないか
	患者の死の受け止め方	○患者の死をどのように受け止めているか，自分の感情や体験を言語化できているか，表情などの非言語的メッセージ
	バーンアウトのサイン	○表2参照
	特に困難な症例ではなかったか	例）・患者や家族から担当を外して欲しいと言われた ・医療者間のコミュニケーションがよくなかった ・患者の急変に遭遇した

表2 バーンアウト時の注意するべきサイン

サイン（行動）
- ○患者を避ける
- ○患者の家族を避ける
- ○ほかの医療者と患者のことについて効果的に話し合うことができない
- ○同僚に患者を否定・軽視する考えを伝える
- ○患者のケアに細かい配慮ができない
- ○患者や家族と会うときにストレスや緊張がある
- ○医学的な必要以上に患者のところへ行く

サイン（感情）
- ○患者や家族への怒り
- ○患者や家族から責められる感覚や負担を感じる
- ○患者や家族への軽蔑
- ○患者や家族への侵入的思考
- ○挫折，自責，罪悪感
- ○患者を救う個人的な義務感
- ○つらいと言葉にするのは注目を集めるための操作的努力だという考え
- ○医療への要求により犠牲になるという考え

(Meier DE et al. JAMA 2001; 286: 3007-3014 [3] を参考に著者作成)

2) ケアの選択肢

ケアの選択肢	その選択をする理由，根拠
①喪の作業をともに行う	患者喪失の根本的なつらさを認め，感情の表出やケアを振り返ることの大切さを知ってもらう
②新人看護師の帰属意識を高める	新人看護師がチームの一員であることを認め，カンファレンスは安全な場所であることを保証する
③臨床知の習得を促す	コミュニケーションスキルや態度は組織風土のなかで習得するものが大きい
④新人看護師のケアを承認	承認される機会が少なく自信がないことが多い
⑤特に困難な症例への対応	困難症例にかかわる新人の負担は大きいが，症例を通して大きく成長する可能性も大切にする

3) ケアの手順

❶喪の作業をともに行う：新人看護師が患者の死を自分のなかで消化していく喪の作業を見守り，自分自身の感情を知り，表出することの重要性を伝える．

❷新人看護師の帰属意識を高める：司会者や先輩看護師などが発言しやすいタイミングで声をかける．新人看護師の発言を否定や指導はせずに貴重な意見として受け止める．

❸臨床知の習得を促す：新人看護師が知りたいと思う臨床知に着眼し，患者・家族と話した内容や向き合う態度を伝える．質問を受けつけいっしょに考える．

❹新人看護師のケアを承認：新人看護師が患者とのかかわりのなかでできたことや気づきを認める声かけを行う．

❺特に困難症例への対応：可能ならば専門・認定看護師などのリソースを用い，現象の意味と行った看護について振り返る．

4) かかわりのポイント

患者・家族にとっては新人看護師も一人のプロフェッショナルである．新人看護師が今できること，今の自分ではできないことを明確化し，キャパシティを超える負担を誰かに委ねることは，ケアを必要とする人々の気持ちを置き去りにしないために大変重要なことである．また組織に属し守られているという実感は非常に大切であり，誰も新人看護師を守ってくれる人がいなければ，自分で自分を守るしかなく，ケアの対象である患者・家族を守るということは非常に難しくなることも心にとどめておきたい．

文献
1) 宮下光令ほか．東北大学病院の看護師のがん看護に関する困難感とその関連要因．Palliative Care Research 2014; **9**: 158-166
2) 勝原裕美子ほか．新人看護師のリアリティ・ショックの実態と類型化の試み—看護学生から看護師への移行プロセスにおける二時点調査から．日本看護科学学会誌 2005; **9**: 30-37
3) Meier DE et al. The inner life of physicians and care of the seriously ill. JAMA 2001; **286**: 3007-3014

3. カンファ中に受け持ち看護師が泣き出したら？

Essence 68

- 涙を流すことには，患者とのお別れの作業としての肯定的な意味もある．患者の死をしっかり悼み，患者との出会いと別れに「意味」を感じられれば，明日からの看護につながる．
- 最初から医療者の感情の表出を前提として，「泣いてもいい」という保証をする．
- もし受け持ち看護師が泣き出しても，司会やファシリテーターは動揺せずに，一貫して落ち着いて，穏やかに対応する．

デスカンファレンスでは，受け持ち看護師やかかわった医療者が話し合うまで気づいていなかった様々な感情がその場であふれ，泣き出してしまうことがある．涙が自然に流れ落ちるようなときもあれば，声をあげて号泣するような感情の揺さぶられ方をすることもあるかもしれない．患者の話をしながら泣き出すこともあれば，誰かの発言がきっかけになるかもしれない．いずれにしても涙を流すこと自体は悪いことではない．

根拠と研究のエビデンス

デスカンファレンスの主な目的は亡くなった患者へのケアを振り返り，次の患者へとつながる学びを得ることと，かかわった医療者同士がお互いを認め，癒し，支え合うことである．何か考慮すべき特別な事情がない限り，受け持ち看護師はデスカンファレンスに参加するべきであり，「参加してよかった」と思えるものであって欲しい．患者の人生の最期の時をともに過ごす体験とそれに続く永遠のお別れは，どんなに経験を重ねても，どんなに一生懸命ケアをしたと思っても，やはり淋しく，また「もっとこうすればよかったのではないか」というやり残しの課題や後悔を往々にして感じてしまうものである．むしろ，受け持ち看護師がその患者・家族に寄り添い，一生懸命ケアをしたからこそ，よりつらいということもある．デスカンファレンスは，そのように感じる医療者が心のなかの混沌とした思いを言葉にすることで整理し，また「それでよい」と承認される場でもある．天野らは，原疾患に起因しない重篤な疾病により急な転帰をたどった患者のデスカンファレンスについて報告している．自責の念や，無力感，敗北感，治療方針や主治医に対する疑問など本音が語られるなかで，その時々に各職種が真剣に患者と向き合ってきたことがわかり，相互の信頼関係が深まると同時に，自分たちのケアを肯定的に捉えることができたと述べている[1]．デスカンファレンスでは，当事者達が本音で話せることは重要であり，そのうえで信念対立だけを浮き彫りにしないように，各施設における目

的やルールを明確にしておく必要がある．

ケアのポイント

　もし受け持ち看護師が泣き出してしまったら，自らの感情に向き合うことができているサインでもある．司会やファシリテーターはその思いを浄化していくプロセスに重きを置く．有意義なデスカンファレンスのあとには，泣いたことを後悔するよりも「今まで泣きたかったのに泣けなかった．やっと泣けた」という思いが語られることが多いように思われる．

1) アセスメントの仕方

対象	アセスメント項目	何をどうみるか（アセスメントのポイント）
受け持ち看護師	カンファレンスでの緊張や孤立の有無	○声が震えるなど大勢の前で話すことに緊張がないか ○受け持ち看護師への否定的発言がないか
	患者喪失の体験の意味	○患者の死をどのように受け止めているか聴く ○生前から患者への感情移入が大きくなかったか
	自己効力感の低下	○ケアの不足，自分の技術に自信がないなどの発言や看護のやりがいや価値を見い出せないなどの発言がないか
	精神症状の有無	○継続する気分の落ち込み，ほかの患者への関心の低下や意欲，集中力の低下，楽しむ感情の減弱はないか
	身体症状の有無	○不眠，食欲不振，倦怠感などの症状がないか
	個人的背景	○受け持ち看護師が近親者の死を体験した直後であるなど
参加者	医療者間の関係性	○医療者間の信念対立，コミュニケーション，職場の人間関係

2) ケアの選択肢

ケアの選択肢	その選択をする理由，根拠
①泣いてもいいという保証	一生懸命ケアをすれば患者が亡くなることはつらくて当然であり，カタルシスの過程で泣くことは肯定的な意味も持つ
②どんな思いで泣いているのかを穏やかに問う	泣き出してしまった背景をある程度，類推することはできるが，本当の気持ちは受け持ち看護師本人にしかわからない
③陰性感情を含め，自由な話し合いを促進する	あまりに建設的で前向きな意見ばかりが続くと，患者から傷つけられた体験や医療者間の対立などについて語りにくい
④中断の希望があれば受け入れる	どうしても患者の死を語ることがつらい場合は，無理強いせずに時間をあける必要がある
⑤チーム医療の再確認	チームに帰属している実感を持ち，孤独化しないようにする
⑥できていることの承認	受け持ち看護師が本当に何もできていないケースはおそらくほとんどない．貴重な事例を提供した受け持ち看護師を労う
⑦心身症状への配慮	身体の疲労は交代勤務の激務を担う看護師に軽視されがちだが，身体の疲労は心の負担も大きくする

3) ケアの手順

❶泣いてもよい保証：あらかじめティッシュを用意しておくなどみえる形で，誰かが泣いてもよい，安全な場であるという空気をつくる．

❷どんな思いか問う:受け持ち看護師が涙を流したら,一歩待つ姿勢で「今の~さんの気持ちをみんなに話せそうですか?」などの声をかけ,受け持ち看護師の言葉を促す.
❸自由な話し合いの促進:感じたとおりのことを話してよいと伝え「そのことでつらい思いをしたのですね.ほかの人はどうですか」など参加者の意見を促す.
❹中断の申し入れを受け入れる:どうしても言語化ができないときは,「時間を置いたほうがいいですか」と尋ね,本人の判断を待つ.
❺チーム医療の再確認:個々の問題やかかわりだけに着目せず,医療チームとして,全体がどうであったかを検討する.
❻できていることの承認:できていることこそ意図的に,積極的に他者から伝える.
❼心身症状への配慮:勤務調整による休息が必要か確認.第三者によるサポートが必要な場合は,専門・認定看護師,精神科医などの専門家につなぐ(他項参照).

4) かかわりのポイント

　デスカンファレンスでは,死にゆく患者のケアを担った受け持ち看護師に対する労いの思いを参加者全員が忘れずに,建設的な話し合いとなることを目指す.受け持ち看護師が,周りからみて一生懸命ケアをしていたと思っても,「もっと~すればよかったのではないか」という思いを持っているならば,自分自身で消化していくしかないのだが,「そんなふうに一生懸命に思う看護師がいたことは,患者さんにとってきっとよかったのではないでしょうか」と声をかけてあげたい.徹底的に相手を承認するという場面は,日々の臨床現場ではそう多くないかもしれないが,デスカンファレンスは「それでよい」と言葉にすることの意味が,如実になる場である.

　また,デスカンファレンスは参加者全員でつくり上げていくものであるが,司会やファシリテーターの役割の大きさはいうまでもない.司会やファシリテーターは各施設,看護師が担うことが多いようで,最初はうまくいかなくても,毎回振り返り経験を積むことでデスカンファレンスだけでなくチーム医療をまとめる力量がつくといわれている[2].参加者の意見を引き出すという側面では,「患者からたくさんのことを教えてもらった」というような,あまりに建設的で前向きな意見ばかりが続くと,患者から傷つけられた体験や自分ができなかったことなどを語りにくくなる.本当の気持ちを押し殺すことは非常につらいことであり,感じたとおりのことを話してよいと伝える.

　デスカンファレンスを通じて,患者をしっかりと悼むことができれば,その患者と出会い,お別れをすることのなかに「意味」を感じられる.その「意味」が日々,生死と向き合う臨床の看護師を,根幹で深く支えてくれるものとなる.

文献

1) 天野晃滋ほか.緩和ケア病棟でのデスカンファレンスの意義の検討―肝がん患者を褥瘡に起因する壊死性筋膜炎で亡くした経験を通して.Palliative Care Research 2012; **7**: 568-574
2) 宮下光令.明日の看護に活かすデスカンファレンス―デスカンファレンスのまとめ―連載を振り返って.看護技術 2010; **56** (14): 64-67

[参考文献]
a) 安達富美子,平山正実.燃え尽きないがん看護.医学書院,東京,2003

4. すべてを解説したがる医師にどう対応する?

> **Essence 69**
> ❋ 医師とともにカンファレンスを行う場合,医師の医学的な説明で終わってしまわないよう,カンファレンスの目的を医師に十分理解してもらう.
> ❋ 看護師が主体的に発言できるようにカンファレンス本番前に準備を行う.
> ❋ 医療チームのメンバーが同等の立場で話し合いに臨めるように配慮する.
> ❋ 普段から他職種の立場を理解しようとする姿勢を持つことや,コミュニケーションをとることが,カンファレンスのなかで,自由に気持ちが言い合えることにつながる.

医師,看護師,薬剤師などによるチーム医療における連携は重要ではあることは,誰もが認識するところではあるが,治療の場では医師の方針に従い,トップダウンの指示系統になりがちである.その流れで,カンファレンスの場でも,医師が仕切ってしまい,他職種は意見が言えないまま進んでしまうこともあろう.そのような構図は,医師に対する遠慮や医学知識に対する自信のなさが原因になることもあるが,運営する側が,カンファレンス前に十分な準備態勢を整えることで,改善できる可能性もある.多職種によるデスカンファレンスは,コミュニケーションの場だけではなく,お互いの職種の立場や気持ちを理解するうえで有益な場であり,安心して意見を言い,話し合える雰囲気づくりも大切である.

根拠と研究のエビデンス

多職種デスカンファレンス全9回に1回以上参加した医療スタッフ33人(看護師26人,医師4人,薬剤師1人,臨床心理士1人,歯科衛生士1人)に実施した調査結果(表1)では,「自分の思いが話せた」の回答が24人(73%)であったが,「できなかった」の回答も約4分の1の24%いた.自分以外の職種へ話しやすくなったが27人(82%)であったが,「ならなかった」の回答も約5分の1の18%であった[1].単一施設での調査結果ではあるが,複数回のデスカンファレ

表1 多職種デスカンファレンス全9回後のアンケート

	「できた」または「なった」	「できなかった」または「ならなかった」
多職種のデスカンファレンスで自分の思いを話せたか	73%	24%
テーマを決めたことで話しやすくなったか	94%	0%
自分以外の職種へ関心を持つことができたか	100%	0%
多職種デスカンファレンス以外の場で自分以外の職種へ話しやすくなったか	82%	18%

表2 医師との関係についての看護師の悩み

コミュニケーションがうまく取れない	○相談したり依頼することを躊躇してしまう ○怒らせてしまうのが恐い ○普段から話す場がない ○カンファレンスを行う機会が少ない
価値観や認識の違いを感じる	○看護師の意見を伝えても聞き入れてもらえない ○終末期医療に関する考え方に違いを感じる ○治療方針に納得できないことがある ○医師により方針が違い対応に困る ○家族への対応に疑問を感じる

ンスを行っても，自分思いを伝えられなかったり，他職種への話しかけを躊躇するスタッフが少なからずいる．

ケアのポイント

　カンファレンスが，医師の医学的な説明で終わってしまわないようにするには，カンファレンスの目的を理解してもらうことや，本番前に準備を行うこと，医療チームのメンバーが同等の立場で話し合いに臨めるような配慮が必要である．看護師は，医師に対し，表2のような悩みを抱えていることも多く，普段からコミュニケーションをとること，他職種の立場を理解しようとする姿勢を持つことで，自由に気持ちが言い合えることにつながる．

1) アセスメントの仕方

対象	アセスメント項目	何をどうみるか（アセスメントのポイント）
カンファレンスメンバー	メンバーの人間関係	○普段からコミュニケーションをとる機会があるか，話しやすい関係か．お互いの立場を理解しているか．
	事前の準備状態	○目的や進め方について事前に理解を得られているか
	開始時のメンバーの認識	○カンファレンス開始時に，目的や基本姿勢など共通理解ができているか
	目的や方向性がずれていないか メンバー全員が参加できているか	○発言内容がずれている，発言が長い，医学的な説明だけになっている，発言をしていないメンバーがいるなど．職位や職種の違いで，発言しにくい雰囲気になっていないか
	最後に納得できていない人がいないか	○言い足りない，納得できていない，不全感がある，不消化であるなどのメンバーがいないか

2) ケアの選択肢

ケアの選択肢	その選択をする理由，根拠
①普段からの関係性の構築	普段からコミュニケーションが取れていないと，カンファレンスでも声をかけることを躊躇してしまう
②カンファレンス開始時に共通認識を持つ	デスカンファレンスは，亡くなられた方のケアや診療を振り返り共有することで，今後のケアや診療の質を向上すること，医療スタッフ自身のグリーフケアが目的である
③カンファレンス中の軌道修正	特定の人ばかりが発言していたり，メンバー全員が参加していない場合，カンファレンスの目的が果たせない
④終了時に意見を求める	カンファレンス終了時にお互い納得できるようにする

3) ケアの手順

❶ カンファレンス前に，出席する医師に，進め方について説明し了承を得ておく．
❷ カンファレンスの開始時に目的を確認する．
❸ 基本姿勢として発言内容に「間違えはない」「否定しない」「責任を感じない」を確認する．
❹「参加者全員が発言できるように，1回の発言は1分を超えない程度」など共通のルールを確認し，ホワイトボードに記載しておく．
❺ 話が長くなりがちな医師に対しては，「最後のまとめで発言をお願いしたい」また，「途中で困ったときに意見を求めます」などと，発言の機会を保証する．
❻ 話が長い，内容が目的とずれている，参加者のニーズとずれているなどが生じた場合は，「要点を絞ってお話しください」「最後にもう一度話していただくので，ほかの方のご意見を……」などと，司会者が調整し，目的を再確認したうえで「また別の機会に……」と別の機会を保証する．
❼ 途中で話を切り上げてもらった場合や，あとで発言を求めた場合は，最後に意見を求める．

4) かかわりのポイント

　医師と看護師の協働に対する態度の調査結果[4]では「医師は，医療にかかわる事柄すべてにおいて主な権限を持つべきである」などの「医師による支配」の得点が看護師よりも高いことが示されており，医師の責任感からカンファレンスの場も医師主導になりがちな場合もあろう．しかし，看護師自身がケアの専門家であるという自信を持ち，運営することが大切である．また，カンファレンスの場では，医療チームのメンバーが同等の立場で話し合いに臨めるように配慮し，普段から他職種の立場を理解しようとする姿勢を持つことや，コミュニケーションをとることが，カンファレンスのなかで，自由に気持ちが言い合えることにつながる．

文献

1) 武田ひろみほか．多職種デスカンファレンスが医療者間のコミュニケーションに及ぼす影響─デスカンファレンスは，スタッフ間のコミュニケーションを深める．看護実践の科学 2016; **41** (3): 6-13
2) 広瀬寛子．明日の看護に生かすデスカンファレンス第1回デスカンファレンスとは何か─意義と実際．看護技術 2011; **56** (1): 64-67
3) 篠田道子．チーム連携を高めるカンファレンスの進め方．第2版，日本看護協会出版会，東京，2015
4) 小味慶子ほか．医師と看護師の協働に対する態度：Jefferson Scale of Attitudes toward Physician-Nurse Collaboration 日本語版の開発と測定．医学教育 2011; **42** (1): 9-17

5. 自死例にどう対応する？

Essence 70

✳︎自殺に関するサーベイランスでは入院患者が罹患した疾病はがんが35％と最多であった．
✳︎自責感，無力感が長期間持続する看護師には個別的で継続的なケアを受けられる体制が必要である．
✳︎日ごろから込み入った話ができる職場の人間関係の構築は不可欠である．

　突然の予期しない患者の死「自殺」に遭遇した場合，看護師は「どうして気づいてあげられなかったのか」という思いとともに自責感に苛まれ，様々な感情で深く傷つく．それは，患者の死にゆくプロセスに付き合う以上の心的外傷を看護師に残すことがある．

　万が一，不幸にして自殺が起きてしまったときは，遺された人に適切なケアが必要になってくる．適切なケアが受けられないままだと，当初は一見問題がないようにみえた人でも，その後，不安障害，うつ病，外傷後ストレス障害（post traumatic stress disorder：PTSD）などを発病するリスクさえあるからである．

根拠と研究のエビデンス

　日本医療機能評価機構において，一般病院を対象として自殺に関するはじめての大規模調査を実施した[1]．575病院から回答が得られ（回答率57.2％），29％の病院（170病院）で計347件の自殺が生じたことを報告した．自殺した入院患者のうち，罹患していた身体疾患はがんが35％と最多であった．そして，自殺者の少なくても49％に危険因子や予兆が観察されていたと指摘した．このように自殺の危険因子を多く満たす人は，将来自殺行動に及ぶ危険が比較的高いことを踏まえ，自殺の危険因子について表1に示す．また，自殺者にかかわった医療スタッフへの専門的ケアはほとんど行われておらず，日ごろの自殺予防関連の研修実施率はわずか5％だった．

　患者の自殺・自殺企図に直面した経験のある精神科看護師の心的ストレス反応および経過に関する調査を実施した[2]．409人から回答が得られ，47％（125人）の看護師が患者の自殺・自殺企図に直面した経験があると報告した．看護師のストレス反応では自責感，緊張，不安，無気力があげられた（図1）．特に，自責感や無力感については直面から1年，5年，10年の3群間での差は認めず，長期間持続する看護師もいた．男女差では，「吐き気，胃痛があった」では男性1人（1.2％），女性13人（7.7％）と性別での違いを認めた（$p=0.039$）．

表1 自殺の危険因子

[自殺未遂歴]
○自殺未遂は最も重要な危険因子
○自殺未遂の状況，方法，意図，周囲からの反応などを検討
[精神疾患の既往]
○気分障害（うつ病），統合失調症，パーソナリティ障害，アルコール依存症，薬物乱用
[サポートの不足]
○未婚，離婚，配偶者との死別，職場での孤立
[性別]
○自殺既遂者：男＞女　　自殺未遂者：女＞男
[年齢]
○年齢が高くなるとともに自殺率も上昇
[喪失体験]
○失職や経済破綻，病気やけが，予想外の失敗
[他者の死の影響]
○精神的に重要なつながりのあった人が突然不幸な形で死亡
[事故傾性]
○事故を防ぐのに必要な措置を不注意にも取らない
○慢性疾患に対する予防や医学的な助言を無視する

（高橋祥友．自殺のポストベンション―遺された人々への心のケア，高橋祥友，福間　詳（編），医学書院，東京，2004: p.4 [3]を参考に著者作成）

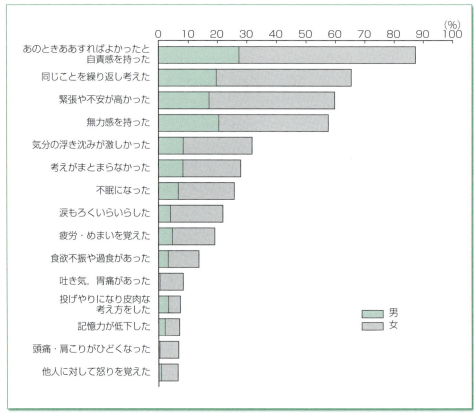

図1　自殺・自殺企図の直面時に自覚した看護師の心的ストレス反応（$n=253$）
（折山早苗ほか．日本看護科学学会誌 2009; 29 (3): 60-67 [2]を参考に著者作成）

■ケアのポイント

「根拠と研究のエビデンス」に示したとおりに患者の自殺に直面した看護師の心的ストレス反応として,特に自責感や無力感が長期間持続するため適切な支援が望まれている.この対応はディブリーフィング[脚注1)]を中心とする緊急事態ストレスマネジメント(critical incident stress management:CISM)の技法を状況に応じて臨機応変に応用することが望ましい[3)].大切なことはディブリーフィングを実施することが目的ではなく,ケアすることが目的であることを忘れてはならない.

[脚注1)]: ディブリーフィングとは,ハイリスク者を早期に発見し,適切な治療に導入するためのスクリーニング法である.また,緊急事態を経験した人に対するメンタルヘルス教育の機会でもある.しかし,ディブリーフィングはあくまでも緊急事態に対するファーストエイドであり,専門的かつ集中的な治療の代替品ではないことを特に留意する.

1) アセスメントの仕方

対象	アセスメント項目	何をどうみるか(アセスメントのポイント)
看護師	看護師にとっての心理的影響	○患者に対する強い感情(不安,恐怖感,怒り,イライラ)や複雑な感情(何もできなかったという自責感,無力感,自信の喪失)の程度とその持続期間
	看護師にとっての生活への影響	○自殺を想起させる状況や事物を回避する(自殺が起きた場所に行けない,暗い場所が怖い,など).睡眠や食欲が変化する.フラッシュバックのように突然思い出すこともある.長引く場合はうつ病の可能性がある
	看護師としての職務への影響	○自殺のあった時間帯の勤務や夜勤が怖い,注意が集中できない,辞職を考える,人間関係で孤立する
	看護チームや病棟への影響	○複雑な感情を内向させてしまう結果,病棟全体に独特の緊張感や閉塞感が漂う(自殺はなかったかのように振る舞う,事実を隠す,患者の態度や状態に過度に敏感になる,など)

2) ケアの選択肢

ケアの選択肢	その選択をする理由,根拠
①できるだけ早期に,できるだけ多くの関係医療スタッフを集めて開催(事前調整)	自殺後1~2週間以内に実施する.開催は遅くなればなるほど,抑圧が働き事実認識が変わる可能性や,各人なりに一度整理が終わってしまい,ディブリーフィングの効果が現れにくくなる
②ディブリーフィングの目的と効果を伝える	通夜や初七日で故人をしのんで語り合うことに例えて話す(亡くなった人への黙祷をささげてもよい).感情を表現することは心の整理に役立つことを強調する.特定の医療者を責めたり,犯人探しが目的ではないことを明言する
③事実認識を統一するため,経過について振り返る	率直に患者の治療経過を振り返る一方で,自殺の危険因子など,有用な自殺に関する一般的な知識を織り込み,できるだけ淡々と事実を明らかにする
④経験した感情を表出し,皆で共有する	様々な気持ちを経験することはごく当たり前であることを説明したうえで,医療スタッフの抱く複雑な感情の表出を促す(できるだけ全員に発言してもらう).自分一人ではないということを確認できただけでも,参加者にとって大きな安心感につながる
⑤自分たちでできることの提案	遺族への支援方法や,今回の経験を今後の患者ケアに生かすことを皆で確認し,ディブリーフィングを終了する
⑥メンタルヘルスに関する情報提供	簡単なストレス解消法,栄養や休養の必要性について説明する.うつ状態やPTSDなどから職務に支障をきたす状態であれば,専門家による個別ケアを受ける

3) かかわりのポイント

　前述のとおりうつ病が自殺の背景にあることが多い一方で，個々の患者の自殺を予測する確立された方法はない．今回提示した研究で看護師のストレス反応が長く持続する理由として，自殺に直面した看護師の感情に巻き込まれ，看護師同士つらい気持ちから長期間抜け出せないと考察されている[2]．ディブリーフィングを用いたカンファレンスでは，皆が経験している複雑な感情が共有されることで医療スタッフに一体感が生まれる．かかわりのポイントとしては，「ほかの人の顔をみていても，そうだと感じている人が多いようですね」「自分だけがつらいのではない，みんなもつらいということを共有できたのではないでしょうか」などと発言するとよい．同時に，看護師への個別の相談窓口として精神看護専門看護師や臨床心理士による面接や医療機関の紹介など個人的なサポートを提供することも有用である．そのためにも，日ごろからそのような込み入った話ができる職場の人間関係の構築は不可欠であることを心にとどめておくとよい．

文献

1) 南良　武ほか．精神科領域における医療安全管理の検討その1―病院内における自殺に関するアンケート．患者安全推進ジャーナル 2006; **13**: 64-69
2) 折山早苗ほか．患者の自殺・自殺企図に直面した精神科看護師の心的ストレス反応とその経過に関する研究．日本看護科学学会誌 2009; **29** (3): 60-67
3) 高橋祥友．自殺のポストベンション―遺された人々への心のケア．高橋祥友，福間　詳（編），医学書院，東京，2004: p.83

6. 看護師の不調　誰にどうアドバイスをもらう？

Essence 71

- 患者の死を前に看護師は様々な感情を体験する．看護師も一人の人間であり，いろいろな感情を体験することは普通のことである．
- 不調を声に出しやすい環境をつくり，小さな変化に周囲が気づき，ストレスの芽が小さなうちに対処しておくことが重要で，リエゾン精神看護専門看護師などへの相談も検討も大切である．

　私たち看護師は，これまでの臨床実践のなかで，「忘れられない患者さん」として，患者の喪失体験を心の奥に秘めていないだろうか．しかし，実際には，自分の悲しい気持ちやつらい気持ちを積極的に安心して語る場はなく，その場で感じた感情に蓋をしたり，見ないふりをしたりしながら看護師としての臨床経験を積んでいく．しかし，ふとしたとき，そのうまく昇華できていない喪失体験を想起させるような同じ状況にある患者に遭遇すると，パンドラの箱を開けたように，看護師は気持ちの不安定さを経験する．看護師が健康的に仕事をしていくためには，自分の感情を表出することで，患者の「死」に対する自分の反応を認識し，自分自身をケアすることが重要である．

根拠と研究のエビデンス

　終末期医療に携わる看護師のストレス因子とストレス状況を究明し，それらの関係を明らかにした研究[1]では，「患者の死を看取ること」は，ストレスがあると答えたのは，熟練看護師（6年目以上）に比べ新人（1～2年目）・中堅群（3～5年目）に多くみられた．原因としては，新人・中堅群では「死そのもの」や「無力感」をあげており，「家族との対応」は熟練群にみられた．このことは，新人・中堅群では，患者のケアが精一杯だったり，「死そのもの」がストレスの原因となっているが，熟練群になると，患者だけでなく家族に対する配慮が考えられており，十分な反応ができないことをストレスの原因としていた．このように経験によって看護師のストレスの原因には違いがあると考えられる．

　また，看護師の心の痛みに対するケアの必要性についてのアンケート調査の結果[2]では，がん終末期患者の死に直面した看護師は，心の痛みがある，思い入れがある，つらいと感じている．心の痛みがあるときには，ケアが大切で，感情を表出できる場が必要であり，同僚や医師との会話が必要，経験年数が少ない看護師には，上司や先輩の支援も大切である．専門相談員からの支援も必要と考えている看護師が2～3割存在した．

ケアのポイント

　がん患者やエンドオブライフにある患者にかかわるとき，看護師は時に患者の悲しみや孤独，怒りなどのマイナスの感情を受け取らなければならないこともあり，自分自身の感情が揺さぶられる体験をする．患者への看護ケアの質の保証をしていくために，看護師が精神的に健康な状態でケアをすることが求められる．ここでは看護師を支えるサポート体制について述べる．

1）アセスメントの仕方

　以下は看護師の不調のサインについて示している．これらのサインを早期発見し，早めの対処が必要である．

対象	アセスメント項目	何をどうみるか（アセスメントのポイント）
患者やスタッフ	対人関係	○「やさしくなれない」，コミュニケーションが乏しい，イライラした対応をする，他者に悩みを相談しなくなる
看護師	身体症状	○慢性的な疲労感，体調不良（既往歴の悪化）
	精神症状	○考えたくないのに考えてしまう，不眠，気持ちの落ち込み，不安，意欲の低下，生活のなかに喜びが見い出せられない，飲酒量の増加，過食，「抜け出せない」など
	仕事のパフォーマンスの低下	○仕事に行きたくない，病室に入りたくない，生産性の低下，欠勤・離職の増加

（文献3を参考に著者作成）

2）ケアの選択肢

　以下は看護師が不調を感じた際の対処方法を示している．

ケアの選択肢	その選択をする理由，根拠
[個人でできること]	
①ストレスを自覚する	こころを揺り動かされてしまうのは当然のことなのだという前提や，「そのような傾向を持つ自分」を自覚し，自分のつらさに正直になることが大切である．自分に生じている反応に気づいたら，そこから対処が始まっている
②自分に合った気分転換を積極的に生活に取り入れる	仕事を持ち帰らない，オン・オフの切り替えをしていくこと，心地よい時間を充実させていくことが仕事へのエンパワーメントともなる
③時間的・心理的・物理的にも一時的に職場から距離をとる	様々な気持ちを経験することはごく当たり前であることを説明したうえで，医療スタッフの抱く複雑な感情の表出を促す（できるだけ全員に発言してもらう）．自分一人ではないということを確認できただけでも，参加者にとって大きな安心感につながる
④完璧を求め過ぎない	よりよいケアを行おうと意欲にあふれたやる気のある人に起こりやすい．自分の失敗を恐れないことである．失敗は責め合うのではなく，そこから学びあう姿勢を持つ
⑤文献を読み死生観を培ったり自身の実践の意味づけをする	自分自身の死生観，人生観，看護観を養う．事例検討などを行い，自分の実践の意味づけを行うことも大切である
⑥情緒的な支援者を得る ⑦自分の感情を語り合い共有する	自分がつらさを言語化することで，ほかのスタッフも気軽につらさについて語り合えるようになる
⑧リエゾン精神看護専門看護師，臨床心理士，精神科医などの周囲にあるリソースを活用する	周囲にあるリソースを活用できるのは，健康的な対処である．特にリエゾン精神看護専門看護師は，コンサルテーションを通じて話しやすい雰囲気をつくり，看護師が感情を浄化できるように支援する

（文献4を参考に著者作成）

3) ケアの手順

上記にあげているケアは，いずれかの方法だけでなく，併行して行うこともある．

4) かかわりのポイント

看護師も一人の人間である．看護師はこうあるべき…という考え方に縛られず，自分の感情に正直に，疲れたら休む，というような本来人間として持っている感覚を大切にする．また，仲間同士で「最近元気がないけど大丈夫？」など，不調を声に出しやすい環境をつくっていくことや，「これまでのその人と違う言動」に周囲が気づき，ストレスの芽が小さなうちに対処しておくことが重要である．そのためには，ディスカッションの場を持つこと，話しやすいチームワークを育むことなど，組織としての体制を整えていく．自分の思いをオープンにしやすい職場風土，思いやつらさを共有できる仲間づくり，不調を感じている看護師に対するリエゾン精神看護専門看護師などの専門家へのコンサルテーションを活用した取り組みをすることも望ましい．

文献
1) 手島　恵．ケアギバーのストレスとその対処―ターミナルケアに携わる看護婦のストレス．ターミナルケア 1992; **2** (5)
2) 猪瀬ひと美ほか．看護師の心の痛みに対するケアの必要性―癌終末期患者の死を通して，長野県看護研究学会，2010: p.13-15
3) 栗原幸江．緩和ケアに携わるスタッフが体験する"つらさ"とその理解．緩和ケア 2012; **22**: 491-495
4) 福島好重．看護師のメンタルサポート．一般病棟でできる緩和ケア Q&A 改訂版（ナーシングケア Q&A 32），堀　夏樹，小澤桂子（編），総合医学社，東京，2010: p.230-233

7. 看護師が精神科を受診すべきときとは？

> **Essence 72**
> * 看護師は業務内容や就労形態の性質上，仕事上のストレスは基本的に高く，精神疾患の高リスクではある．
> * 看護師を含めた医療者の精神科受診希望率は低い．
> * 身体症状がある場合はまず内科などを受診するのもひとつの方法．
> * 患者の自死や患者からの暴力などに遭遇したときは，なるべく早期から精神科（もしくは産業保健スタッフ）につながれるとよい．

看取りの時期は看護の力が何より大きい．が，その一方で，看取りの現場では，患者自身や家族から生の感情をぶつけられたり，死別の思いでゆれたり，状況によっては自責感も生じたり…と看護師が受けるものも少なくない．セルフケアはもちろんだが，ケアする側がケアされるということも大切にしてよい．

根拠と研究のエビデンス

医療者自身の精神科受診意識を調査した数少ない研究のなかに，「気分が落ち込んだら精神科を受診しようと思う」と回答した看護師は12.1％という結果がある[1]．まずは休養が大事だが，不調の自覚があっても忙しいから当然という思いや仕事への使命感，職場への遠慮などから思うように休めない．あるいは，身体症状に対しても自己判断で内服のみにしたり，職場内受診では心理的な面について相談するのが難しかったりと，様々な要因が容易に想像つくほど，看護師が精神的なケアや治療を受けるハードルは高い．

ケアのポイント

最初に出てくることが多い身体症状にその時点で対処しておくこと，ストレスを感じていることを自覚し，睡眠時間や食生活などは予防的な意味でもふだんから大事にしておくこと，仕事以外の気がかりでも早めに相談しておくことは，ストレス症状出現時の対処がされやすくなる．様々なストレスが重なることは，急性ストレス反応やその後の疾病への移行を招くことになるため，それ以前のところでのアプローチは重要である．

1）アセスメントの仕方

対象	アセスメント項目	何をどうみるか（アセスメントのポイント）		
		第1段階（警告期）	第2段階（抵抗期）	第3段階（疲弊期）
自分自身	身体症状	体調が悪い 肩こり 血圧変動あり	胃痛，動悸 血圧がさらに上がる 血糖値が上がる	不眠 食欲不振，体重減少 胃潰瘍，偏頭痛
	行動面	ミスが増える もの忘れが増える	仕事を抱え込む 無理をする 休まなくなる	集中力がない もの忘れ激しい
	心理面	精神的疲れは軽度 イライラしやすい	負けまいという思い 疲労が興奮に代わるなど 神経活動亢進状態	何もする気が起こらない 不安，罪悪感 終わりにしたい
	↓			
	自分自身で可能な対応	話をきいてもらう 休みをもらう	リラックスできる環境をつくる	専門医による医学的治療を受ける

2）ケアの選択肢

精神科と一口にいっても様々ある．緊急性の高くない場合は，初診までの待ち時間，その後の通院の便なども踏まえ，選択できるとよい．

ケアの選択肢		その選択をする理由，根拠
精神科・神経科・心療内科を受診	大学病院	医師の数が多い 受診時の抵抗感が少ない
	総合病院	身体疾患の影響がある場合も受診しやすい 受診時の抵抗感が少ない
	精神科病院	自傷行為，自死企図など行動面の問題が大きいときの入院対応も可能
	精神科診療所	土曜や平日夕方まで診療がある 駅近など勤務を続けながらの通院がしやすい カウンセリングやデイケアなど，各施設の特徴で選択できる
身体症状のある科を受診	病院，診療所の内科など	症状緩和が図れる 医師に相談，精神科受診が必要か否かなど医師の見立が訊ける
その他	保健所・保健センター・精神保健福祉センターなど	受診するか迷ったときに相談できる 定期的に精神科医，保健師の相談枠あり（各自治体）
	その他	「こころの耳」 https://kokoro.mhlw.go.jp/（厚生労働省） 　メール相談やセルフチェックなどが利用できる 法人提携をしている相談機関や産業医に相談 　メンタルヘルスケアの情報提供やカウンセリングが受けられる

3）ケアの手順

受診に抵抗がある場合，下記の手順で経過をみるのもひとつの方法．ただ患者の自死などに遭遇したときは，強い身体症状や精神症状が継続あるいは時間をおいて出現しやすく，ふだんどおりの判断ができなくなるため，起こりうる反応などを事前に知っておく，あるいは経過をいっしょにみていってもらうためにも，早期から精神科とコンタクトがとれているほうが安心できる（表1に精神科受診が必要な段階を示す）．

❶環境調整，日常生活習慣の見直し：自分のストレスに気づき，自分で対処する．食事内容

表1 精神科のかかわりが必要な段階

希死念慮が強いとき	必ずすぐに精神科ということだけでもないが，医療者である周囲の方が治療継続に不安を感じるのであれば，その時点でつないでいただくのがよい
自責感・焦燥感が強いとき	不眠による仕事中の眠気，集中困難でミスが増えるといった具体的な事態の有無にかかわらず，自責感や焦燥感が強まっているとき
うつ病を想定して治療してきたが，それ以外の疾患も疑われるとき	気分や意識状態が安定しなかったり，幻覚や妄想と疑われる症状が認められるとき
いろいろケアをしたが，軽快しないとき	睡眠も含め休養をはかり，業務の軽減もされ，身体症状や睡眠への薬物治療もしてみたが，思うように効果が得られないとき

や睡眠などで調整
❷師長や主任などに相談 ・受診の要否の相談：勤務調整，業務内容，休暇取得の相談
❸身体症状のある科を受診：症状の緩和．医師に相談，医師の見立を訊く
❹法人提携などをしている相談機関や産業医に相談：メンタルケアの情報提供やカウンセリングを受ける．職場復帰支援を受ける
❺精神科・神経科・心療内科を受診：精神医学的診断，薬物療法・休養も含めた治療

4）かかわりのポイント

　精神疾患は薬物治療が有用なことも少なくないが，内服のみで治癒するわけではなく，治療を継続するうえでも，再燃を予防するうえでも，自身の気づきが増えることや周囲に相談できる人がいることの意味も大きい．信頼している人に勧められた医療機関なら行ってみようかと思えることもある．その際，かかわる側のポイントとしては，まずは話を聴いて関係をつくること．ただ，緊急性が高いと判断した場合は，本人とご家族との関係にも配慮しつつ，ご家族の協力を得るなどの策も検討してよい．

文献

1) 黒澤美枝ほか．医療従事者自身の精神科受診に関する意識について—自殺多発地域における地域介入研究より．産業衛生学雑誌 2004; **46**: 188-190

索 引

欧文

A
ACP（Advance Care Planning） 10
AD（Advance Directive） 10
ALS（amyotrophic lateral sclerosis） 63
anticipatory grief 98

B
bereavement 99

C
CKD（chronic kidney disease） 60
COPD（chronic obstructive pulmonary disease） 66

D
DNAR（Do Not Attempt Resuscitation） 10, 73
DNR（Do Not Resucitation） 10

E
eGFR 60

G
grief 98

H
HOT（home oxygen therapy） 35

I
ICU 72

N
NPPV（noninvasive positive pressure ventilation） 67

O
object loss 99
OPCARE9 プロジェクト 5
OPTIM study 19

P
Parkinson's disease 63
PPI（Palliative Prognostic Index） 6
PPS（Palliative Performance Scale） 6
PS（performance status） 6

S
STAR スキンテア分類システム 145

和文

あ
アイブロウ 91
アイライン 91
悪液質 129, 137, 145, 167
足上げ 193
アドバンス・ケア・プランニング 10
アドバンス・ディレクティブ 10
アンペック坐薬 32
安楽死 50, 181

い
息切れ 61
意識レベル 6, 51
遺族会 104, 269
遺族ケア 103
遺族訪問 105
意味再構成論 101
胃ろう部 87

う
植え込み式除細動器 87
ウォーデンの課題理論 99
うっ血 140

え
エンゼルケア 84, 93, 226, 231
エンゼルメイク 89
エンドオブライフケア 3
延命治療 10

お
黄疸 91

索 引

オキノーム　32
悪心・嘔吐　41
オピオイドスイッチング　29
お迎え現象　163
お別れの時間　226

か
介護士　199
介護施設　197
回復志向コーピング　101
顔にかかる冷たい空気の動き　37
顔の扁平化　91
下顎呼吸　6
下顎固定　235
家族アセスメント　15
家族ケア　14
家族のニーズ　15, 204
合掌　235
葛藤・衝突　210
カテーテル抜去　84
がん　53
がん悪液質　44
看護師のグリーフ　122
がん性疼痛　29
眼内ケア　85
緩和ケア　3

き
機械的イレウス　43
気管切開部　86
気道分泌　37, 148
救急　72
キューブラー・ロスの段階理論　99
筋萎縮性側索硬化症　63

く
口すぼめ呼吸　39
グリーフ　98
グリーフケア　103, 259, 262
クリームファンデーション　91
クレンジング・マッサージ　91

け
倦怠感　58, 60

こ
コーピング　101
更衣　89

抗うつ薬　43, 47
口渇　156
口腔乾燥　156
口腔ケア　85, 158
拘縮　88
抗不安薬　47
声かけ　93
誤嚥性肺炎　69
呼吸困難　34, 58, 61
呼吸不全　34, 66
子どもの看取り　75
コルチコステロイド　37

さ
在宅酸素療法　35
サポートグループ　105
酸素療法　35

し
死後硬直　85, 226
死後処置　253
自殺　289
事前指示　10
死前喘鳴　148
持続皮下注射　30, 31
死体検案書　219
死の概念　76
ジプレキサ　43
死別　99
死亡確認　216, 223
死亡時の対応　11
死亡時の立会　216
死亡診断書　220
死亡退院時　249
終末期ケア　3
除圧クッション　39
消化管閉塞　41
消化器症状　41
小児疾患　75
褥瘡　87
食欲不振　61
神経疾患　63
人工肛門部　87
新人看護師　280
心電図モニター　185
心肺蘇生　213
心不全　57
腎不全　60

す
推定糸球体濾過量　60
ステロイド　37
スモールシフト　167

せ
清拭　89
制吐薬　41
舌苔のケア　158
穿刺部位　179
せん妄　46, 201

そ
喪失　74, 99
喪失志向コーピング　101
送風　36

た
ターミナルケア　3
体圧分散マットレス　168
体位ドレナージ　67
体位変換　33, 39, 166
体温低下　89
対象喪失　99
大量腹水　134
脱水　137
タッチング　33
食べられない　129

ち
チアノーゼ　6
チークカラー　91
チェーン・ストークス呼吸　6
注意転換　39
聴覚　160
鎮静　39, 50, 181

つ
詰め物　239

て
ディブリーフィング　291
手紙　265
デスカンファレンス　109, 111, 116, 277
デスカンファレンスシート　113
点滴針　177

と
透析　60
疼痛　29

な
ならわし　90

に
乳液　91
入浴　174
尿量減少　5
認知症　69

の
脳血管障害　64
脳卒中　64

は
パーキンソン病　63
パークスやボウルビィの位相理論　99
バーンアウト　123
排泄ケア　190
排便・排尿　243
パンフレット　19

ひ
皮下出血　84, 85
皮下輸液　177
髭剃り　236
非侵襲的陽圧換気療法　67
悲嘆　98
悲嘆反応　18, 99
皮膚の乾燥　80
皮膚の脆弱化　81, 144
皮膚の蒼白化　91

ふ
不安　62
フェイスパウダー　91
フェイスマスク　67
不穏　9
不可逆的変化　79
腹水　134
腐敗　81
プリンペラン　43

索引

へ
ペースメーカー 87
ベンゾジアゼピン系抗不安薬 38
便秘 41

ほ
ほうれい線 8
ポジショニングクッション 169
ホスピスケア 3

ま
マスカラ 91
マッサージ 33
慢性腎臓病 60
慢性心不全 57
慢性閉塞性肺疾患 66

み
看取り期 3
看取りのパンフレット 19
身の置きどころ 144

む
むしタオル 91

め
目の乾燥 153
目のケア 153

メモリアルカード 265

も
モルヒネ 37

ゆ
輸液 170
湯かん 231
指組み 235

よ
予期悲嘆 17, 98
抑うつ 62
予後予測 7

り
リップ 92
リフレックス 43
リンパ漏れ 87

る
るいそう 85
ルート抜去 246

れ
冷却 33, 82

わ
綿詰め 86

看取りケア プラクティス×エビデンス ─ 今日から活かせる72のエッセンス

2018年 2月15日 第1刷発行	編集者 宮下光令, 林 ゑり子
2020年 2月10日 第3刷発行	発行者 小立鉦彦
	発行所 株式会社 南江堂
	〒113-8410 東京都文京区本郷三丁目42番6号
	☎(出版)03-3811-7236 (営業)03-3811-7239
	ホームページ https://www.nankodo.co.jp/
	印刷・製本 日経印刷
	装丁 渡邊真介

End-of-Life Care: Evidence Based Approach to Clinical Practice
© Nankodo Co., Ltd., 2018

定価はカバーに表示してあります.
落丁・乱丁の場合はお取り替えいたします.
ご意見・お問い合わせはホームページまでお寄せください.

Printed and Bound in Japan
ISBN978-4-524-25542-9

本書の無断複写を禁じます.
JCOPY〈出版者著作権管理機構 委託出版物〉

本書の無断複写は, 著作権法上での例外を除き禁じられています. 複写される場合は, そのつど事前に, 出版者著作権管理機構(TEL 03-5244-5088, FAX 03-5244-5089, e-mail: info@jcopy.or.jp)の許諾を得てください.

本書をスキャン, デジタルデータ化するなどの複製を無許諾で行う行為は, 著作権法上での限られた例外(『私的使用のための複製』など)を除き禁じられています. 大学, 病院, 企業などにおいて, 内部的に業務上使用する目的で上記の行為を行うことは私的使用には該当せず違法です. また私的使用のためであっても, 代行業者等の第三者に依頼して上記の行為を行うことは違法です.